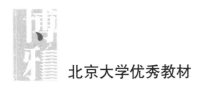

北京大学优秀教材

U0194512

心理咨询与心理治疗（重排本）

An Introduction to
Counseling and
Psychotherapy

钱铭怡 编著

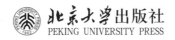

北京大学出版社
PEKING UNIVERSITY PRESS

图书在版编目(CIP)数据

心理咨询与心理治疗：重排本/钱铭怡编著. —北京：北京大学出版社，2016.8
ISBN 978-7-301-27366-1

Ⅰ.①心… Ⅱ.①钱… Ⅲ.①心理咨询—高等学校—教材②精神疗法—
高等学校—教材 Ⅳ.①R395.6②R749.055

中国版本图书馆 CIP 数据核字（2016）第 180344 号

书　　　名	心理咨询与心理治疗(重排本)	
	XINLIZIXUN YU XINLIZHILIAO	
著作责任者	钱铭怡　编著	
责 任 编 辑	朱新邨　　赵晴雪	
标 准 书 号	ISBN 978-7-301-27366-1	
出 版 发 行	北京大学出版社	
地　　　址	北京市海淀区成府路 205 号　　100871	
网　　　址	http://www.pup.cn　　新浪微博：@北京大学出版社	
电 子 信 箱	zpup@pup.cn	
电　　　话	邮购部 62752015　发行部 62750672　编辑部 62752021	
印 刷 者	北京鑫海金澳胶印有限公司	
经 销 者	新华书店	
	787 毫米×980 毫米　16 开本　14.5 印张　275 千字	
	1994 年 5 月第 1 版	
	2016 年 8 月重排　　2021 年 11 月第 8 次印刷（总第 43 次印刷）	
印　　　数	400001—415000 册	
定　　　价	33.00 元	

未经许可，不得以任何方式复制或抄袭本书之部分或全部内容。
版权所有，侵权必究
举报电话：010-62752024　电子信箱：fd@pup.pku.edu.cn
图书如有印装质量问题，请与出版部联系，电话：010-62756370

前　言

　　本书是在 1989 年出版的《心理咨询》一书的基础上修改而成的。自那时以来，我国的心理咨询与心理治疗事业已有了长足的发展。

　　从 1990 年开始，我参与了中国心理卫生协会心理治疗与心理咨询专业委员会的工作，并多次参加了该委员会组织的北京市的心理治疗个案讨论会。老一代专家对心理咨询与治疗的精辟论述，年轻同仁的独立见解，使我受益匪浅。几年来，教授与心理咨询和心理治疗的有关课程，我的学生们的见解及所提出的问题，也给我不少启迪。当然，更多、更直接的收获来自心理咨询及心理治疗的门诊实践，来自我的来访者，来自一起工作的同仁们。感谢我系有关同志及北京大学出版社的同志们，使我的这本书有机会修改再版，把我近年来新的获益及体会加入其中。

　　除了上述内容之外，修改过程尽力注意删节原书中不适宜的部分，加入反映近年来心理咨询与心理治疗事业发展状况的内容。全书第一章重新写过；原书第四章部分内容并入第三章，其余均予删除；原书中第二、五、六、八、九、十章作了部分修改（因原书中第四章已删节并入第三章，故这些内容变更部分现为第二、四、五、七、八、九章）；书中最后一章（第十二章）作了较大修改，并新写了森田疗法一章（第十一章）。书中的案例除署名者之外，绝大多数来自我自己的工作实践，此次修改又增加了一些案例。此外，最初出版此书时，由于教材的要求定名为《心理咨询》，现在看来此书名已不能完全涵盖本书的内容，故更名为《心理咨询与心理治疗》。关于心理咨询与心理治疗的同异，请读者参阅第一章的有关内容。

　　本书虽已作了修改，但远非精品。或能给同道某种启发，或能兼有引玉之功，此心足矣。

作　者
一九九三年六月

目　　录

第一章

概　　述

第一节　心理咨询与心理治疗的定义

心理咨询在英文中被称之为"咨询"（counseling）；心理治疗在英文中有时被称之为"心理治疗"（psychotherapy），有时被称之为"治疗"（therapy）。心理咨询与心理治疗的发展均有近百年的历史。但多年以来，给咨询与心理治疗下一个明确的定义，始终是一件困难的事情，因为没有哪一种已知定义得到专业工作者的公认，也没有哪一种定义能简洁明了地反映出咨询与治疗工作的丰富内涵。

一、咨询的特征及定义

咨询在国外是一个涵盖非常广的概念。涉及职业指导、教育辅导、心理健康咨询、婚姻家庭咨询等生活的各个方面。各种各样的咨询虽不尽相同，但都具有某些共同的特征。

共同的特征之一是咨询体现着对来访者进行帮助的人际关系。咨询过程是建立在咨询者与来访者良好的人际关系基础之上的[1]。经过专业训练的咨询者利用其专业技能及所创造的良好咨询气氛，来帮助人们学会以更为有效的方式对待自己、对待他人和生活中的难题。许多咨询工作者认为，定义心理咨询必须涉及与来访者的关系，这与在咨询中使来访者产生变化是同样不可缺少的。他们认为咨询中最根本的核心条件就是共情、理解和尊重来访者。他们所关注的不仅是咨询者的技能，同样也注意咨询者对来访者的基本的态度或对他人关心的能力。

共同的特征之二是咨询是一系列心理活动的过程。从咨询者的角度看，帮助来访者更好地理解自己，更有效地生活，其中包含有一系列的心理活动在内。咨询过程中，咨询者所运用的有关理论与技术，也是以心理学为基础的。从来访者的角度看，来访者在咨询过程中需要接收新的信息，学习新的行为，学会解决问题的技能及做出某种决定，这也涉及一系列的心理活动。

咨询的第三个共同特征是它属于一个特殊的服务领域。在咨询过程中，咨询者可以帮助来访者认识自己，确定目标，做出决定，解决难题。特殊的咨询，还可提供有关职业、学业、疾病的康复、心理卫生、婚姻家庭、性问题、宗教和价值观的选择，事业的发展，以及其他一些有关问题的咨询服务。在一些发达国家中，咨询心理学家活跃在中小学、大学、医院、诊所、康复中心、工矿企业、社会服务机构以及各个社区之中，以帮助人们在个人、社会、教育、职业等方面达到更有效地发展及取得更大的成就。

在了解了咨询所具有的上述特征之后，我们又重新面对咨询的定义问题。我国的阮芳赋先生曾推荐里斯曼（D. R. Riesman）1963 年对咨询所下的定义："咨询乃是通过人际关系而达到的一种帮助过程、教育过程和增长过程。"这一定义基本表达了咨询的实质内容。以此定义为基础，结合我们前面所谈到的咨询的几种特征，在这里，我们可以给咨询作如下定义：咨询是通过人际关系，运用心理学方法，帮助来访者自强自立的过程。这是我们根据对咨询的实质的理解做出的定义。这一定义涉及我们对咨询特征的认识，即咨询须建立良好的人际关系；咨询是在心理学的有关理论指导下的活动；咨询是对来访者进行帮助的活动过程。此外，这一定义还涉及咨询的根本目的——帮助来访者自强自立。这一目标着眼于帮助来访者认清自己的问题所在，通过咨询，能提高应付挫折和各种不幸事件的能力，使之能够自己面对和处理自己人生中的问题，即使其能够自强自立。在这里，帮助的过程实际上就是一种教育的过程和使来访者产生某种转变，促使他们成长的过程。

二、心理治疗的定义

心理治疗与心理咨询一样，面临着没有公认定义的困境。

《美国精神病学词汇表》将心理治疗定义为："在这一过程中，一个人希望消除症状，或解决生活中出现的问题，或因寻求个人发展而进入一种含蓄的或明确的契约关系，以一种规定的方式与心理治疗家相互作用[2]。"

　　英国的弗兰克（J. Frank）认为心理治疗是提供帮助的一种形式。它与非正式的帮助是不同的。首先，治疗者接受过进行这种工作的专门训练，并得到了社会的认可；其次，治疗者的工作有相应的理论为指导，这些理论可以解释心理障碍的原因并为解决这些障碍提供了有关措施[3]。

　　一种极有影响的观点是沃尔培格（L. R. Wolberger）1967 年的定义：心理治疗是针对情绪问题的一种治疗方法，由一位经过专门训练的人员以慎重细虑的态度与来访者建立起一种业务性的联系，用以消除、矫正或缓和现有的症状，调解异常行为方式，促进积极的人格成长和发展[4]。

　　北京大学陈仲庚教授认为，心理治疗是治疗者与来访者之间的一种合作努力的行为，是一种伙伴关系；治疗是关于人格和行为的改变过程[5]。

　　美籍华裔学者曾文星、徐静认为，心理治疗是指应用心理学的方法来治疗病人的心理问题。其目的在于：通过治疗者与病人建立的关系，善用病人求愈的愿望与潜力，改善病人的心理与适应方式，以解除病人的症状与痛苦，并帮助病人，促进其人格的成熟[6]。

　　从上述的几种定义中，我们不难发现，这些定义或多或少都涉及了下述几个方面，即治疗是一个过程，是治疗者与来访者的关系，治疗者运用有关的心理治疗理论对来访者进行帮助，以消除或缓解来访者存在的问题或心理障碍，促进人格的健康发展。这几个方面，的确反映了心理治疗的工作特点及主要目的。在综合考察了上述几种观点的基础上，我们提出的心理治疗定义如下：心理治疗是在良好的治疗关系基础上，由经过专业训练的治疗者运用心理治疗的有关理论和技术，对来访者进行帮助的过程，以消除或缓解来访者的问题或障碍，促进其人格向健康、协调的方向发展。

　　在心理治疗的定义中，我们看到良好的治疗关系又一次被强调，这是所有改变的前提条件。治疗者运用心理治疗的有关理论和技术对来访者进行帮助这一特点，在心理治疗过程中比之在咨询过程中更为突出。而理论与技术的应用及良好的治疗关系在治疗者与来访者之间产生的交互作用，其目的均为使来访者产生某种改变，如情绪的、行为的或认知的改变，消除或缓解其问题和障碍，使其人格能向着较为积极的方向发展。这不是轻而易举的任务，来访者改变的发生，需要治疗者及来访者双方艰苦的努力。因为改变必须假以时日，所以说，治疗是一个过程，不是一蹴而就的事情，也就不难理解了。

第二节　心理咨询与心理治疗的同异

从上述心理咨询与心理治疗的定义看，二者有许多相似之处。在我国，许多心理咨询门诊实际上也在进行心理治疗的工作，心理咨询似乎与心理治疗同义。在国外，虽然心理咨询与心理治疗有着不同的名称，帮助者与求助者也有着不同的称谓，但人们对于心理咨询与心理治疗之间有无不同，仍是有争议的。一些人不赞成对二者进行区分，觉得那样做没有必要。他们把咨询与心理治疗当作同义词看待。另一些人则认为，二者是有区别的，但又在二者之间究竟有何不同上存在不同意见。在这方面，哈恩（M. E. Hahn）1953 年的一段话经常被有关作者引用。哈恩写道："据我所知，极少有咨询工作者和心理治疗家对于已有的在咨询与心理治疗之间的明确的区分感到满意的……意见最一致的几点可能是：①咨询与心理治疗是不能完全区别开的；②咨询者的实践在心理治疗家看来是心理治疗；③心理治疗家的实践又被咨询者看作是咨询；④尽管如此，咨询和心理治疗还是不同的[7]。"

哈恩的这段话非常有意思，让人感到这里似乎存在着一个怪圈，使得心理咨询与心理治疗这二者处于可区分与不可区分之间。说它们不可区分，是因为咨询与心理治疗的确有许多重要之处相互重叠，令人感到难解难分。相似之处有：

（1）二者所采用的理论方法常常是一致的，例如，咨询心理学家对来访者采用的来访者中心治疗的理论与方法或合理情绪疗法的理论与技术和心理治疗家采用的同种理论与技术别无二致。

（2）二者进行工作的对象常常是相似的。例如，心理咨询人员与心理治疗工作者可能都会面对来访者的婚姻问题。

（3）在强调帮助来访者成长和改变方面，二者是相似的。咨询与心理治疗都希望通过帮助者和求助者之间的互动，达到使求助者改变和增长的目的。

（4）二者都注重建立帮助者与求助者之间的良好的人际关系，认为这是帮助求助者改变和成长的必要条件。

尽管有上述相似之处，尽管一些咨询工作者也做了一些心理治疗工作，一些心理治疗家也在做咨询工作，在咨询与心理治疗之间还是能够找到一些不同点的。结合一些文献中的看法，我们认为咨询与心理治疗的主要区别有如下几点：

（1）心理咨询的工作对象主要是正常人，正在恢复或已复原的病人。心理治疗则主要是针对有心理障碍的人进行工作的。

（2）心理咨询所着重处理的是正常人所遇到的各种问题，主要问题有日常生活中人际关系的问题，职业选择方面的问题，教育过程中的问题，婚姻家庭中的问题，等等。心理治疗的适应范围则主要为某些神经症、某些性变态、心理障碍、行为障碍、心身疾病、康复中的精神病人等。

（3）心理咨询用时较短，一般咨询次数为一次至几次；而心理治疗费时较长，治疗由几次到几十次不等，甚至次数更多，经年累月才可完成。

（4）心理咨询在意识层次进行，更重视其教育性、支持性、指导性工作，焦点在于找出已经存在于来访者自身的内在因素，并使之得到发展；或在对现存条件分析的基础上提供改进意见。心理治疗的某些学派，主要针对无意识领域进行工作，并且其工作具有对峙性，重点在于重建病人的人格。

（5）心理咨询工作是更为直接地针对某些有限的具体的目标而进行的；心理治疗的目的则比较模糊，其目标是使人产生改变和进步。

除上述几点不同之外，一些作者还列举了咨询与心理治疗之间其他较为明显的区别。例如：咨询心理学家与心理治疗家所接受的专业训练不尽相同。在国外，大部分咨询心理学家所接受的专业培训时间较短[8]。与从事心理治疗的治疗者相比，他们在研究方法方面、在对人格理论掌握的情况方面、在接受有专家指导的正式的临床实习方面都明显逊色。此外，咨询多数是在非医疗的情境中开展，如在学校或社区中进行，应用多种方式介入到来访者的生活环境之中；而心理治疗多在医疗的情境中或在治疗者的私人诊所中进行。

另外一个显而易见的区别是，咨询心理学家和心理治疗家在美国心理学会中分属不同的组织，他们各自有自己的活动。在回顾心理咨询与心理治疗的历史渊源时，也有着明显的不同之处。

咨询心理学家认为咨询心理学有四个主要起源：①与源于 20 世纪初的职业指导运动的兴起有关；②与 20 世纪初由美国大学生比尔斯（C. W. Beers）发起的心理卫生运动有关；③源于心理测量运动和心理学中对个体差异的研究；④与以罗杰斯为代表的非医学的、非心理分析的咨询与心理治疗的崛起有关[9]。

心理治疗的起源与咨询心理学的起源并不完全相似。其可追溯到 19 世纪末叶弗洛伊德创始心理分析的努力，甚至可以溯源至 19 世纪中叶的催眠术的施行[10]。

罗杰斯于 1942 年发表的《咨询与心理治疗》一书，第一次使非医学的和非心理分析的心理治疗成为现实。在此之前，由于弗洛伊德及其学说的强大影响，心理治疗是只有医生才能从事的职业。心理分析在这一领域中独占鳌头。罗杰斯的工作不仅打破了心理治疗领域中一枝独秀的局面，同时第一次将心理治疗与咨询联系在一起。当时，咨询心理学在心理测量运动的影响下，主要的工作集中在进行测量与诊断方面。而在罗杰斯的影响之下，似乎仅在一夜之间，咨询和心理治疗就成了咨询心理学的主要聚焦点[9]。

　　由上述对咨询与心理治疗异同点的分析，不难看出，这两个专业领域的确是既有区别又有联系的。图 1.1 试图以一种更为直观的形式说明这一点。

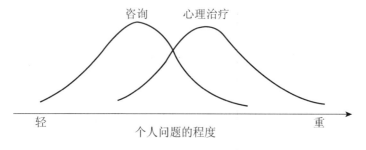

图 1.1　咨询与心理治疗的关联示意图

　　陈仲庚教授曾指出，虽然存在着某些差异，但"心理治疗与心理咨询没有本质区别[5]"。目前，无论是在国内还是在国外，咨询与心理治疗还常常是不加区分的。某些作者把二者并列使用，另一些作者更多地采用了心理治疗一词，其含义不仅包括了心理治疗，也包括了心理咨询。在本书中，我们倾向于兼顾我国的国情，在各章节中既有心理咨询的内容，也有心理治疗的内容。读者可根据我们前面列出的两者的异同点，体会其中的差异。

　　在涉及心理咨询与心理治疗的同异时，还有一点值得一提。咨询与心理治疗同属帮助过程，但在这种帮助过程中，帮助者与求助者在咨询与心理治疗中有不同的称谓。帮助者在咨询过程中，被称作咨询者（counselor），求助者被称作来访者或咨客（client）。在心理治疗过程中，帮助者被称为治疗者（therapist），求助者被称为病人或患者（patient），也有称为来访者的情况。在本书中，为统一起见，将帮助者统称为治疗者，求助者一般称之为来访者。在特定的情况下，本书中也有将帮助者称为咨询者，求助者称为病人或患者的表述。

第三节　心理咨询与心理治疗在我国的发展状况

一、心理咨询与心理治疗在我国的发展

钟友彬教授曾专门撰文讨论我国心理治疗与咨询发展的几个阶段。他认为，我国这方面的工作起步较晚，比发达国家（如美国）至少落后了半个多世纪。他根据对国内公开发表的研究论文的统计分析，把我国的心理治疗与咨询工作分为空白、准备和初步发展三个阶段[11]。详见表 1.1。

表 1.1　各历史阶段公开发表过的论文数[*]

年度	1949 以前	1949—1978	1979	1980	1981	1982	1983	1984	1985	1986	1987	1988	1989	1990 年（10 月）
论文篇数	无资料可查	8	1	1	2	1	4	2	2	7	10	17	18	20
发展阶段	空白阶段		准备阶段							初步发展阶段				

*　资料取自以下刊物：①《中华神经精神科杂志》（1955 创刊），②《中国神经精神疾病杂志》（1975 创刊），③《中国心理卫生杂志》（1987 创刊），④《心理学报》，⑤《心理科学通讯》，⑥其他有关刊物。

据有关文献记载，1917 年，在美国的职业指导运动的影响下，我国的有关人士曾在江苏成立了"中华职业教育社"的组织，开展职业指导，进行调查研究、分析和介绍职业等工作[5]。在进行心理测量方面，工作也开展得较早、较多。约从 20 世纪 10 年代开始，已有一批心理学界、教育学界的人士开始从事心理测验的编制、修订和测查工作。到 20 世纪 30 年代至 40 年代已有专门的《测验》杂志创刊，并出版过 20 余种有关书籍[12]。但这些工作还不是当今我们所说的咨询工作的主流。据记载，只有心理学家丁瓒曾在某工厂医务室做过心理咨询工作，但未留下多少文字资料[11]。

1949 年以后，心理咨询与心理治疗在不同的时期发展状况不同。结合钟友彬先生的阶段划分法，本书将咨询与心理治疗在我国的发展划分为四个阶段：启动阶段

（1949 年至 1965 年）、空白阶段（1966 年至 1977 年）、准备阶段（1978 年至 1986 年）、初步发展阶段（1987 年至今）。

二、新中国心理咨询与心理治疗的四个阶段

1. 启动阶段（1949 年至 1965 年）

在 20 世纪 40 年代末和 50 年代初期，心理学家黄嘉音曾在精神科对精神分裂症病人及其他有心理障碍的病人，尤其是少年儿童病人进行了心理治疗尝试，并于 20 世纪 50 年代初期，陆续在上海一家出版社出版了几本有关著作，对其工作进行了总结。如《儿童心理病态防治案例》（1951 年）、《儿童行为反常精神治疗实例》（1952 年）及与粟宗华医生合著的《自以为是皇后的女孩：变态心理治疗一则》（1951 年）等。遗憾的是这些书大部分目前只能从心理学书籍目录中看到，而很难找到原书了。在所能查到的《儿童心理病态防治案例》一书中，从作者所举的治疗实例可以看出，黄嘉音先生尝试采用心理学原理对病人的病因进行分析和解释，对病人除采用支持、鼓励等方法之外，也对其家人提出要求，如表扬病人的好行为，对其不好的行为不予注意等，取得了一定疗效[13]。黄嘉音先生的工作，在当时的中国意义重大，尽管不很完善，但毕竟是尝试性地迈出了第一步。

启动阶段中，与心理咨询和心理治疗关系最密切、影响最大的工作，应属神经衰弱的快速综合治疗了。1949 年中华人民共和国成立之后，受苏联学术界的影响，西方式的心理咨询与心理治疗工作受到冷落，未能开展。从 1955 年至 1964 年，中国的医学心理工作者开展了针对神经衰弱而施行的"快速综合疗法"。"快速综合疗法"结合医学治疗及体育锻炼（如学习太极拳、气功、跑步等），采用专题讲座和小组讨论的形式，给病人讲解有关神经衰弱的知识，讲解治疗方法及作用机理，说明脑力劳动与体力劳动的关系，要求病人合理安排时间，采用积极的态度面对生活中的问题及自身的疾病。这一时期有许多文章和研究报告，这些研究报告都说明了这一治疗取得了较好的疗效[14-17]。后来，这种疗法也应用于精神分裂症、高血压病及其他一些慢性病之中[18-20]。

一些作者还撰文探讨了心理治疗及人的认识活动在"快速综合疗法"中的作用[21,22]。这一时期推行"快速综合疗法"的主要代表人物有李心天、王景和、李崇培等人。20 世纪 80 年代末 90 年代初，李心天先生将此法作了总结和提炼，称之为"悟践疗法[23]"。

"快速综合疗法"在 20 世纪 50 年代末和 60 年代初曾产生过很大影响。只是由

于受到苏联的学术影响，对神经衰弱的病因及治疗原理的解释是以巴甫洛夫的高级神经系统类型的分析学说、条件反射学说等为主进行的，其中的心理治疗只是作为综合治疗的一部分内容出现，且治疗内容未能超出鼓励、要求、保证的范围，这是其最大的缺憾所在。但由于它对神经衰弱等慢性疾病的治疗取得了较好疗效，引起了人们对心理因素及心理治疗的重视。

2．空白阶段（1966 年至 1977 年）

1966 年至 1976 年的"文化大革命"时期，心理学同许多人文社会学科一样受到了批判，被看作是伪科学。心理咨询与心理治疗则更成为被嗤之以鼻的渣滓。当时，政治思想工作代替了一切，凡事均以政治为纲进行比较与衡量。在这种政治气氛之下，心理咨询与心理治疗一时间完全停滞不前，堵死了发展之路。

但是，"坚冰下面亦有潜流"，由于在工作中发现和意识到心理治疗的重要意义，钟友彬等人从 20 世纪 70 年代中期开始，利用业余时间秘密尝试采用心理分析疗法对某些神经症病人进行治疗。此后，从 20 世纪 70 年代末开始，他们的工作才在上述基础上得以一步步正式开展起来。

3．准备阶段（1978 年至 1986 年）

1978 年我国实行改革开放政策，为心理咨询与心理治疗事业重新起步创造了良好的条件。从 1979 年起，有关心理咨询与心理治疗的文章开始出现在正式的刊物上。虽然发表的数量不多，但毕竟打破了过去万马齐喑的局面。这一时期从文学界到心理学界，都有人开始着手选题、翻译出版许多西方心理治疗大师的著作，如弗洛伊德、荣格、弗洛姆、霍妮等人的著作。

从学术活动方面看，中国心理学会于 20 世纪 70 年代末重新恢复活动后，于 1979 年成立了"医学心理专业委员会"。这一专业委员会成立之后，组织的医学心理学学术年会，每一届都有心理咨询与心理治疗的报告和经验交流、研究探讨，这对全国心理咨询与心理治疗的推广起了积极的作用。

在这一阶段中，全国一些城市和地区开始举办了不同规模的心理咨询与心理治疗讲习班。美国和西方一些国家的行为治疗家及心理分析治疗家也曾前来访问并讲学。这些培训班及讲学内容多为某些治疗的基础理论及基本技巧，且时间较短。但这种启蒙教育使参加培训者开阔了眼界，为其进一步的学习与实践打下了基础。

1983 年，河南省心理学会在组织心理治疗培训班的基础上，收集整理并发表了《心理治疗参考资料》文集两本。其中收录了我国在心理咨询与心理治疗方面的先行者们的治疗案例、报告、经验交流、文献综述与理论方法的探讨文章若干篇。万文鹏、刘协和、陈仲庚、董经武、梁宝勇、鲁龙光等人的文章都被收录进了这两本文集之中。

经验的提炼与理论的探讨源于心理咨询与心理治疗的实践。从20世纪80年代初开始，一些精神病院和综合医院精神科及上海、北京的一些高校相继开展了这项工作。在医院中开设心理咨询门诊比较早的有北京的钟友彬、南京的鲁龙光、广州的赵耕源等。在高校中，开展这项工作比较早的有北京的张伯源等。在这一阶段的实践活动中，多数参加门诊咨询的人员采用的是支持性疗法和行为矫正的方法。个别有识之士如钟友彬、鲁龙光已开始踏上了探索与中国国情相结合的心理分析、疏导等方法的历程。虽然从整体上看，心理咨询与心理治疗工作的开展仅限于几个大城市之中，且咨询与治疗工作的水平也有限，但仍在心理学界、精神病学界形成了较大影响，为此项工作在下一阶段的初步发展打下了良好的基础。

4．初步发展阶段（1987年至现在）

1987年以后，心理咨询与心理治疗事业在我国有了长足的进步。这一进步首先表现在大的综合医院普遍设立了心理咨询门诊，重点大专院校大多开展了这项工作。一些单位和部门还成立了心理治疗与咨询中心。至20世纪90年代，不仅在大城市中有心理门诊服务，而且许多中小城市，甚至在个别乡卫生院也开展了此项工作。

1987年，在正式刊物上发表的有关心理咨询与心理治疗的论文首次超过了10篇，以后连年递增，且文章的质量与深度超过了以前的水平。此外，从1987年起，除翻译出版外国心理咨询与心理治疗方面的有关著作之外，由我国专家自己著述及编著的有关著作陆续问世。在这些专著中，尤为引人注目的是钟友彬的《中国心理分析——认识领悟心理疗法》（1988年）和鲁龙光的《疏导心理疗法》（1989年），这两本书都是在作者多年心理治疗实践基础上写成的，将西方有关理论运用于中国的具体情况之中，总结出了各具特色的治疗方法。其模型虽不够完善，但在建立适合我国心理咨询与心理治疗的模型方面起到了开创作用。尤其是钟友彬先生的认识领悟疗法，被国内的心理治疗工作者所仿效，取得了较好的疗效。

在这一阶段中，全国性的心理咨询与心理治疗培训班不仅次数增多，而且培训内容加深，泛泛的、一般基础知识式的培训内容已不能满足需要，出现了许多专就某一疗法而开设的讲习班，并有治疗演示。许多讲习班有外国专家参与讲授或主讲。影响较大的讲习班，如中德心理治疗讲习班，是由德国汉堡科学与文化基金会资助的，在两位热心于提高中国心理治疗水平的德国女士席佳林和玛加丽的积极活动下而举办的。此讲习班于1988年、1990年分别在昆明和青岛举办了两届，今后还将继续办下去。

在参加 1988 年举办的中德心理治疗讲习班的中国学员和德国专家的倡议和推动下，经过两年的筹备，中国心理卫生协会中一个分支——心理治疗与心理咨询专业委员会于 1990 年 11 月在北京成立。1991 年年初，中国心理卫生协会中又一分支——大学生心理咨询专业委员会成立。这两个专业委员会成立后，分别举办了全国性的心理咨询与心理治疗的学术交流会，使心理咨询与心理治疗首次成为全国性学术交流会议的主题。此后，1992 年 9 月，中国心理卫生协会组织的全国首届森田疗法研讨会在天津召开，成为第一个单独举办的有关某一种治疗方法的学术会议。在这些学术交流会上，有的研究报告和论文已具有较高的学术水平。

此外，中国心理卫生协会心理治疗与心理咨询专业委员会从 1991 年起，在北京组织了心理治疗个案讨论会，定期召开，每次就一个个案进行较深入的讨论，提高了自身的专业水平。上海市卫生局指定上海医科大学等单位负责培训心理门诊的人员，每年定期进行这项工作，经过培训的合格人员才能上岗开展门诊服务。这项工作的开展，保证了心理门诊的质量，推动了心理咨询与心理治疗业务在上海的发展。

1991 年，我们的一项调查表明，我国的心理咨询与心理治疗工作者在其临床实践中的理论取向主要有行为疗法、折中主义治疗、心理分析、认知行为治疗和患者中心疗法。其中，钟友彬的认识领悟疗法和鲁龙光的疏导疗法也占有重要位置[24]。这项调查还表明弗洛伊德（S. Freud）、罗杰斯（C. Rogers）、沃尔朴（J. Wolpe）、埃利斯（A. Ellis）、贝克（A. T. Beck）和美籍华裔心理治疗家曾文星是我国心理咨询与心理治疗工作者所推崇的国外心理治疗家[24]。这些结果表明，我国的心理咨询与心理治疗工作者，已开始掌握当今世界心理治疗的几种主要理论与方法，并对这一事业的发展方向有了基本的了解和认识。

三、值得注意的问题

心理咨询与心理治疗事业在我国的蓬勃兴起，是一个良好的开端。目前，形势发展很快，如何保持这一发展的良好势头，使我国的心理咨询与心理治疗事业向着更新更高的层次进军，是值得有关人士深思和努力的。毋庸讳言，在这项工作中，目前仍存在一些值得注意的问题。

首先，我们在开展心理治疗与咨询工作方面，缺少必要的专业训练。在美国和欧洲，对于开展这项工作的人员是有严格的专业要求的。如美国要求专业人员具有临床心理学博士（心理治疗家）、哲学博士或教育学博士（咨询心理学家）的学位。

相形之下，我国从事这方面工作的人员大多数人没有接受过必要的专业训练。目前我国已有人注意到这方面的问题了，一些有识之士提出心理咨询门诊不是随便什么人都可以开设的，鉴于我国目前的状况，开诊者至少应受过专业培训班的训练。在20世纪六七十年代，英、美等国的心理咨询与心理治疗工作者，曾要求以法律形式规定从事此专业人员的专业资格，因为他们认为一些江湖骗子打着心理咨询与心理治疗的幌子在败坏心理咨询与心理治疗的名声。相信在不久的将来，这一问题也会提到我们的议事日程上来。1990年至1992年中国心理学会医学心理专业委员会及中国心理卫生协会心理治疗与心理咨询专业委员会几经讨论，已草拟了一份卫生系统心理咨询与心理治疗工作者条例，刊登在1993年的《心理学报》上[25]。希望这一条例在不久的将来能够得到上级主管部门的认可并付诸实施。

　　由于缺乏系统培训，我国的心理咨询与心理治疗工作者对某些难于治疗的症状感到棘手。对心理咨询与治疗中的一些基本问题也存在着模糊认识。例如分不清思想政治工作与心理咨询或心理治疗的区别，把良好的服务态度加上给予来访者一些关于疾病的知识当作是在做心理咨询工作；把对群众宣传普及心理卫生方面的知识讲座当作集体心理治疗等。张伟俊曾撰专文讨论过上述问题[26]。现将他对思想政治工作与心理咨询相区别的观点总结在表1.2中。

表1.2　思想政治工作与心理咨询工作的区别

	思想政治工作	心理咨询工作
目的	调动群众的社会主义革命和建设的积极性，保证党和国家各项政治、经济任务的完成	帮助来访者消除或缓和心理症状，促进其人格向健康、协调的方向发展
内容	基本路线、爱国主义、集体主义、革命传统、理想道德、形势政策教育等	日常生活中各种问题的调适：专业与职业的选择、人际关系的调整、婚姻质量的改善、学习与工作效率的提高、心理障碍的消除等
理论基础	马列主义、毛泽东思想	各种心理治疗理论及人格心理学、变态心理学
方法	个别谈话、集体座谈、大会报告	个体治疗或咨询、集体治疗或咨询

　　第二方面的问题是我国目前的心理咨询与心理治疗工作尚缺乏自己的专业刊物。随着心理咨询与心理治疗工作的进一步的发展，应创办必要的专业刊物，以便有关人员了解国际、国内心理咨询与心理治疗的新进展和交流经验。这将有助于专业人员业务水平的提高，部分弥补专业训练的不足。

　　此外，对此项工作领导重视不够，各方人士理解不够，这是广大专业工作者所面临的现状。与这一问题有关的是物质条件欠缺、来访者及亲友对此项工作看时有误解等，常常困扰着专业人员。一些发达国家的心理咨询与心理治疗事业，也曾面临过相似的困难，这是与社会发展水平相关的问题。另一方面，我们的专业工作水平还不够高，对心理咨询与心理治疗的宣传不利，也是造成这种局面的重要原因。因此，努力提高专业工作水平，大力宣传此项工作，是改变现状的重要办法。

第四节　心理咨询与心理治疗工作对专业人员的要求

一、专业知识、技能方面的要求

关于这一点，在欧美国家毋庸置疑是有一定之规的。前面我们已提到过，作为心理咨询与心理治疗的专业工作者在美国必须具有哲学博士或教育学博士学位。这实际上已包括对专业人员的专业水准的要求在内了。在欧洲，由于各国的教育体制不同，有些要求有博士学位，有些要求有硕士学位。即便是有硕士学位的人可以做咨询工作者，其专业训练所花的时间也是非常可观的。以荷兰为例，一名咨询工作者或心理治疗工作者要获硕士学位的学习年限至少为 5 年，长者达 7 年，而且学习的最后一年全部投入临床实习训练。得到学位，毕业之后，一般不能马上找到正式工作，须先去医院或诊所做不拿工资的助理工作人员工作 1～2 年，有这样的资历之后，才有可能受聘做正式的心理咨询或治疗专业工作人员。另外，在毕业实习期间和做助理工作人员期间，都有经验丰富的专家对其工作进行指导。

在我国，由于目前尚不具备这样的条件，不能一律强求。但对于从业人员的专业水准也应有一定的要求。从业人员至少应具有必要的心理学知识（例如普通心理学、发展心理学、变态心理学、人格心理学）；至少对一种心理治疗的理论有一定程度的了解，并能用于其咨询实践之中；至少应掌握一些如谈话、解决问题等方面的基本技巧和方法，能运用一些基本的心理测量工具等。更具体的要求如应具有几十或几百小时的在心理门诊进行临床实习的经验，通过某种较为全面的基本知识与技能的考试。当然，这两条最基本的要求目前在我国也仍难以完全做到，但这是我们必须正视的专业问题之一。

现在有个别心理门诊，因认为来访者不相信"谈话"就能起作用，每有人来，必把设在诊所中的医疗仪器设备开动一遍，以起到"拉大旗做虎皮"之功用，使来访者信服。这种做法实在是自己专业知识技能缺乏、根底太浅的表现。另外有些人缺乏有关精神病、变态心理学方面的知识，常常连对方是否有精神病、是否属于心理门诊的对象也分不清，治疗或咨询的效果当然是不会好的。

二、心理咨询与心理治疗工作者的职责

1. 对来访者负责

对我国的治疗者来说，这一条特别值得注意。这也是有关治疗与咨询成败的问题。在我国，有些人认为心理咨询就是做思想政治工作，很多人说思想政治工作也是靠谈话来实现的，也是要改变人的观点、行为等。搞思想政治工作的人有时也运用了一些心理学原理。尽管情况的确如此，但思想政治工作与心理咨询仍然是两码事。在本章第三节中，我们已列举了思想政治工作与心理咨询的区别，这里我们从对来访者负责的角度出发，进一步对二者的区别进行分析探讨。

对来访者负责是在具体事物上要以来访者的利益为出发点，有一些同志对此就是想不通。例如，一次一位同志问笔者："以来访者的利益为出发点"这一点不好掌握，因为其所在大学领导要求是"培养四化合格人才"，这里面有冲突。她举了一个例子：她所在大学有一位即将毕业的研究生，攻读学位期间在某实验室做了大量工作，以他为主搞出了重要的科研成果。现在快毕业了，某一公司以高薪聘请他去工作，学校则希望他留校，因为他一走，整个实验室的工作一时无人能够承担，失去了进一步出成果的可能性。这位同志最后说这是一个个人利益与国家利益冲突的例子。从她的例子来看，我们怎么能以来访者的利益为出发点呢？首先应分清这样一个问题：从整体上看，国家利益并不会因为这个研究生不肯留校去了一个公司工作就受到损害，因为不管是在大学或是在公司工作他都还在中国，在为本国服务。从局部上看，如果这个研究生去了公司，学校的利益可能受到损害。学校若想留住这个人才，应采取一定措施才是。比如若不能提高这个研究生在学校的工资，也可委以重任，或在实验室人员配备、住房等其他方面做些工作，但这些是学校方面的事情而不是咨询者应负责的事情。这个研究生找到咨询者，其目的无非是希望求得帮助以便做出何去何从的决策。因此，帮助对方分清去与留的利弊，对其经济、研究发展前途等各方面可能带来的影响进行分析，帮他做出关键时期的最佳选择，这才是咨询者应尽全力工作的方面。在这里也可以看出政工人员与咨询者的不同，政工人员的立场是先定的，咨询者的立场是客观的。在此例子中，政工人员即便同情对方也会坚持自己的观点，而无法以为对方着想的角度出发，客观地提供建议。

2. 帮助的根本目标

这个问题在心理咨询与心理治疗的定义一节已有所涉及。心理咨询与心理治疗是对求助者的帮助过程，其根本目标是促进求助者成长，自强自立，使之能够自己

面对和处理个人生活中的各种问题。

这一目标是心理咨询与心理治疗人员都能接受的，但却不一定能够真正做到。例如，在笔者参加过的一个心理咨询与治疗个案讨论会上，大家围绕着一个在婚姻上遇到麻烦的妇女的个案进行热烈的讨论。一些参加者认为，必须让这位妇女与其丈夫离婚才能解决问题⋯⋯相似地，在讨论一个因失恋而引发出一系列心理问题的男青年的个案时，有人主张让来访者重新找个女友就能解决问题⋯⋯事实上，作为心理咨询与心理治疗工作者时常会遇到相似的问题，来访者为此类问题前来求助，要求治疗者裁决和判断他们应该做何决定，采取什么步骤，等等。面对这类问题时，治疗者是否应当告诉来访者离婚或结婚，上研究生或去工作，找女友 A 而不找女友B 呢？答案是否定的。

许多有经验的心理治疗家认为，当来访者面临关键问题的抉择时，治疗者不应以权威面目出现，指示来访者应做什么、不应做什么；而应该帮助来访者分析清楚其自身对此事的感受，从来访者角度出发，分清每一种抉择的利弊和其可能承受的后果，由来访者自己做出最终的选择。之所以这样做，其原因是：

（1）治疗者认为最好的解决问题的途径，对来访者未见得是最好的。

（2）问题是来访者遇到的，只有来访者自己去解决，因为这是来访者的生活，没有人可以替代他生活。任何一种解决办法，其后果都必须由来访者自身来承受。

（3）心理咨询与心理治疗的目的是促使来访者成长、自强自立。来访者只有在分析过程中学会如何去思考、解剖问题；在解决问题过程中，学会如何去应付、处理问题，才能真正从中获益，在今后的生活中也才能真正学会自己面对自己的问题。

心理咨询与心理治疗的最终目标是着眼于来访者的成长。这就如同幼儿的成长过程一样。一些独生子女的父母常常抱怨自己的孩子什么都不会做，那是因为他们为自己的孩子做得过多的缘故。常听说进入幼儿园的孩子不会剥鸡蛋皮，对着鸡蛋掉眼泪。解决的办法一种是由大人（如幼儿园老师）剥好给他们吃；另一种办法是大人教他们如何剥鸡蛋皮。第一种方法相对省时省事，但遗留的问题是下一次这些孩子们遇到鸡蛋、鸭蛋乃至松花蛋仍不会自己剥。第二种解决办法虽然费时费力，但使孩子学会了独立地解决剥鸡蛋皮的问题。在心理咨询与心理治疗过程中，为使来访者从心理上成长所做的努力恰恰相似于这个例子中的第二种方法。而这一目标是真正考虑到来访者的长远利益，为来访者着想和对来访者负责的。

3. 保密原则

治疗者应尊重来访者的个人隐私权。这不仅要求治疗者对来访者的有关资料严格保管，予以保密，亦要求治疗者不得在治疗室以外的地方随便谈论来访者的事情，更不能把来访者的事情作为茶余饭后的谈话资料。在专业工作需要的情况下进行教学、科研和写作时，采用来访者的案例须以不暴露来访者个人为前提。某些可能会暴露出来访者的信息，应适当隐去，如来访者的姓名、工作或学习单位等。

当然，对保密原则的遵守也有例外的情况。如果治疗者所得到的信息表明来访者有自杀或伤害他人或危及社会安全的尝试或企图时，应立即采取必要的措施保护来访者的人身安全，防止意外事件的发生。这些必要的措施可能包括通知来访者身边的亲友或师长等。但注意应使有关人员明了如何应付可能的事件，并在尽可能的情况下，保护来访者的个人隐私，保证有关人员不会因此而歧视来访者。

三、对治疗者与咨询者个人的要求

曾文星先生等在谈到作为心理治疗者的条件时指出，成功的治疗者需具下述条件：①有帮助别人的心；②有敏锐的感觉及了解心理的能力；③有精神病理的知识；④有丰富的经验；⑤保持中立无私的立场；⑥有健康的心理与态度[6]。在这六条之中，第三条是属于知识方面的，可以通过学习得来；第四条需要临床实践与善于从日常生活中汲取经验，第五条也可以通过学习及实践不断完善。唯有第一、二、六条所提出的条件，需要有一定的基础，而后才有改进可言。吉尔伯特（P. Gilbert）等人在谈到什么样的人适宜做治疗者时曾指出：正如音乐、艺术或写作的能力一样，专业训练对共情、不含敌意的态度等只能有少量的帮助。他们认为，虽然可以教会一个人如何运用共情，却很难训练一个人具有共情的态度[27]。

除了需具有助人之心、敏感性及洞察力和良好的心理健康与态度之外，作为心理治疗者或咨询者仍须注意下列问题：

1. 提高对自己的认识

这种认识包含两方面的意义。一方面是提高对自己的认识；另一方面是提高对自己作为专业人员的能力的认识。

对自己的认识指对自己作为一个人有何长处，有何短处，尤其是在人际交往中对何类事物最为敏感，对何种事物感觉较为迟钝，对何种人易产生反向移情或刻板印象等。治疗者对自己个人的认识的深化，有助于其对来访者提供更为有效的帮助，从而尽可能避免因治疗者的个人因素而导致的治疗阻力的产生。

对自己作为专业人员的能力的认识是指要认清自己的能力界限。心理治疗与咨询如同其他的医学治疗一样，即使是医术很高的名医，也不能百分之百地治好所有找他看病的人的病症。治疗者也一样，不可能圆满解决所有人的问题。因为治疗者也是人，不是神。这是认清自己能力界限的一个方面。此外，还要认清自己并非在所有方面都是一个良好的治疗者。这对于开始进行治疗与咨询工作的人来说更为重要。一个治疗与咨询工作的新手应在有经验的治疗者的指导下工作，以便不断改善自己的工作，发展出个人独特的治疗方式。因为治疗与咨询涉及的面很广，又是一门特别需要有实际经验的专业，有时即便是治疗与咨询老手也会遇到感到棘手的问题，这时与同行的讨论就能集集体的智慧于一端，产生更好的治疗效果。在这种情况下，刚愎自用的治疗者其治疗效果可能不如其他同行。

2．提高对治疗过程中治疗者与来访者交互影响关系的认识

在这一点上，治疗者可以首先假设，如果自己作为一个来访者会对治疗者抱有什么样的希望。每一个人都希望得到别人的尊重与理解。作为治疗者应时刻想到这一点，像你希望别人对待你那样对待来访者。即要把对方当作一个与自己一样的、平等的人来看待，真诚待人，才能与对方建立起良好的关系。在这方面要注意两个问题：

（1）当对方有很严重的问题，有很大的毛病时，也要平等待人，不要鄙视对方。要分清人与其缺点错误之间的关系，要使对方明白你对他所犯的错误感到不满，而不是对他这个人。

（2）切忌"板起面孔"教训来访者，尤其是年长的治疗者，面对年轻的来访者时，也不要认为自己是权威就以此为资本。这样做易引起对方的反感，一旦对方关闭了心灵的窗扉，信息就无法进一步沟通了。信息不能沟通，治疗或咨询也就失效了。产生这类问题的根本原因还是不能把对方当作平等的人来看待，认为自己高于对方。

在治疗或咨询过程中，治疗者对来访者具有强有力的影响，这一点是毋庸置疑的。但在这一过程中，来访者的言行及情感也在时时影响着治疗者，这一点却往往被人忽略。因此，治疗者也要提高对此种交互作用的影响的认识，有意识地引导治疗或咨询过程向着促进来访者成长的方向行进，利用这种交互作用的积极方面，排除不利于前行的因素的干扰。

3．提高对自己专业职责及专业道德的认识

这是事关心理咨询与心理治疗事业水平的重要问题。我们仅从以下几点加以说明。

心理咨询与心理治疗是一种专业的帮助过程，不能等同于朋友之间推心置腹的谈话或是亲人的肺腑之言。有的治疗者对来访者满腔热情，但忘记了治疗所要求的客观性，只是从自己的角度出发，向对方提出自己的看法。这就非常可能违背来访者的愿望，并影响自己进一步对来访者的问题进行客观的分析。

受这种客观性的制约，亦为了达到帮助来访者的中心目的，在咨询与治疗过程中，治疗者不得以任何口实，使这一过程服务于自己个人的目的。例如，应避免询问与帮助过程无关的事件。有时可能治疗者对某件事很感兴趣，而某个来访者正好掌握了有关信息，即使如此，治疗者也应恪守职业道德，明确治疗或咨询过程是为了使来访者获益，而不是使治疗者扩大其信息库。

在心理咨询或治疗过程中，来访者为使治疗者对自己的咨询或治疗尽心尽力，或出于感激之情，甚至由于积极的移情的产生，很愿意为治疗者做些事情以表心意。在这种情况下，治疗者不应利用来访者的这种心情而为自己谋取个人私利。治疗者一旦这样做了，必然会影响其对来访者的治疗，因为治疗者此时难以保持其对来访者问题的客观的判断和分析。这不仅会影响来访者的利益，也会使心理咨询与心理治疗的名誉因此而受到损害。因此，专业工作者应不断提高对自己专业职责的认识，提高自己的道德修养，不做任何有损于来访者和心理咨询与心理治疗事业的事情。

参 考 文 献

[1] PIETROFESA J J, HOFFMAN A, SPLETE H H, PINTO D V. Counseling: theory, research, and practice [M]. Chicago: Rand McNally College Publishing Company, 1978.

[2] STONE E M, et al. American psychiatric glossary [M]. 6th ed. Washington D. C.: American Psychiatric Press, 1988.

[3] 杰罗姆·弗兰克. 何谓心理治疗[M]//悉尼·布洛克著. 刘平等译. 心理治疗讲座. 天津: 天津科技翻译出版公司, 1990.

[4] 陈仲庚. 心理治疗与咨询[M]. 沈阳: 辽宁人民出版社, 1989.

[5] 陈仲庚. 心理治疗与心理咨询的异同[J]. 中国心理卫生杂志, 1989, 3(4): 184—186.

[6] 曾文星, 徐静. 心理治疗[M]. 北京: 人民卫生出版社, 1987.

[7] HAHN M E. Conceptual trends in counseling [J], Personnel and guidance journal, 1953(31): 232.

[8] GEORGE R L, CRISTIANI T S. Theory, methods, and processes of counseling and psychotherapy [M], Englewood Cliffs, NJ: Prentice-Hall, 1981.

[9] WHITELEY J M. A historical perspective on the development of counseling psychology as a

profession [M]//BROWN S D, LENT R W. Handbook of counseling psychology, New York: John Wiley and Sons, 1984.

[10] 钟友彬. 心理治疗的今昔[J]. 中国心理卫生杂志, 1989, 3(1): 21—24.

[11] 钟友彬. 中国国内心理治疗与咨询工作概况[J]. 中国心理卫生杂志, 1991, 5(1): 38—40.

[12] 彭凯平. 心理测验：原理与实践[M]. 北京: 华夏出版社, 1989.

[13] 黄嘉音. 儿童心理病态防治案例[M]. 家出版社, 1951.

[14] 李崇培, 李心天, 陈仲庚, 张伯源, 等. 神经衰弱的快速治疗[J]. 中华神经精神科杂志, 1958, 2(5): 351—356.

[15] 李崇培, 许又新, 耿镇美, 王明德. 神经衰弱的某些病因学问题及快速综合治疗的初步探讨 [J]. 中华神经精神科杂志, 1959, 3(5): 304—307.

[16] 李心天, 王景和, 匡培根, 石效川. 神经衰弱者病因和各种治疗效果的分析[J]. 中华神经精神科杂志, 1960, 4(2): 106—111.

[17] 匡培根, 李心天, 王景和, 石效川. 神经衰弱门诊集体快速综合治疗 87 例临床总结[J]. 中华神经精神科杂志, 1960, 4(1): 12—18.

[18] 李心天, 张继志, 等. 慢性精神分裂症综合治疗的研究[J]. 中华神经精神科杂志, 1963, 7(2): 138—142.

[19] 王景和. 心理因素在高血压病的发生、发展及综合快速治疗中的作用[J]. 心理学报, 1961, 2: 107—115.

[20] 王景和. 心理治疗在慢性病综合快速治疗中的作用[J]. 心理学报, 1961, 1: 44—50.

[21] 中国科学院心理研究所医学心理组. 心理治疗在神经衰弱快速综合疗法中的作用[J]. 心理学报. 1959, 3: 151—160.

[22] 李心天. 认识活动在神经衰弱治疗上的作用[J]. 心理学报, 1960, 1: 36—45.

[23] 李心天. 医学心理学[M]. 北京: 人民卫生出版社, 1991.

[24] QIAN M Y, CHEN Z G. An investigation of the situation of psychotherapy and counseling in China [C]//WANG S. Proceedings of the Second Afro-Asian Psychological Congress, Beijing: Peking University Press, 1993, 652—657.

[25] 中国心理学会, 中国心理卫生协会. 卫生系统心理咨询与心理治疗工作者条例[J]. 心理学报, 1993, 25(2): 223—224.

[26] 张伟俊. 试论心理咨询的性质[J]. 心理科学通讯, 1990, 5: 40—44.

[27] GILBERT P, HUGHES W, DRYDEN W. The therapist as a crucial variable in psychotherapy [M]// DRYDEN W, SPURLING L. On becoming a psychotherapist. London: Routledge, 1989, 3—13.

第二章

治疗关系的建立

在心理咨询与心理治疗过程中，治疗者与来访者之间的关系是非常重要的。罗杰斯曾经指出：许多用心良苦的咨询之所以未能成功，是因为在这些咨询过程中，未能建立起一种令人满意的咨询关系[1]。由于治疗关系如此重要，以致一些作者认为咨询和心理治疗就是治疗关系的体现。例如帕特森（Patterson）曾写道：咨询或心理治疗是一种人际关系。请注意，我不是说咨询或治疗涉及人际关系，我是说它就是一种人际关系[2]。尽管一些作者不同意这样定义心理咨询与心理治疗，但绝大多数专业工作者一致认为，治疗者与来访者的关系是心理咨询与心理治疗中最重要的方面。

第一节　治疗关系的特征

一、治疗关系是一种治疗联盟

霍维茨（Horwitz）在解释心理治疗中来访者的变化是如何产生时强调指出，这种变化是通过人际关系中那些支持性的因素而产生的，他把这种关系叫作治疗的联盟[3]。其他一些作者也认为咨询或治疗中的人际关系是一种治疗联盟[4,5]。

这种联盟的建立是为了帮助来访者以更为合适的方式思考、行事。通过这种联盟的内化，来访者可以尝试去改变自己。来访者之所以可能产生这种内化过程，就在于治疗者把来访者作为一个人来看待，也在于治疗者能够帮助来访者解决问题。来访者对治疗者接受自己这一点的感受有助于他提高自尊，会激励他完善自己，但有时也会去试图取悦治疗者。虽然最初来访者对治疗者的态度很少能产生完全一致的共鸣，但最终新的态度、行为等在他们身上会产生潜移默化的效果。这就是在咨询与治疗中治疗关系的粗略概括。

在这种联盟之中的双方，都会对联盟产生影响。产生于治疗者一方的影响因素，下面我们将会提及；产生于来访者一方的变化过程，是联盟关系中的另一个方面。成功的咨询或治疗一般都是这样的，当来访者与治疗者在一起时，有一种积极的体验，并且来访者在咨询或治疗过程中，得到了他所需要的足够的令人满意的东西，这时，这种联盟的内化就会产生。这种内化过程包括这样几个方面：

1. 积极的情绪体验

在治疗过程中，治疗者能对各种各样的情况进行反应，这些反应往往超出了来访者的预料。比如并不指责来访者表现出的不适宜的行为。这会有助于治疗关系的进一步发展，使来访者对治疗者更加信任，并逐步产生希望这种关系比以往任何一种关系都更能使自己从中受益的想法。在这种联盟关系中，来访者也在学习治疗者所表现出来的积极的反应，并将应用到他与其他人的关系中去。这种体验能使来访者产生安全感，减少防御心理，认真地探索自己，理解和接受新的观点，学习和尝试新的行为方式。与此不同的是父母和其他人对于来访者的不适宜的行为通常都是持批评态度的，采取不接受的态度，这会导致来访者自尊心的下降。

2. 自尊心的提高

霍维茨观察到每一位有所改进的来访者对他自己的看法都变得更为积极了，而这种变化的产生非常明显地与他们对治疗者的关心、价值观等的体会有关[3]。治疗者接受对方"坏"行为的能力，对来访者产生了极大的影响。这减轻了来访者的心理压力，同时也为来访者接受治疗者的态度，提高他们对自己的认识提供了机会。自尊心的提高与积极的情绪体验是两个相互影响的过程。

3. 移情式的改进

移情是一个心理分析治疗家常用的概念，在这里是指来访者以积极尝试适宜行为的方式取悦于治疗者，这是良好的治疗关系内化的另一种产物。如果来访者的行为改变没有充分的基础的话，他们的这种改变只能是暂时的、不稳定的。尽管如此，这毕竟是对治疗关系的一种积极的反应。而且一旦来访者表现出这种行为时，他们是很易于接受来自内部和外部的强化的，这些强化又有可能促使其新的反应方式和行为逐步固定下来。这样看来，这种产生于相互信任的关系的基础上的移情式改进也是有可能变成持久的改进的。

4．认同作用

另一种使内化产生的过程就是认同。这是指来访者与治疗者态度的认同。最初来访者只可能对治疗者的一部分态度产生认同感。认同是来访者在治疗者认真负责及真诚关注的态度感召下产生的，在治疗关系进一步发展的基础上，认同的范围与程度会发生变化。认同是使来访者产生变化的基本要素。

二、治疗关系的特征

心理咨询与心理治疗中的治疗关系是一种对来访者进行帮助的关系。其不同于一般的社会关系，而且这种关系有可能在短时间内就达到人际关系之中最为密切的程度。治疗者与来访者对许多问题有近似的看法和理解，关系和睦、融洽，达到情感协调（rapport）的程度。这种关系具有如下一些特征：

1．独特性

在心理咨询与心理治疗过程中，治疗者与每一位来访者的关系都是独特的。这种独特的关系正如每个人具有个体差异的情形相似。

此外，与其他所有社会中的人际关系相比，治疗关系也是独特的，因为这种关系不同于朋友与朋友之间的关系，医生与病人、教师与学生、父母与子女、领导与群众的关系与此种关系亦不相同。

帕特森在谈及心理治疗中人际关系的特点时曾指出：治疗关系不是建立在社会交往的立场上的，它完全是一种在特定的时间期限内，隐蔽的、具有保密性的特殊关系[6]。这也是这种治疗关系不同于其他社会关系的特征，其时间性、隐蔽性和保密性使得来访者易于向治疗者敞开心扉。帕特森还指出，虽然治疗关系被限制在一定的时间范围以内，但这种关系的密切程度和其深度却超过了一般的社会友谊关系。因为这种关系是在没有任何威胁的情况下小心地建立起来的，治疗的气氛使来访者有安全感，保证了其自我暴露和自我探索的进行[6]。正因为如此，治疗者才能比任何人更了解来访者，良好的治疗关系才可能在短时间内迅速地建立起来。

2．客观性与主观性的统一

心理咨询与治疗工作的全部过程，都要求治疗者保持客观、中立的立场，只有这样，治疗者才能对来访者的情况有正确的了解，客观的分析，并尽可能地提出适宜的处理办法。来访者之所以能从这种治疗关系中获益，其客观性是提供这种获益的原因之一。来访者的其他社会关系，如家长、亲友等为何不能起到相似的作用，其原因也正在于此。因为这些社会关系多数把自己个人的情感与利益带入到相应的关系中去，往往从个人的角度出发分析事物，进行推断并提供建议。因此，治疗者在治疗过程中应恪守职业道德，不谋私利，这样才能保持自身对来访者问题的准确分析与判断。此外，反移情的出现亦是破坏治疗关系客观性的大敌，无论是治疗者对来访者体验到过分的积极的情感，或是消极的情感，都会给治疗过程带来消极的后果。

这种客观性的意义，对来访者而言，会感到治疗者不会将其个人意见强加给来访者，而且治疗者的分析是有理有据的，更倾向于信赖治疗者。而治疗关系中的主观性意味着治疗者应以共情、真诚的态度对待来访者，尊重来访者，使之感到温暖。

在治疗过程中，这种客观性与主观性在治疗者与来访者关系的交互作用中体现出来。二者统一，更有利于治疗过程的深入发展。帕特森指出：由于这种关系能够有意识地应用良好的人际关系的原理，而且没有那些陈腐的社会交互作用，因此这种关系是强有力的，也是非常有效的[6]。由于治疗者与来访者之间没有日常的瓜葛、利害的冲突等，使得治疗者有可能站在客观的立场上，为来访者着想，对来访者负责；又由于这种关系能自觉应用有关人际关系的科学原理，使得治疗关系得到发展，使治疗者与来访者双方都能聚焦于治疗中最基本的问题。

3. 专业限制

罗杰斯认为每一种咨询情境都有其限制[1]。这些限制对于咨询与治疗的成功往往是非常必要的。

常见的专业关系的限制如治疗关系独特性的限制。帕特森曾指出，治疗关系的建立和这种关系的继续，是因为来访者遇到了使他无法独立解决或无法通过其他途径加以解决的难题，来访者感到他需要特别的帮助或支持才能渡过难关。来访者虽然也能从友谊中受益，但这可能不足以提高来访者的自尊或解决特殊的问题。因此治疗关系强调的是来访者对自己感到不满，而要求取得这种帮助。这一点也是治疗者要注意的要点之一。如果来访者在某一方面并不想求得帮助，或是主动停止了咨询，那么，即便是治疗者觉得自己有些新的办法或是肯定能对他有帮助，也不应主动去找来访者。这不是说治疗者故作冷眼旁观状，而是因为这种治疗关系有其特殊性。如治疗者主动去找来访者，这种关系就不平衡了。一种可能性是来访者会认为与治疗者非亲非故，对方如此热心是否另有想法，因此产生戒备心理；另一种可能性是当一个人不求助时，可能认为这不是自己的问题，或认为自己有能力处理此问题，此时对其再好的办法或忠告他也听不进去。治疗或咨询只能是事倍功半。

治疗关系中常见的限制还有职责的限度。治疗者应认清什么是治疗者的责任，什么是来访者应负的责任。例如，某来访者可能认为自己对自己的小孩已毫无办法了，认为治疗者应为改变孩子的不良行为负全部责任。而实际上，治疗者的责任是要帮助来访者重新认识自己的行为与其孩子行为的交互作用，调整其自身的行为来帮助孩子改变。这是来访者的职责，而不是治疗者的。当然，治疗者在可能的情况下也应帮助这个孩子，使其达到某种转变。在心理咨询与治疗过程中，任何改变的产生都是需要经过治疗者与来访者双方的努力的。没有来访者个人的努力，其自身状况的改进是不可能产生的。因为治疗者不可能代替来访者生活，不可能伴随来访者去应付一切他可能遇到的生活事件。治疗者职责的限制，实际上正是以帮助来访者成长为目标的治疗目的所要求的。在这里，治疗者绝不能越俎代庖。

时间的限制是治疗关系限制中的另一个成分。时间的限制是保证治疗成效的有效制约。通常治疗或咨询中的一次会谈时间为 40 分钟至 1 个小时。治疗者应使来访者明白，治疗是有时限的，这样来访者就会自发调整自己的行为以便有效地利用会谈时间。来访者可能会对这一限制不满，对治疗者不满，感到受了伤害，可能试图打破这一界限或以失约的形式表达其愤恨之情。正如体育比赛要有规则一样，治疗与咨询也有其工作规定。尽管有些来访者可能不喜欢这种对时间的限定，不情愿接受，但最终将学会接受这一点。而实际上，简短的会谈中必要的信息量（如 2～3 个解释），是有助于来访者学习的；而长时间的谈话，超量的信息反而会使来访者的收获下降。

治疗关系中的限定，还包括来访者对治疗者提出个人要求的限制，来访者攻击性行为的限制（如儿童的攻击行为），等等。所有这些限定，都服务于心理治疗的专业目的，都是为了更为有效地帮助来访者。来访者在这种专业的帮助关系中所学会的对自己行为的调整，可能在其真实的社会生活中得到应用，并对其生活产生积极的影响。

第二节　治疗关系的影响因素

心理治疗中治疗者要针对来访者的不同问题采用不同的技术方法，但这要在治疗者与来访者双方已建立良好的关系的基础上才能进行。这种关系甚至具有决定治疗成功或失败的作用。

在治疗关系中起主导作用的应为治疗者。治疗者应能自觉、有意识地运用有关原理与方法，使这种关系得以顺利地建立与发展起来。在这种关系的建立中，有几个基本的影响因素，或者说建立此关系所需的关键条件都与治疗者有关。

在这方面人们首推罗杰斯的工作与论述。罗杰斯在 1957 年发表的名为《心理治疗中人格改变的充分必要条件》一文中，就已指出共情等因素是使来访者发生改变所必需的因素[7]。

一、共情

共情（empathy）是一个不大好译成中文的名词，也有学者译为"神入"和"感情移入"。"共情"的译法似乎也不能确切地表达原文的含义。这个词按罗杰斯的看法是能体验他人精神世界的一种能力，就好像那是自身的精神世界一样。

这与我们平常所说的"同情"是不同的概念。我们平常所谓的"同情"只涉及对对方的物质上的帮助或感情上的抚慰。而我们这里所用的"共情"的概念，涉及进入对方个人的精神领域，并能理解这个精神世界，而不管这期间是否对对方有物质上的帮助或感情上的抚慰。我们这里所说的"共情"是指治疗者时时刻刻都应该是非常敏感的，对于前来寻求帮助的每一个特殊的个体都能保持这种敏感，变换自己的体验。这种共情是特殊的、个别的，而不是泛泛的、一般性的；是能够理解与分担对方精神世界中的各种负荷的能力，而不是进行判断和支持对方的能力。共情要求治疗者能够进入另一个人的精神世界，就如同那是你自己的精神世界一样，这样你才能更好地理解那个需要你帮助的人。

要做到共情所要求的任何一点都不是轻而易举的事情。这确实非常困难，特别是在当时间非常短暂，你同时又必须认真倾听对方的话语并进行分析综合的情况下。但是达到共情的境界却是非常重要的，做不到这一点会导致对方认为你不理解他，不懂得他正在经历的一切，或者是根本不关心他的事情。

20 世纪 60 年代，有人对罗杰斯所提倡的这种共情进行了因素分析的研究。其结果表明，那些有较高水平共情态度的治疗者，倾向于经常运用参与的技巧（attending skills）。另外，会谈中非言语的成分，如目光的接触，身体的姿势等也与共情有关。

伊根（Egan）进一步把共情分为两种类型[8]：一种是"初级的共情"，这与罗杰斯关于共情的观点和基本的会谈技术有关；第二种是所谓"高级的准确的共情"，这对治疗者有更高的要求，如去影响来访者、表明自己的态度等。

为了说明伊根所说的两种不同水平的共情，我们举个例子：

> 有一位男性来访者，长期在外工作，一次回家后发现妻子有外遇，愤怒之下砸了家里的东西。他在谈及此事时说："我当时真气极了，真想把家里的东西都砸了，不过了……"（他的双眼蒙上了一层雾气，十指痉挛似地扭在一起）。

（初级的共情的反应）治疗者：……我可以理解你当时的这种心情……

（高级的准确的共情的反应）治疗者：……要是我也可能会这样想的。……你是不是觉得这件事对你的伤害太大了？

在这个例子中，在初级共情的水平上，治疗者认识到来访者又重新体验到了事情发生时的情绪，治疗者的反应是以其自身为参照系统的，是在与来访者交换自身体验的水平上进行的。而在高级的准确的共情水平上，治疗者设身处地地表明自己的态度，并进一步引导来访者，引发来访者思考。在会谈中若能适当地采用这种方法，则可以加速治疗的进展。但是如果不能正确地选择时机，对来访者缺乏理解，就可能对治疗起破坏作用，也就是说高级的准确的共情可能会成为治疗过程中的风险因素。

哈克尼（H. Hackney）等人曾提出准确的共情应包含下述两个步骤：①准确感受来访者的世界，能够以来访者的方式去看事物；②向来访者表达你对他的理解[9]。帕特森在谈及共情的反应时，特别强调这种对来访者的理解应来自内部的参照体系，而不是所谓客观的、外部的参照体系[2]。尽管没有哪两个人会有完全一致的体验，但不是从治疗者的角度，而是从来访者的内心体验出发，治疗者会达到与来访者更为接近的共情式反应。因此，结合伊根和上述两位作者的意见，我们认为准确的共情反应应包含下述步骤：①治疗者从来访者内心的参照体系出发，设身处地地体验来访者的内心世界；②以言语准确地表达对来访者内心体验的理解；③引导来访者对其感受作进一步的思考。在这三个步骤中，前两个步骤更接近共情的含义，第三个步骤则是对治疗者的实践性要求了。

对于共情的反应，许多作者尝试将其划分为不同的水平。卡克夫（R. Carkhuff）曾将其划分为五个不同水平的共情——从治疗者对会谈只起到破坏作用的破坏性水平到治疗者具有相当准确的理解的共情水平，都做了具体描述和定义[2]。艾维（A. E. Ivey）等人则进一步把共情细分为七种不同的水平。这七种水平从治疗者对会谈起着明显的破坏作用到治疗者达到治疗的最高水平，在任何方面都能与来访者进行直接的、成熟的交流[10]。

这里艾维等人提出的共情需要运用一些会谈的技术，同时需要治疗者本身具有共情所需的品质。他们认为要达到对来访者的理解与共情应具有积极关注、真诚等条件。另有一些作者把这些看作是与共情并列的条件。不论怎样看更为符合罗杰斯的原意，我们都认为要在治疗中达到共情的境界仅有技巧是远远不够的，还要用"心"。只有治疗者真心实意地愿意帮助来访者，用心去听，用心去体验，用心去想，才有可能达到共情的较高水平。一个对来访者不关心、不耐烦的治疗者，即使其会谈的各种技巧再纯熟也不可能达到高水平的共情。

对于共情，人们是有不同看法的。有人认为它是一个变化的领域。其他人也提出了与艾维等人不尽相同的看法。尽管如此，穆哥特伊德（S. Murgatroyd）所提出的提高共情的水平的实践性建议仍是值得我们中国同行认真回味并进行尝试的。其所建议的练习如下：

（1）与其他人，如工作和生活中的朋友、亲戚、家人一起练习对对方谈话内容的反应。试着把他们所说过的话的意思讲明白，检查一下你是否理解了其中含义。

（2）试着去想象在各种各样的情景下，需要你帮助的那些人对你讲述他们的事情，要想象得就像你身临其境一样。试着把他们的经历用准确的图像在你的脑海中显示出来。

（3）如果你不能运用视觉的思维，那么就在想象中运用你正在读的一本小说中的某些关键词来代替——用你所能想得到的所有词汇来描述这个人和他对你讲述的各种情景。

（4）努力使你自己有关情绪方面的词汇变得更为丰富，应用字典、小说、电影或其他材料，以便你能准确描述任意一种感情[11]。

二、积极关注

积极关注（positive regard）在罗杰斯早期的文章中被称为"无条件积极关注"（unconditional positive regard），后来人们倾向于以积极关注代替了他的早期描述[9]。积极关注是一种共情的态度，是指治疗者以积极的态度看待来访者。注意强调他们的长处，即有选择地突出来访者言语及行为中的积极方面，利用其自身的积极因素。

这种积极的关注的出发点是这样的，如果你想帮助来访者，使之有所改变，你就必须相信他是能够改变的，而且他现在自身已具有一些积极因素。否则，如果你认为对方是一块顽石，那么任何帮助都只能是徒劳无功的。而且，如果你不相信对方是能够接受帮助的，你的来访者就会接收到这种信息，他在治疗中也就可能真的不会有收获。

可惜，有很多人不懂得这一点。笔者曾遇到过一位由母亲领来的小学五年级学生。在三四年级时，他的班主任老师总是批评他这不对、那不好。有一次，孩子的母亲对这位老师说："您别总批评他，他要有什么做得好的，您也表扬表扬他吧。"这位老师后来找到这孩子的父亲说："他母亲让我表扬他，可他什么好的地方都没有，让我怎么表扬他呀？"这位班主任老师似乎还有一肚子怨气。但实际上由于这位班主任戴着有色眼镜，从没打算找找这孩子的好的方面，他就永远也找不到可表扬的事情了。其实，这个学生在班里曾要求过擦黑板，班主任老师却鄙视地说："这儿没你的事儿，用不着你！"他也曾想干点其他好事儿，班主任老师却不屑一顾。可这些正是这个被班主任老师认为是没有可表扬的地方的孩子的好的方面。这是这个孩子的不幸，也是这位老师的悲剧。他虽辛辛苦苦执教，却收不到好的效果。

有些治疗者也不懂得怎样去发现来访者的积极的方面。他们总是更多地注意来访者消极的方面，而且，即使他们看到了来访者的某些积极的方面也不明确指出来。这对治疗工作是不利的。而罗杰斯却不同，他不仅宣传自己的观点，而且也在其治疗实践中身体力行。有人这样谈到他的工作：

> 第一眼看上去，你可能会认为前来寻求帮助的人没有任何长处、没救了。但是，走出令人沮丧的阴暗的沼泽地，卡尔·罗杰斯似乎总能在某个个体身上发现某些积极的东西，并且通过对情感的反应和（近来）直接的个人反馈使那些积极的东西突出出来[12]。

不仅是罗杰斯倡导的来访者中心的理论提倡积极的关注，其他一些理论也有相似的成分。如家庭治疗者相信人是可以改变的，而且能在那种似乎是可悲的、无望的环境中成长起来。行为治疗家则坚定地认为，实际上所有的来访者都能通过强化增进个人的发展，达到学会应付他们所遇到的各种情景的目的。各种疗法所用词汇（专业术语）和方法是不同的，但所有有效的心理治疗的理论构架中都包含这样的信念，即通过治疗，能够使来访者的生活产生积极的变化。事实上，一个治疗者如果没有这样的信念，他的工作就失去了支撑点。下面我们举例说明与积极关注有关的问题。

> 一个女大学生为体育课的测试要当着大家的面做一个动作练习而感到非常紧张，而且她的同伴也看出来了，对她说："你怎么那么紧张呀？"她说："别人都看出来了，看出我紧张得不行。我难受极了。想到平时别人对我的好印象都会因为这件事而改变，想到他们会和别人说，想到同宿舍的人都会知道，全班人也会知道，我真觉得太难堪了！以后还怎么做人哪……"
> 治疗者："这的确是一件让人觉得难堪的事情。但尽管如此，你还是完成了那些动作，并且通过了测试。而且你还做了努力想使自己平静下来……"

在这个例子中，女大学生感到自己太懦弱、太怯场、太丢脸了，她当时的感觉是自己一无是处，全完了。治疗者体会到了这一点，但他并不完全同意来访者的看法，他看到了来访者在此事中积极的一面。治疗者所看到的来访者的积极的方面，不是凭空臆想出来的，也不是与此事无关不着边际的，而是那些蕴涵在此事之中、存在于来访者本身的积极因素。在治疗过程中，常常会遇到这类情况，特别是当碰到某些对自己感到失望的来访者时，他们此时往往意识范围变得狭小，只看到自己的不足，看不到成绩和希望，他们会把芝麻大的失误看作如西瓜一样大。此时治疗者的积极关注无疑会开阔其视野，是帮助他们重新打开希望之门的良好开端。

不过有些初出茅庐的生手，在这方面常常会犯这样的错误：他们可能会掩盖问题本身，避免去处理那些棘手的、真正的问题；也可能会把问题看得过于悲观，只强调那些消极的方面。比如对上述情况一个较乐观的，但绝不是积极关注式的反应可能是这样的："要知道你还有很多长处，一切都会过去，都会好起来的……"这话本身是可以让人感到满意的，但在整个会谈中，却会淡化来访者自身的问题。在上述的例子中，正是由于来访者本身存在着某些问题，才会有那样的事件发生。在这次会谈中，应着重解决的正是女大学生本身的问题，如果按这位盲目乐观的治疗者的反应来看，会谈就有可能偏离这一主题。与这种反应相反的另一种极端的反应可能是这样的："这种情境真的让人太受不了了，你会越来越难过的。"这也许是真的反映了对方当时的心境，但这种会谈的持续只能使对方陷入沮丧和困惑之中。这样会使她既不能摆脱已有的负性情绪，也没得到改变现状的指导。这样看来，无论是表面上积极的或是外表上消极的做法对于治疗来说，都有着潜在的破坏作用。这是我们应注意避免的。

从我们了解的情况看，在我国的专业队伍当中，可能会犯前一类错误的人较多。比如常常会听到治疗者对来访者说："一切都会好起来的，要相信明天一定胜过今天。"这在一定程度上确实能鼓起对方战胜困难与所面临的问题的勇气，但却未对其为何会有此问题进行具体的分析与指导。空泛的话语一旦碰到实在的难题就会显得苍白无力。犯第二类错误的人会少些，但也不能忽视其可能性。在这里我们并不反对治疗者讲实话，但问题是治疗者对来访者应怎样看、看什么。如果像前面我们提到过的那位班主任那样，那么来访者有再多的积极的方面也会视而不见。积极关注式的话语，也都是实话，是以事实为基础的反应。同样是讲实话，有的有利于来访者的成长或改变，有的不利于来访者的成长或改变。治疗者的出发点应是一切对来访者负责，定好了这一基调，实话应怎样说也就清楚了。另外，在做积极关注式反应时，一种情况是从来访者所讲述的事实当中，发现他们的积极方面，但做这一点时，注意不要偏离到与此事无关的来访者的长处上去。另一种是当你感到前一点难以做到或未能做到时，你也可以注意对方对事件的描述本身是否准确、形象、生动，这也是你可以发现的积极的方面。在具体应用时，最好二者结合使用，效果更好。

　　总的来说，积极关注要求治疗者持续地寻找来访者身上的长处和积极方面，与此同时，直接、明确地针对他们的问题进行工作。治疗不是帮助来访者把问题抹平或化小的过程，而是帮助来访者正视他们置身其中的世界的过程。

三、尊重和温暖

　　尊重（respect）来访者要求治疗者要能接受对方，能容忍甚至接受对方的不同观点、习惯等。在治疗过程中，尊重事实上还可以使积极关注的效果增强，具有鼓励来访者向前迈进的作用。

　　一个对来访者不尊重的治疗者，可能会觉得"帮助"他人是一种可以自行设计、操纵的游戏，他可能向自己的来访者和同事们吹嘘自己的成绩，他可能会轻视某一性别的来访者，也可能会有其他不那么友善的言行。这种现象可能并非个别，是治疗者应予以注意和警惕的。其原因可能产生于治疗者认为，凡来访者都是有求于自己的人，因之自视甚高，自以为高人一头，以为自己有专业知识或对方有弱点等，就可以不尊重他人。事实上，这种想法是不正确的。作为人类的一员，每个人尽管工作分工不同，地位处境不同，相貌有别，智能有异，却都是平等的人。来访者都是带着问题前来治疗或咨询的，当他暴露了自身问题之后，本身就处于易受伤害的地位，而且此时会变得异常敏感。作为治疗者没有权力而且也绝不应该轻视对方。治疗者强于来访者的仅是与治疗相关的专业知识和技能。

　　另外，在我国的文化传统中，许多人认为治疗要有权威性，而某些人理解的权威性就是对来访者要告诉他应该做什么和不应该做什么，就是要让对方跟着自己的思路走，而不允许对方与之思路相悖。不是靠引导、说服，而是依靠权威性。这样的咨询或治疗对于某些愿意相信权威的来访者是有效的，但对喜欢独立思考的来访者效果不佳。以权威的身份出现，本身就有一种不平等，因为他们常想压服对方，这实际上是对对方的一种不尊重，易伤害来访者的自尊心，咨询或治疗也不会有好的效果。有一位来访者曾找过一位有名的治疗者治疗，去了两次就再不肯去了，因为那位治疗者对她说："你就是得跟着我的思路走。"她不服气，也不想去了。此事说明了一个值得我们注意的问题。当治疗者面对比自己年龄小的来访者时，应引起注意，以免由此造成事倍功半的后果。当然，有时你会碰到来访者有不同意见，他们表达给你听，然后问你的看法。要做到不伤害对方的自尊，可采用下列一些说法，如："你很好地表达了自己的看法""你讲得非常清楚，我懂你的意思了"等。若你觉得不能同意对方的说法时，还可以这样表述："虽然我对这事儿不这么看，但我能明白为什么你会这样想""我也许不能同意你的这种说法，但我仍认为你有权这么看此事"等。这样的反应被认为是既包含了尊重，又包含了积极关注的反应。

能够尊重来访者的治疗者可能更易于做到给来访者以温暖，虽然这是两个不同的概念。可能做到前者的不一定能做到后者。但是要记住，在治疗中，这两者都是建立良好的治疗关系必不可少的因素。

温暖（warmth）是治疗者对来访者的主观态度的体现，它无法用语言表达，而是以某些人类交往中最基本的成分来表现的。比如语气、姿势、面部表情等。温暖要求治疗者把组成他自身态度的每一种成分都动员起来，以表现对来访者的关心。

一个冷漠的治疗者可能是个称职的专业人员，但在他那种职业的面孔背后却可能潜隐着对来访者无意识的敌意和嫌恶。而一个好的治疗者是会喜欢和尊重别人的，并且知道怎样与他人交流这种体验。我们说温暖是治疗者主观态度的一种体现，所以它是很难装得出来的。只有治疗者真正关心来访者的命运，真正达到共情的境界，温暖才会从他的言谈话语、姿势、动作、眼神、表情中流露出来。这会使来访者感到自在而舒适。这是一种真实感情的自然流露。我们中华民族是一个感情不外露的民族，有些人以遇事不露声色自诩。但当你作为治疗者时，这一职业却要求你时刻表现出对来访者的关注。试想，当你遇到一个来访者向你诉说他的事情时突然止不住泪流满面，此时尽管你能理解对方，但却仍在一旁正襟危坐，在他人看来是否显得过于无动于衷呢？而此时来访者又会怎么想你和他自己呢？进一步看，这又会给你们之间的关系带来什么影响，会给整个治疗带来什么影响呢？

温暖不是一种技能，是没有办法借助实践、练习去发展它的。它存在于每个人的心里，有待于治疗者自己去开发。而对于治疗者，它又是很重要的，其重要之处就在于它可以创造出一种有助于来访者发生变化的治疗气氛。

四、真诚可信

真诚可信（genuieness and authenticity）也是罗杰斯所倡导的。对于这一点最简单的解释就是要开诚布公地与来访者交谈，直截了当地表达你的想法，而不要让来访者去猜测你谈话中的真实含义或去想象你所做的一切是否还提供了什么别的信息。你不要去扮演想象中的十全十美的治疗者，你就是你自己。与此同时，你为你的来访者树立了一个榜样，你这样做，实际上也在激励他们以同样的态度对待治疗。这也是在促使他们不再去假装、掩饰、否认、隐藏他们的真实思想和感受。真诚可信这里面包含两方面的内容，一方面治疗者要真实地对待自己；另一方面要真诚地对待来访者。

有一点需要指出的是在真诚地待己待人的问题上，你作为一个治疗者与你在工作中对待你的同事，和在家中对待家人是没有什么区别的。真诚体现了一个人的处世态度。也许在不同的时间里，它有程度上的区别，但是一旦你希望有效地帮助别人，真诚就是必不可少的。

让我们举例说明怎样在治疗中做到真诚可信。一位来访者在上一次来访中，答应了要回去做给她布置的家庭作业，但在第二次来时，却说并没有做那些家庭作业：

来访者：我没做那些作业，您会不会很生我的气呀？

治疗者：我希望你能认真做那些作业，你没完成作业我感到有些失望。

来访者：（停顿片刻）……那您还愿意给我治疗吗？您会不会觉得我这人不可救药了？……

治疗者：（微笑）我并没有那样想过。我刚才说你没做作业使我感到有些失望，这并不是说我对你这个人感到失望。我想你没有完成交给你的作业可能会有你自己的原因和道理。现在，你能跟我说说为什么你没做那些作业吗？

在这里，治疗者坦率地表达自己对来访者未完成作业的心情，并不掩饰自己的失望。进一步，他把来访者引导到所要讨论的问题上。在这里如果治疗者采取掩饰的态度说"我怎么能跟你生气呢，不会的"，那么来访者就会想对方可能是生气了，只不过作为治疗者不好表示而已。下次再有什么事她就会小心谨慎地说了，或者先编上一套理由再讲。也许还有别的治疗者会说"没什么，现在我们还是来看看今天要谈的问题吧"。这样的治疗者是想转移对方的注意力，避免正面回答来访者的问题。但此时他却可能把真正重要的问题——来访者为什么没完成作业的原因漏掉了。而且对方仍可能会猜测"我没做作业他可能感到不高兴，但由于他是干治疗工作的，只好仍耐着性子听我说。可他怎么不问我为什么不想做那些作业呀？也许他并不真正关心我的事儿，只是为了完成他自己的工作……"

普通的人际关系，有这样一个特点，一方向前走多远要根据对方走多远来定。在治疗中，虽然来访者是来寻求帮助的，他向治疗者暴露自己的方面更多，但仍有些内心深处的东西轻易不肯示人，来访者也要看对方是否诚实可信。在心理咨询和治疗中，常常有这样的现象，就是来访者与治疗者初次见面时往往要拐弯抹角地盘问治疗者，探究对方的底，以决定自己要不要把自己的事情和盘托出。在这种情况下，对来访者的一般问题可以据实相告，但有些工作上的事情是不能讲的，这时也可明确告诉对方。比如在我们的咨询与治疗中常碰到大学生这样开始他们的咨询谈话："您对大学生谈恋爱这个问题是怎样看的？"我们的回答常常是这样的："在这个年龄阶段，男女大学生之间互相萌发感情是很正常很自然的事儿。"问："有人说这会影响学习。"答："这不能一概而论。"这样的回答既表明了自己的真实态度，也没有伤害对方，使对方愿意进一步与治疗者交谈下去。有些来访者经过与治疗者的若干次会面才肯把心底的秘密讲出来，这就要求治疗者在治疗过程的自始至终都要对对方以诚相待。

另外，真诚地对待你的来访者，要求你要有想帮他的愿望，要尽可能地达到共情的境界。不能把真诚简单地等同于要说实话。如治疗者并不关心对方，那么他讲的实话就有可能缺乏对对方的积极关注，因而会有碍于治疗的顺利发展。

第三节　与治疗有关的其他影响因素

前一节所提到的共情、积极关注、尊重与温暖、真诚可信等，都是由罗杰斯倡导的。罗杰斯认为具备这些因素是对来访者进行帮助并使之产生改变的充分必要条件。自 20 世纪 50 年代他提出这些条件之后，已有大量的研究支持他的观点，认为这些条件是成功的心理治疗所必备的，但只有极少的研究同意他的那种认为这些条件就是治疗所要求的充分条件的看法。许多研究也进一步提出了影响治疗的许多其他因素。从这些工作中，人们又找出具体化、即时化和对峙这三个基本因素。这三种因素同样被认为是治疗的必要条件[11]。这三种因素与共情等影响因素密切相关，运用得当，同样会影响治疗关系的建立与巩固，治疗进程的深化与发展。由于这三种因素更多地涉及治疗实践中治疗者言语的表达和帮助来访者的意图的贯彻，帕特森又将其列入行动的维度（action dimensions）之中，而共情等影响因素则属于反应的维度（responsive dimensions）[2]。

一、具体化

提到具体化（concreteness）这个词人们马上会想到要寻找具体的事物。而在这里，具体化的含义不止于此。具体化在治疗中是指要找出事物的特殊性，事物的具体细节，使重要的、具体的事实及情感得以澄清。

要做到这一点，治疗者要注意做好两方面的工作，一是澄清具体事实；二是搞明白来访者所说的词汇的具体含义。

来访者来到心理门诊时常常说不清他所要表达的事情和情绪。他们的言语有时候是含糊不清、相互矛盾的，治疗者此时的任务就是要搞清楚对方所要表达的真正意图和他的问题。请看下面的例子：

治疗者：你能给我举个具体的例子吗？你说你有些事老要去想，放心不下，那是怎样一种情况呢？

来访者：反正是看书时看着看着就看不下去了（含糊的回答）。

治疗者：那么最近的一次你看书时看见什么就看不下去了，想到什么了？（具体问题）

来访者：比如我看到一个化学公式，就想为什么结果会产生二氧化硫（SO_2），以前的知识我是不是还记得。然后又想为什么两个氧和一个硫结合，为什么不与两个硫结合。由这儿又想到氧原子和硫原子的电子数……（具体回答）

有变态心理学方面知识的人看到这里就会明白来访者所谓的"有些事老要去想"的问题，是一种强迫性思维的表现。但如果不具体问，并让其举例而只是让对方表述，比如问对方："都想过什么？"对方可能回答："什么都想过，有时是这个，有时是那个……"这样治疗者可能仍感到丈二和尚摸不着头脑。治疗者在治疗中，应注意搞清到底发生了什么事，或者对方当时到底是怎么想的，又有什么情绪、情感的变化等。当你了解到具体的、个别的事例之后，就容易达到对对方的理解和共情了。会谈的基调和深度常常与会谈中是否涉及具体问题有关。心理系的大学生在互相练习怎样问诊时，常出现这样的情况，大约 10 分钟左右，有的学生就说："老师，我没什么可问的了。他说他有时会莫名其妙地感到烦恼，我觉得能理解他，因为我有时也这样。"这个学生感到无进一步可问的问题了，但实际上，莫名其妙的烦恼可能是多种原因造成的，可以问的问题还很多。如果这个做"治疗者"的学生的烦恼是由身体、学习等状况引起，而对方不是，假定是由失恋引起烦恼的话，那么作为"治疗者"的学生就失去了很多宝贵的信息，而且也无法真正理解对方，达到共情的境地。"治疗"也只能是走了一个过场，不可能真正达到目的。

一般说来，大多数来访者是愿意讲出具体的事情、经历、情绪的。但是当某些情绪体验对对方的影响极大，心理上受到很深的创伤时，就要慎重对待，不应马上与对方讨论具体的事情与经历，比如受到虐待和被强奸等。

在治疗中，许多会谈都可能涉及寻找特例和具体事实的情况。在会谈出现迷雾时，可以借用这个开放性的问题："你能给我举一个具体的例子吗？"使事情得以澄清。

具体化还有个内容，就是要明确对方所用的词句的确切含义。我们心理学上讲个体差异，从这里就可以发现人是千差万别的。在感知觉、记忆等心理过程中，这种差异也很明显，在思维、情感等高级心理过程中，人与人的差别就更大了。在治疗中，往往会发现对于同一个词的用法，不同的人有不同的解释。当然，对待同样的事物，不同的人的看法、做法更是大相径庭。有些治疗者往往习惯于猜测对方所说的某个词、某句话的意思，这样做有可能猜对，但更多的时候猜测与推测是站不住脚的。最好的办法之一是及时地、直截了当地问对方："你所说的……是指什么？"或"你理解的……是什么意思？"这些问题不仅免去了你的猜测之苦，也有助于对对方进一步的了解。

还有的时候，来访者会有一些与他自身环境背景有关的词汇，这些词汇往往具有特定的含义，治疗者一旦发现就应及时了解其含义。

也有时，你会发现你的来访者满口地道的专业词汇，但你仍需询问他们对这些词汇的理解与认识。一次一位来访者一进门就说他得了"强迫症"，并按某本变态心理学书上所列的强迫症的表现一一道来，哪一条他有，有哪些表现等。但等治疗者仔细提问之后，发现对方并没有什么强迫症，他对于强迫症只知其一，不知其二。他只是有些轻微的心理问题而已。因此对他讲解了有关强迫症的知识，打消了他的顾虑。

从上述情况可以看出，具体化在会谈中是治疗者要注意的基本问题之一。没有达到这一要求时，你不可能真正理解来访者，而且你对来访者所提供的建议，所采用的方法和治疗计划也可能会不切实际。具体化决定着治疗的质量，也影响着治疗关系的建立，因为只有真正理解对方的经历、处境、感情等，才可能达到共情的境地。

二、即时化

许多来访者可能会花上很长时间来描述他们自己过去的经历，以及对将来可能会发生的情况的种种设想。即时化（immediacy）则与之不同，它是要帮助来访者注意"此时此地"（here and now）的情况。这是治疗者的任务之一。

当一个人总是过分注意过去和将来的情况时，别人是很难了解他现在的想法和感觉的。在他那里，过去和将来似乎变成了衡量现在的一种尺度，对将来所抱的期望以及对过去事物的不断回想变成了其所有言谈的主要内容。而这却不是来访者最真实的一面，其自身的暴露也是层次很低的，在这种情况下，进行治疗往往很难有令人满意的结果。治疗者需要影响来访者，使之讲出他们当时的想法和感觉。请看下面的例子：

来访者：我和他结婚这么多年了，想不到他还提出离婚，我真难过，难道那么多年的夫妻感情就这么容易一笔勾销吗？

治疗者：那您现在是怎么想的呢？

来访者：我也说不清我是怎么想的，他做了那么多对不起我的事，我怎么还下不了决心呢？别人都不理解我，觉得他已不可救药了，觉得我在哪方面都可以独立。过去家里很多事都是我一个人管的……

治疗者：那么您对他现在是怎么看的呢？

来访者：我也恨他，可又可怜他，心里总放不下他。总希望还能像过去那样，将来退休了两人在一起……唉，我真搞不清自己的感情是怎么回事了……

治疗者：您总觉得您现在搞不清自己的感情是怎么回事，是吧？（来访者点头）那我们先来看看您现在对他都怀有哪些感情和想法好吗？

来访者：（点头同意）……

治疗者：您刚才说又恨他，又可怜他。除此以外还有些什么想法呢？

……

上述这位来访者在婚姻问题上遇到了麻烦。对方提出离婚，她未同意，心里却很乱，思绪万千。过去的事情常常一幕幕涌上心头，对将来所寄的期望也时时缠绕脑际。她来访时常常提到过去的事情，也总想到将来的情况，但就是理不出现在的头绪。在上述例子中，治疗者注意引导对方讲出现在的想法和感受，在这段对话的结尾开启了了解对方当前心理的一幕。

即时化的另一个内容，是指治疗者对来访者与自己的关系要敏感，对来访者指向治疗者的言语、行为、情感应予以必要的反应。这里所指的来访者对治疗者的情绪反应等并非心理分析中所指的移情关系。治疗者此时所关注的是来访者的待人处世的态度与习惯。在治疗过程中，来访者与治疗者的交往，常不可避免地带有他与其他人交往的痕迹——如看问题的角度、说话的方式、情绪反应、行为倾向等。治疗者对来访者的这些情感体验、举止言行的及时反应，有利于帮助来访者确认他在人际关系中的问题并加以改进。

此外，治疗者在治疗过程中对来访者的情感体验及行为及时地进行反馈，亦有助于会谈过程的进行和治疗关系的深化。例如一个初来心理门诊时，不愿谈自己的事情与问题的女中学生，过了一会儿不知不觉地谈起了自己的事情，治疗者就说："现在你能主动谈自己的事情了，我很高兴。"她开始感到很紧张，后来能较放松地笑了，治疗者就说："看你都笑了，现在感觉好些了，是吧？"此外，当对方谈到难受之事时，治疗者也可及时点出对方的感觉："你感到很难受，是吗？""看得出来你觉得心理负担很重，很难受""你虽然在笑，但实际上你觉得这事儿并不好笑，你提起这事儿时心里并不好受"，等等。

即时化鼓励来访者更多地暴露自我，也是在促进他们与治疗者进行更为开诚布公的交流。一旦我们要求一个人真诚、坦率地讲出自己的想法和感受，与治疗者一起公开地讨论他的问题，他就能很快地进入来访者的角色，同时也就为治疗中真诚交流的气氛打下了基础。治疗者在这里要起一种催化作用，以加速治疗的进展，开拓治疗的深度。

在讲英语的国家和地区，即时化还有一个特点，就是要求在整个治疗过程中，更多地使用现在时态。英语里主要有过去时、现在时和将来时三种时态，以动词的不同形式表现出来。在中国，我们的语言文字中没有这样的表述方法，但过去、现在与将来的不同时态同样可以从语句中的副词里面看出来。这一特点决定了我国的治疗工作者要更多地运用"现在""这会儿"这类副词，这是我国的专业工作者要注意的问题之一。

三、对峙

一提到对峙（confrontation）一词，有些人就会想到治疗者存在着某种公开的或潜在的对立、敌意和攻击性，这种理解实际上是不正确的。

艾维等人对此曾做过这样的解释："对峙的定义是这样的……就是要指出存在于各种态度、思想、行为之间的矛盾[12]。"对峙的意义不是要告诉来访者他做错了事情或者说对方是个坏人，而是要向来访者直接指出其存在的混乱不清、自相矛盾、实质各异的观点、态度或言行。对峙也不是为治疗者表达自己的不同观点所提供的机会，不管你的意见可能是多么正确、多么好或多么有帮助。在治疗过程中，"对峙"与其说是把来访者自身的矛盾揭示出来，倒不如说是在与来访者讨论这些矛盾更为确切。

穆哥特伊德认为对峙常常涉及来访者三种类型的矛盾：来访者的真实自我和理想自我之间的差异；来访者的思维、感受与其实际行动之间的差异；来访者想象中的世界与治疗者所看到的真实的世界之间的差异[11]。按穆哥特伊德的说法，我们来看看各种类型的矛盾的具体表现。

在来访者存在的第一种类型的矛盾中，我们可以看到实际上是来访者把他们自己所希望的自己当作真实的自己，而没有注意到他们自己的实际情况。请看下面的例子：

一位木工，因病退休。尽管他知道自己的身体常出毛病，尽管医生告诫他不宜再做体力活儿，他仍然觉得自己还能像以前那样干活儿，身体仍能顶得住，还不到退休的时候。

一位即将毕业的高中生，尽管她在一所普通高中里只是一个成绩平平的学生，但她却坚持认为自己才华出众，报考大学时只准备填两个一流重点高校，其他学校一概不去。而了解她的老师、同学都认为她若能考上一个一般的学校已是不错了。

在这两个例子中，由治疗者引出的对峙应能说明人的能力、体力的限度与理想之间的矛盾，以适当的方式使对方自己认识到这一点。

思维、感受与行为的矛盾和来访者的心理矛盾有关。例如：

一位男大学生说他从未害怕过考试，尽管事实是每逢考试他的体重都会下降，而且每天吸烟量增至 20 支，每晚入睡变得困难，甚至失眠。这些情况表明他对考试总是焦虑紧张的。

一位青年妇女说她与丈夫感情极深，关系很好，对丈夫什么都满意，但她与丈夫却很久没有同床了。

在遇到这类情况时，治疗者需要详细了解与来访者所谈的思想、感情、观点等所有可能有关的细节，以搞清问题的真正所在。在对峙过程中，特别要注意理解对方，因为他们往往是在有意无意地掩饰某些东西。

第三种矛盾是现实世界与来访者想象的世界的矛盾。这方面的例子很多：

一位女中学生总认为在这个世界上应该有完美的人存在，她一直在寻找这样的人。她觉得找到了一个自认为完美的人——一个比她大几岁的女青年，认为对方无私、乐于助人、乐观、大方、聪明、能干、好学、上进、朝气蓬勃。但接触一段时间以后却发现了对方消沉的一面，由此觉得对这个世界非常失望。

某位男青年，一定要找一个他理想中的贤妻良母式女青年作为他的终身伴侣。他有许多固定的条件，缺一不可。他找了很久，见到的人总有某方面的缺憾。他感到困惑，但仍不准备放弃任何一个条件……

　　这样的例子还有很多。对峙意味着治疗者要帮助来访者看到他们所憧憬、想象的那些完美、理想的事物是不真实的，帮助对方正视人类其实是生存在不那么完美的世界的。

　　由此看来，对峙在治疗过程中会有利于治疗向纵深发展，也有利于治疗关系的建立与巩固。与此同时，共情亦可在对峙中得以深化。

　　对于对峙，人们已从不同的角度进行过研究。贝伦森（Berenson）曾概括出五种不同类型的对峙，认为在治疗过程中可将对峙分为体验式、教导式、强力式、微弱式和鼓励式[13]。体验式对峙是治疗者在发现来访者所说的关于他自身的情况与治疗者体会到的来访者的情况之间的矛盾时的反应。教导式对峙是指当来访者对有关教育、职业、社会领域以及治疗过程的信息了解有误，信息缺乏，或需要寻求这类信息时治疗者与之的对峙情况。强力式对峙在治疗者集中注意力于来访者问题的根源上时发生。微弱式对峙则发生在治疗者强调来访者应负的责任和其病理问题时。最后一种对峙则指治疗者对来访者在日常生活中以某种积极的方式行事时所给予的鼓励或对其被动的行为不予鼓励的对峙方式。

　　伊根认为对峙的方式与对峙的类型同样重要。他指出，首先，对峙应在高级准确的共情的基础上进行，否则对峙就可能是无效的，甚至对治疗具有破坏作用。其次，治疗者对对峙的应用应是试验性的，这一点在治疗的最初阶段尤为重要，这样可使来访者有机会在感到无压力的情况下与治疗者讨论自身的矛盾。第三，对峙是涉及来访者本人以及治疗者对来访者进行帮助的交流的方式之一，其先决条件是对峙者之间已建立了某种程度的相互关系。第四，对峙应以逐步接近的方式进行，这样可以使来访者有机会同化治疗者所说的东西，使对峙更为有效[14]。

　　曾有人把对峙看作是与解释密切相关的心理治疗技术（后者作为治疗会谈中的一种影响技术，我们将在以后的章节中讨论）。的确，对峙的采用对来访者具有某种潜在的影响力。在对峙过程中，来访者可以更好地认识自我，认识周围世界的现实，从而较为自愿地学习新的思维方式、行为方式并改变自己。在这种意义上，人们又把对峙看作是一种治疗技术。当然，对峙也有可能给治疗带来某种危机，所以对峙一定注意要在良好的治疗关系建立以后再运用，否则来访者有可能产生愤怒情绪和防御、抵触心理。

　　"治疗者与来访者之间对峙的程度可能从轻微的挑战到直接的碰撞都有。它构成了对来访者的一种挑战，以动员他的能量为了其自身的利益向着更深刻的自我认识和更积极的行为迈进。通常它将会、至少是暂时性地给来访者个人的和社会的平衡带来某些危机。危机过程也同样被看作是一种与新的反应和导致新的发展相联系的有机的增长过程。增长过程就是一系列无止境的自我对峙过程……没有对峙的生活将是没有方向的、消极的、贫瘠的生活[15]"。

艾维等人把积极关注、尊重与温暖、真诚以及具体化等都看作是达到共情的核心条件[10]。有兴趣的专业工作者在读完本章之后可对自己或他人的治疗工作做一客观的评价。在评价时，既要注意治疗者的言语与表现，也要注意来访者的谈话内容及其反应。可对治疗者的谈话和反应逐一进行评价，也可对某次会谈分段进行评价。评价时可参照本章所论及的共情（总体印象）、积极关注、尊重与温暖、真诚、具体化、即时化、对峙等因素，以由低到高的五个等级逐一进行评价。这一评价，有助于专业工作者找出自己的问题和差距，明确自己今后的改进方向。

参 考 文 献

[1] ROGERS C R. Counseling and psychotherapy [M]. Boston: Houghton Mifflin Company, 1942.

[2] PATTERSON C H. The therapeutic relationship [M]. Monterey, CA: Brooks/Cole, 1985.

[3] HORWITZ L. Clinical prediction and psychotherapy [M]. New York: Jason Aronson, 1974.

[4] NOONAN E. Counselling young people [M]. London: Methuen, 1983.

[5] HANSEN J C, et al. Counseling: theory and process [M]. 3rd ed. Boston: Allyn and Bacon, Inc. 1982.

[6] PATTERSON C H. A current view of client-centered or relationship therapy [J]. School psychologist, 1969, 1: 2—25.

[7] ROGERS C. The necessary and sufficient conditions of therapeutic personality change [J]. Journal of consulting psychology, 1957, 21: 95—103.

[8] EGAN G. The skilled helper [M]. Monterey, CA: Brooks/Cole, 1975.

[9] HACKNEY H, CORMIER L S. Counseling strategies and interventions [M]. 3rd ed. Englewood Cliffs, NJ: Prentice-Hall, 1988.

[10] IVEY A E, IVEY M B, SIMEK-DOWNING L. Counseling and psychotherapy [M]. 2nd ed. Englewood Cliffs, NJ: Prentice-Hall, 1987.

[11] MURGATRPYD S. Counselling and helping [M]. London: The British Psychological Society and Methuen, 1985.

[12] IVEY A, GLUCKSTERN N. Basic influencing skills [M]. North Amherst, MA: Microtraining, 1976.

[13] BERENSON B. Level of therapist functioning, patient depth of self-exploration, and type of confrontation [J]. Journal of counseling psychology, 1968, 15: 317—321.

[14] EGAN G. Confrontation [J]. Group and organizational studies, 1976, 1: 223—243.

[15] CARKHUFF R, BERENSON B. Beyond counseling and therapy [M]. New York: Holt, Rinehart and Winston, 1967.

第三章

会 谈 技 术

第一节　会谈中的基本问题

波普（Pope）指出："会谈是发生在两个个体之间的对话式交流[1]。"马塔若佐（Matarazzo）进一步指出，会谈是"为达到预定目标的两个人或更多的人之间的交流方式，这种交流是通过言语的和非言语的形式进行的[2]"。会谈的确是一种交流形式，关于这一点我们每个人都有着丰富的经验。对于心理治疗工作来说，每一次治疗都是一次会谈。治疗可能由几次会谈组成，也可能一共只有一次会谈。这种会谈最初都是由来访者前来寻求治疗者的帮助开始的。

在心理治疗工作中，人们很重视会谈技术。有人说高超的会谈技术是与生俱来的，也有人说是后天习得的；有人说这是一门艺术，也有人说这是一门科学。无论怎样说，会谈都是包含许多知识、技巧的一门学问，值得专业工作者去学习和钻研。

治疗中的会谈比简单的交流复杂得多。这一点相信人们都能看得很清楚。会谈不仅仅是要交流信息，会谈还是一种具有特殊距离的人际关系。这就要求治疗者要有敏感性、洞察力等各种各样的能力和技巧，因为当你面对来访者时，你会遇到性格迥异的人、各种各样的生活经历、截然不同的社会经验、形形色色的世界观。

尽管人们在学习会谈技术时，多次强调倾听和理解对方在交流中的重要性，那些过分紧张、缺乏经验的治疗者还是把大量的时间花在讲话上，而不是放在去听别人说话上。尽管在学习会谈技术时，已了解到会谈中治疗关系的重要意义，学习了会谈中的某些技巧，治疗者仍常常把过多的精力投放在注意对方某句话说的是什么，然后自己应该怎样反应和"下面我该说什么"上。还有某些治疗者则全神贯注于对自己在会谈中行为表现出的紧张、焦虑情绪上，如："我刚才说的，他会不会那么想？"而忽略了来访者本身。这些问题表明治疗中会谈的复杂性，说明治疗者仅凭自己过去的经验和学习得来的知识还是不够的，还得进行大量的实践。会谈不是纸上谈兵，也没有某种方式被认为是唯一正确的方式。有关会谈的理论与技巧要在实践中融会贯通，只有这样治疗者在会谈中才可立于不败之地。

一、会谈的目的与作用

前面我们提到过，心理治疗的目的是帮助来访者，使之产生某种改变。治疗是由一次次会谈组成的。不同的会谈可能有不同的目的与作用。心理治疗中的会谈如按其作用划分，可分为收集资料式会谈、诊断（或评估）式会谈、心理治疗式会谈。

收集材料式会谈是会谈的最基本形式。治疗者对每一位来访者都要做这步工作，这是进行诊断和治疗的前奏。收集资料式会谈就是要了解来访者都有哪些需要帮助的问题，这些问题对他产生了哪些影响，他自己怎样看待这些问题，与这些问题有关的各种人物、条件、环境因素都有哪些，与来访者的性格、个人生活环境、经历等是否有关等，这些都是治疗者需要了解的内容。此种会谈通常在治疗者与来访者的第一次会谈中进行，一般占用一次会谈即可，也可能只占一次会谈中一半的时间，但有时治疗者需要更多时间来了解来访者。这种会谈的目的十分明确，就是要收集与来访者问题有关的资料、信息。因这类会谈为治疗之始，治疗者同时还需注意与来访者建立良好的关系。

诊断式会谈的目的首先是要区分来访者是否适合进行心理治疗，其次是要分清来访者的问题到底出在哪里，什么是对方的主要问题。此时，治疗者在收集对方资料的基础上检查各种假设，必要时可借助于心理测验或问卷以便做出更为准确的诊断。与此同时，治疗者还需注意继续建立和保持与来访者的人际关系。

心理治疗式会谈是要帮助来访者产生某种改变。这类会谈本身就可以起到影响来访者使之产生改变的作用。此时治疗者要运用不同的心理治疗与咨询的理论、技术与方法达到这一目的。这是心理治疗中耗时最多的一类会谈。在这类会谈中，治疗者仍要继续发展与来访者的关系。

在心理治疗中，有时来访者只需要治疗者向他们提供某一方面的信息（如教育与职业咨询），但这种情况较少。因为这常常涉及做出决定的问题（如需要治疗者进一步帮助他们做出某种选择），这也就属于第三类会谈的内容了。

二、会谈中的治疗者与来访者

在心理治疗会谈中的两方——治疗者与来访者，都会对会谈产生影响。不论会谈的次数多少，这种影响都会持续存在。

对于所有心理治疗的会谈，来访者与治疗者都有公开与隐秘的一面。实际上会谈中双方的交流不仅发生在公开的一面，也发生在隐秘的一面上[3]。对治疗者与来访者来说，他们都有着自己的思想、感情和期望，在心理治疗会谈这类特殊的时间与场合，他们个人的这些东西就可能被有意、无意地借助于自己的（言语和身体）语言隐藏起来或显示出来。治疗者应能较容易地接受自己的思想和感情，有较高程度的自我接受能力。在成功的治疗中，来访者也可能会提高他们自己在这些方面的能力。会谈中，双方对对方都可能会有某种推测或不愿表达出来的想法，这可能会以内心的对白形式出现。而对于对方公开出来的方面却可能会产生不准确的感受或错误的理解。对所有这些情况，治疗者都应有一个清楚的了解，知己知彼才可能使会谈成功。

有许多研究涉及会谈双方的情况，了解这些情况可能更有助于专业工作者理解自己在会谈中的地位、作用和应注意的问题。

1. 治疗者

对治疗者来说，意识到在面对来访者时他们也在表现自己，这一点是很重要的，只有意识到这一点治疗者才能更好地理解对方。曾有人让大学生分别与心理治疗专家和非专家谈话，谈话之后让大学生评价他们的谈话对象。学生们对专家很有好感，认为对方显得轻松，说话流畅、自信、肯定，问话紧扣主题，不强迫学生接受自己的观点，能迅速发现谈话中的问题等。而评价非专家时他们所用的词汇就不同了，认为对方显得不自在，坐姿僵硬，太严厉，说话平淡，抓不住重点，提不出建设性意见等。这些学生的评价是很值得做心理治疗工作的人们回味的。这里面有技术问题，也有经验问题。在做治疗工作时，类似的反馈往往很难得到，需要专业工作者时时检查自己的工作。

心理治疗中常常涉及对对方的指导。在对指导的研究中，人们发现指导会使对方的自我发现、自我探索的语句减少，会使那些原先防御心理就很强的人或攻击性较强的人的防御心理增强。但指导却会使那些过去感到极为需要自立的人们的防御能力减轻，而且能改善那些表现为外部场控制的来访者的治疗结果[4]。波普在对有关文献的回顾的基础上指出，对对方的指导应因人而异，对依赖性强的来访者应予以更多的指导[1]。在这方面更应引起我国专业工作者的注意。我国多年来的教育方式是权威式指导，新一代年轻人对此极不愿接受，因此指导的采用应视对象的情形而定。

治疗者常常要给对方作解释和说明，这些解释会使对方产生各种各样的反应。波普综合了这类研究的结果指出，解释会使对方的言语反应减少，除非这些解释是作为言语性强化而使用的[1]。其他一些研究认为中等程度的解释比显浅的或很深层的解释更为有效。当然也有作者完全反对采用深层的解释。

2．来访者

在来访者身上存在许多因素，这些因素可能会极大地影响会谈的内容与进程，这是治疗者特别要注意的。

帕特森认为人们常常说前来寻求心理治疗的人都是有心理或情绪的困扰或是有神经症方面问题的人，但这只是他人给这些来访者的定义。对来访者自身而言，他们是在某方面感受到痛苦的人。他们在不同程度上感到不幸福、沮丧、抑郁、焦虑和不满。他们感到当前的状况不是自己希望的那样，他们想有所改变[5]。

英国学者奥德菲尔德（Oldfield）曾对到英国一个咨询中心的来访者作过一个深入的调查，她发现来访者在前来咨询时大都怀着这样的希望：通过咨询过程能够改变情绪状态，使自己不再苦恼；提高自尊与自信，进一步认识自己；能够解决个人面对的问题与困难，提高应付生活中各种事件的能力；能更有效地学习和生活，改善与他人的关系等。当她进一步问及来访者希望通过何种方式得到帮助时，一些人答不出，不清楚；另一些人只是想与某些人谈一谈。这可能有各种原因：解除一下独自的烦恼，有机会向与自己问题无关的人敞开心扉，或得到一种客观的反应。第三种人希望得到心理学的解释，希望了解应怎样看待他们当前的困难，以便找到一种比自己经验更为有效的解决方式。其余的人则是来寻求忠告、建议和支持的[6]。

此外，不同社会阶层的人对会谈及心理治疗抱有的期望不同，而不同性别的来访者对治疗者所采用的会谈方式及方法也会抱有不同的期望。最近几年来，吉利根（Gilligan）的研究工作引起了心理治疗工作者的注意。她发现，由于男性与女性的心理发展模式各异，使性别不同的人有着不同的思维模式。男性在简化一个非常复杂的事件时，可能被认为是"线性"的或"假如……然后……"式的思维者。男性的思维方式倾向于注重结果和达到某个特定的目标。而女性则不同，她们是"相关"式的思考者，在她们开始行动之前，总要考虑各种可能性和这些可能性之间的关系[7]。吉利根的研究对心理治疗工作者来说是很重要的，有助于治疗者理解不同性别的来访者，特别是当对方有着激烈的心理冲突和需要做出某个困难的决定时更是如此。

治疗者要了解来访者的另一个方面的问题是，来访者在治疗会谈中可能不能真正表现出他们自己的本来面目。大多数人在不熟悉的环境中，都会有某种程度的不安，对来访者来说更是如此。因为他们还要在这样的环境中暴露自己，焦虑、烦恼、紧张可能使他们失去常态。另外，有些人对自己作为来访者的角色也可能抱有某种期望，他们可能会以某种事先想好的方式出现在会谈中，认为那才是来访者应有的形象。

来访者对治疗者也会抱有某些特定的角色期望。奥德菲尔德的研究表明，来访者对治疗者对待自己的态度非常关心，在这方面，来访者的反应极其一致[6]。对治疗者的信任，相信对方是一个好听众以及感受到温暖和共情都是非常有助于治疗过程的。除了安全感与信任对方之外，来访者对治疗者能否帮助他们解决问题还有质性方面的要求，他们要求治疗者是聪明的、有洞察力的、诚实的、客观的、敏感的、具有"能觉察各种体验"的能力和既能探查问题又能始终保持温暖而亲切的态度。有时治疗者偶尔有点"攻击性"能让人感到他是很强的也是有益的。这一研究认为治疗者适宜的特征似乎是：温暖亲切，但要冷静客观，不强加于人而又相当开诚布公，愿意提供思想和观点，如有必要随时准备采取真诚和积极的行动。与之相反，有些治疗者的特征是不益于治疗过程及治疗关系的，如治疗者让人感到很被动或控制治疗过程过于严厉。其他特征包括：退缩、受人控制，没有表现出自身就是治疗者的样子，而是在扮演一个治疗者，指责和批评对方，有意疏远对方等[6]。

三、影响会谈的其他因素

研究表明，环境对会谈具有影响作用。会谈的场所应为可以隔音的房间，这样才能满足保密的要求，还可以保证会谈的双方全神贯注于会谈本身，不受外界的干扰，这是选择会谈场所应注意的最重要的问题[8]。会谈场所还应布置得整洁、舒适、色调适宜，使来访者一经步入便产生良好的印象。此外，由于来访者在生疏的环境中易于焦虑、紧张，会谈场所的布置还应有助于来访者感到舒适和放松。例如座椅应当令人感到舒服，室内灯光不应正对着来访者的位置，来访者的位置的安排是否合适，都应在治疗室布置的考虑之中。来访者座位的摆放，不应设在背对房间门的位置，以免其因不知背后会有什么事情发生而产生不安全感。如有可能，来访者的座位应放在靠墙位置，与治疗者的位置呈直角，这样使来访者在必要时有某种避开治疗者视线的可能性。

在会谈场所中，如可能，还应有能说明治疗者专业身份的标记，比如在治疗室门上写明你的姓名与职称。在国外，治疗者会在墙上挂上自己的学位或专业证书。这会对来访者产生某种影响，使之感到治疗者可信、可靠。国外有研究表明，如果治疗者要去影响一个来访者，其自身必须让对方看起来配得上做一个影响他人的人。专业职称（或学位），整洁的环境，甚至治疗者的衣着、气质与风度都会产生某种先入为主的影响作用。

第二节　注意倾听的技巧

在心理治疗的会谈中，所谓"倾听"对方的谈话不仅仅是听听而已，治疗者还要借助言语的引导，真正"听"出对方所讲述的事实、所体验的情感、所持有的观念等。这种特殊的引导或说治疗者的这类话语的采用，就是我们这里所要谈的注意倾听的技巧。

艾维等人曾列举了会谈中与找出来访者问题所在的有关言语引导的倾听基本技巧，这些技巧是：开放式问题、封闭式问题、鼓励、说明、对来访者感情的反应和总结等[9]。

一、开放式问题

开放式问题（open question）被一些治疗者认为是最有用的倾听技巧之一。开放式问题常常运用包括"什么""怎么""为什么"等词在内的语句发问。让来访者对有关的问题、事件给予较为详细的反应，而不是仅仅以"是"或"不是"等几个简单的词来回答。这样的问题是引起对方话题的一种方式，使对方能更多地讲出有关情况、想法、情绪等。

在这类问题中，每一种问题都可能引出对方的较为特殊的反应，使治疗者得到想要了解的有关资料。例如：

"能不能告诉我，这事为什么使你感到那么生气？""能告诉我，你是怎样想的吗？"以"能不能……""能……"开始的这类问题，可以说是最为开放的问题了，这种问题有助于来访者给予自己独特的回答。这类问题一般都会得到一个较为满意的答复，但也可能有的来访者会说"不能"或"现在我还不想说"等。如果发生这种情况，治疗者还可以进一步使用其他开放性问题，如"为什么……"等。当然这样的情况可能很少发生。

"那么之后又发生了什么事情？""当时你有些什么反应？""还有什么人在场？"这种包括有"什么"在内的疑问句，可以帮助治疗者找出某些与问题有关的特定的事实资料。

"对这件事你是怎样看的？""你是怎么知道别人的这些看法的呢？"这类带"怎么"一词的问题往往会引导出对方对事情经过的描述，当问题涉及对方自己的想法、看法时，治疗者所要了解的就是来访者个人对问题的考虑了。

"为什么你觉得这样做不公平？""为什么你说别人都看不起你？""你当时为什么那样做？"与"为什么"有关的问题的任务通常是需要找出来访者对某事所产生的看法、做法、情绪等原因，这可能会得到多种较为具体的解释与回答。

从上述对开放式问题的分析，我们可以很明确地了解到，虽然开放式问题给来访者的回答以较大的自由度，虽然开放式问题可能会得到不同来访者千百种不同的答复，但开放式问题的目标都始终趋向于来访者问题的特殊性。通过这类问题的提问，实际上治疗者非常可能获得对来访者问题的一般性了解，对与问题有关的具体事实的掌握以及对来访者的情绪反应和他对此事的看法及推理过程的了解。

治疗者在使用开放式问题时要注意，在此之前应注意发展良好的治疗关系，而与此同时仍需注意这一点。有些问题应注意语气语调的运用，以免显得过于咄咄逼人。如果来访者此时还不那么信任治疗者的话，连珠炮似的发问可能会使对方产生疑虑，甚至对立。另外，有些来访者虽然表面上对问题都一一作答，但可能其内心思想与活动仍有很大程度的保留。例如同一个问题："你当时为什么没有把这件事告诉你丈夫呢？"辩论式、进攻式、语气强硬的发问与共情式、疑问式、语气温和的发问就可能会在来访者心里产生两种完全不同的印象，前者会被认为治疗者有反对自己之意，后者则被认为治疗者是真心实意地想知道事情的真相从而帮助自己。

二、封闭式问题

封闭式问题（closed question）的特征就是可以以"是"或者"不是"，"有"或者"没有"，"对"或者"不对"等一两个字给予回答。比如"你现在最关心的就是这件事了，是吗？""他当时没有表示同意？""你确实这样想过了？"等问题就是所谓封闭式问题。这类问题在会谈中具有收集信息、澄清事实、缩小讨论范围、使会谈能集中探讨某些特定问题等功效。封闭式问题也可帮助治疗者把来访者偏离某主要问题的话头牵引回正题上。譬如："我们还接着讨论刚才的问题，好吗？"

不过治疗者对封闭式问题的采用要适当。所谓适当就是不要过多地采用这类问题而仅在必要时应用。因为来访者前来治疗时，总是带有希望别人分担自己的问题、理解自己的情感等愿望，而心理治疗会谈恰恰是他得以表达自己的一个时机。因为没有人愿意自己在谈话中总处于被动回答的地位，所以封闭式问题的采用如果超过一定的限度，就有可能对治疗关系产生破坏性影响。

三、鼓励和重复语句

鼓励（encourager）是指对来访者所说的话的简短的重复或仅以某些词语如"嗯……嗯""噢""是这样"或"后来呢？"来鼓励对方进一步讲下去或强调对方所讲的某部分内容。这是最简单的技巧之一，可能因其简单，所以常常被认为是细枝末节而忽视。然而正是这一简单的技巧，使治疗者得以进入来访者的精神世界，并且被研究者认为是成功的治疗者所具有的一个特征。这是因为鼓励是一种积极的方式，它能使来访者了解到治疗者在认真地听他讲话，并希望他继续讲下去。

以重复语句（restatement）作为鼓励对方的一种反应，是一种很有效力的反应方式，这可以表明治疗者对来访者所说的话中关键词语的注意。通过这样的鼓励，可引导来访者的谈话向某一方向的纵深部位进行。请看下面的例子。

> 来访者：人一多我总是非常容易紧张，这回他们都看出我紧张了，他们都会看不起我，我们班那么多人看着，我紧张得连话都说不好。

在来访者的这段话中，治疗者可以选择作为重复语句的有好几个："人一多你就容易紧张……""他们都看出你紧张来了""他们都会看不起你"等。不同的鼓励可能会使谈话转入不同的话题，而不同的话题可能影响着治疗的深度，治疗深度又可以反映出鼓励的程度。在上述来访者的这段话中，可能以选择"你觉得非常难堪"作为治疗者的重复句子最好。这种反应，一方面可以抓住来访者问题的重心，另一方面也可以表示对来访者的理解。通过这一鼓励，可以促使来访者对这一问题予以更为详细的说明（比如来访者为什么会感到非常难堪——她可能希望自己处处显得大方、自然，希望自己能被班里同学所喜爱，最怕别人看不起自己，等等）。

可以这样说，每一个哪怕是最简短的鼓励都可以看作是对来访者的一种强化，这种强化会影响来访者进一步谈话的内容。鼓励或重复看上去很简单，但它对来访者的影响却是不容忽视的。

在运用鼓励语句的同时，治疗者还要注意自己身体语言的运用，如专注于对方的神情，倾听的姿势以及点头示意等。专注的神情和倾听的姿势对对方的谈话也是一种无声的鼓励，而点头所表示的含义就更为明确了。

四、说明语句

说明语句（paraphrase）就是对来访者在谈话中所讲的主要内容及其思想的实质进行复述，简而言之就是对其谈话进行实质性的说明。治疗者可以用自己的语言对来访者的话进行复述，但某些带有敏感性的词汇和一些重要的词语仍以用来访者用过的词汇为好。说明语句可以帮助治疗者检查其对来访者的问题的理解程度，把一些分散讲出的事情联系起来。治疗者的说明语句也给了来访者以重新解释自己的思想的机会，同时也是其重新探索自己的问题，重新思考事物之间的关系及深化所谈话题的内容的机会。治疗者对问题本质的说明及对关键的观点的重复，对于某些需要对一些困难的问题做出选择的来访者可能更为有益。对说明技巧的应用，我们可以举一实例：

治疗者：我想你刚才说了那么多，主要意思就是你希望自己无论做什么都能做
　　　　好，让别人都觉得自己挺聪明、挺能干、希望别人喜欢自己，对吗？
来访者：嗯，差不多吧，我什么都想做得十全十美。
治疗者：愿做一个完美的、无可挑剔的人？
来访者：嗯（点头）。

在这里，治疗者两次发言都是用的说明语句。第一次是对前面来访者的大量谈话内容的总结，其语句中"让别人觉得自己挺聪明""挺能干""希望别人喜欢自己"里面的"挺聪明""挺能干""希望别人喜欢我"都是来访者的原话。从上面的例子中我们可以看出，治疗者的第一次说明使来访者也对自己的问题做了进一步的思考，来访者进一步解释自己的想法说，"我什么都想做得十全十美"也是她自己对问题实质的进一步思考的结果。治疗者的第二次说明使双方对问题的实质的认识都得到了进一步的深化。

此外，说明语句在初次会谈中对了解来访者所谈的问题的各方面材料都极为有用。治疗者可以借此机会检查他对来访者所诉说的许多事实的理解程度，澄清、确认一些关键的信息与线索，为进一步的治疗会谈打下坚实的基础。

五、对感情的反映

仅仅明确一些具体信息与事实对治疗者来说还是不够的。对感情的反映技巧

（reflection of feelings）为治疗者提供了一个探查来访者的感情卷入的程度的机会。一般说来，对来访者感情的反映常常包括这样一些内容："你"或对方的名字和情绪的名称，"你觉得……""你心里感到……"这样的句子。此外还常有与情绪有关的人物、事件（如"每次你说话时你丈夫心不在焉就会使你感到特别恼火"）。单纯的对感情的反映可能只包括前面三个部分的内容，但在实际运用中常涉及第四部分的内容，这可以看作是对感情的反映与说明语句的结合。例如"你感到很伤心？""这件事你现在想起来仍然很气愤？""你笑了，你真觉得好笑？"事实上，在具体的心理治疗实践中，有时要想把说明语句与对感情的反映区别开来实在是很困难的。对治疗者来说，他对来访者感情的反映也只有借助口头的说明。如果一定要对二者进行区分的话，只能这样理解：说明语句所关心的更多的是对事实本质的了解，而对感情的反映则注重的是对对方情绪情感的认识。二者常常会在治疗者的话语中同时出现。

在运用对来访者的感情的反映这一技巧时，首先治疗者自身必须对人类丰富的情感有较好的认识，要能够比较正确地定义某些常见情绪、情感，比如：愤怒、恐惧、高兴、悲哀、孤独感等。有时你所面对的来访者可能根本说不清他的复杂而丰富的内心体验，也有时来访者只是叙述了某件事，并没有说出他的主观情绪体验，但治疗者感到了他内心的强烈情绪。对这样的来访者就需要治疗者能够较准确地对这些情感进行反映，甚至帮助来访者澄清他说不清的情绪体验。能做到这一点，来访者会深切体验到被人理解的感觉，而治疗者也才有可能向着共情的境界迈进。

此外，心理学中对于长时记忆与短时记忆的研究表明，人的记忆是有选择性的，而这种选择性又与人的情感有关。事实上我们所了解、认识、感受的各种事物都与我们当时的情绪、情感有关。许多事情人们都忘了，而某些带有特殊情绪色彩的事件会在人们的记忆中长久保存，重新回忆时仍会有类似于事件发生时的情绪体验。治疗者如果能很好地体察来访者的情绪，那么很多来访者的情绪体验就会成为我们了解对方问题为什么产生，为什么会对他有那么大的影响的重要线索。这样看来，对来访者的情绪体验，不论是过去的还是现在的，治疗者都要进行准确而及时的反映，使之成为了解对方，打开对方心灵门扉的一把钥匙。

六、总结

总结与我们日常所理解的意义相同。在心理治疗会谈中，总结就是把来访者所谈所讲的事实、信息、情感、行为反应等经过治疗者的分析综合后以概括的形式表述出来。总结可以说是会谈中治疗者倾听活动的结晶。总结有些像穿珠子，把来访者所表述出来的信息的主要内容清理成串，分门别类。总结是治疗者每次会谈必用的技巧之一。

例如，在收集资料式会谈结束时，治疗者可以给来访者概括一下对方目前存在的几个问题，如："从我们前面的谈话可以看出你现在主要有这样几个问题：自己学习上感到力不从心的问题以及和女友是否继续交往的问题。除此以外，还有其他问题吗？"当然，总结并非只有在结束会谈时才用，在会谈中治疗者可以随时运用，只要判定对对方所说的某件事情的有关内容已基本掌握即可。这可以说是划出了会谈的一个小段落。

从对上述技巧的论述看来，心理治疗会谈中的倾听活动对治疗者说来并非仅仅是一个被动的记录事实与听取对方谈话的过程，而是一个主动引导、积极思考的过程。这是治疗过程中重要的一环。各种倾听的具体技巧只要运用得当，都会对会谈起积极的作用。

在上述技巧中，有些技巧在心理咨询与治疗的不同的理论学派中运用的频度不同。如"你为什么……"这类的开放性问题，心理分析学派治疗家和合理情绪治疗的治疗家可能用得很多，而来访者中心学派的治疗家则可能根本反对提此类问题。他们更倾向于用鼓励、说明与对感情的反映这些技巧来达到了解来访者及其问题的目的。

第三节　影响对方的技巧

心理治疗仅仅靠良好的治疗关系及运用倾听的技巧也可使来访者从中受益，有人认为这是来访者自我成长的过程，这一点是确实的。但又是非常困难、缓慢的过程。而当治疗者以积极主动的态度参与到会谈中时，这种影响是治疗者通过自己的专业理论知识与方法技术、个人的人生经验、对来访者的特有的理解使来访者从中受益的过程。影响对方的技巧包括：解释、指导、提供信息或忠告等、自我暴露、反馈、逻辑推论、影响式总结等[9]。

一、解释

解释（interpretation）是最重要的影响技巧，解释能给来访者提供一种新的认识他们的问题和自身的方式。解释还可使来访者的世界观产生认知性的改变。当治疗者运用说明、对感情的反映等技术时，是从来访者的参考体系出发的，而当治疗者运用解释的技巧时，则是从治疗者自己的参考体系出发的。当来访者前来治疗时，往往是有自己解决不了的问题、困难和苦恼，所谓难以解决和应付正是从他们自己的参照系出发所导致的。这倒不是说，来访者个人的行为模式与思维方式一定有整体性的问题，而可能只是在某一点上有问题，而这一点恰恰是与其问题和苦恼相关联的。

解释有多种多样，一般讲有两种。一种是来自各种不同的心理咨询与治疗的理论，另一种则是根据治疗者个人的经验、实践与观察得出的。前一种由不同理论得来解释，采用各种不同的理论观点会有许多形形色色极不相同的解释产生。例如：

> 一位男性来访者，小时候一直被寄养在某地农村的亲戚家中，因其姓氏与村中人们不同，作为外姓人常常受到欺负。长大以后与人相处不是很好，没有交往很深的朋友。与别人谈自己感兴趣的事情还可以，如谈的东西自己不太了解就会感到索然无味，离群自走。他希望改变这种状况，但又不知道问题出在什么地方。

对这类情况，心理分析式的解释可能是要追溯到来访者的童年经历，认为来访者从小与人交往就缺乏安全感，以避开或不与当时村中儿童一起玩耍的方式躲避欺辱。成人后与人交往仍是如此。当别人谈的东西自己不知道时，害怕的心理又占上风，因此一走了之。与他人没有深交也源于无意识之中安全感的缺乏。

行为治疗式的解释可能是，与人交往使来访者感到害怕、紧张、焦虑，采取某些逃避措施之后，紧张害怕的心情有所缓和，焦虑下降。最初是偶然、无意识地这样做，以后则形成了条件反射，一有类似的情况出现，就采用同样的逃避措施以减轻焦虑。

认知治疗式的解释则更关心来访者在面对他人时是怎样想的，也就是说关心他的认知结构。其解释可能认为来访者当时的想法使得他产生了离开人群的行为。他当时的想法可能是：别人聊的东西我不知道，如果别人知道我不懂，他们会怎样看我？我可受不了别人那种看不起我的眼光，等等。有了这样的想法，来访者才会产生逃避式的行为。

当然，对上述三种理论可能有的解释和分析，并非实际治疗中的解释。在实际治疗中，有时解释仅仅是一两句话。如心理分析式的解释可能治疗者只说：你从小到大与人交往时都缺少安全感。话虽仅一句，但是出自心理分析的理论模型，把来访者幼年经历与现在的行为、心理体验联系到了一起。

这些解释可以使来访者借助于治疗者提供的帮助从另一角度了解和认识自己

及周围事物，这对他来说可能从未想到过。而这一角度使他看到了全新的世界。这可能会非常有助于他的认知以至行为、情绪的改变。我们常说"不识庐山真面目，只缘身在此山中"。来访者在其参照系中，从未了解到的事情，借助于治疗者的帮助达到了新的认识，这就是解释的作用。

事实上，在上述例子中，解释仅仅做到我们列举的那一步还是远远不够的，这只是帮助对方找到了问题产生的原因，要使问题得以改变，还需指导来访者在改变其思维方式或行为的模式上下功夫。当然在这里各派各家又都有各自的方法与技术了。

针对来访者不同的问题，治疗者可以创造出各种不同的解释。心理治疗是一项富有创造性的工作，而解释就更是如此了。作为治疗者要努力掌握一种或几种理论模型，但仅仅掌握了理论还不够，还要在实践中加以应用。解释为治疗者提供了极好的应用场所。但运用要灵活，富有创造性，要成为能真正符合来访者情况的合理解释，而不是千篇一律、牵强附会的粗劣制品。

解释应该说是影响技巧中最复杂的一种技巧，很多有经验的咨询与治疗者对解释的应用都是很谨慎、仔细的。艾维等人认为：对任何一次治疗会谈来说，两个或三个运用得当的解释可能是其最大的限度[9]。对来访者现存的参考体系来说，这是他所能承受来自外部的挑战的上限。解释应用过多会使来访者否认你的才智（你的参照体系），或者他可能会干脆不再来访。这一点是我们的心理治疗工作者运用解释这一影响技巧时特别应予重视的。

二、指导

指导（directive）被人们认为是最有影响力的技巧。指导简而言之就是告诉来访者做某事。指导最直接的形式是治疗者让来访者干某些事或说某些话，或以某种方式行事。治疗者还可能引导来访者进行想象（人本主义的治疗），指导来访者进行放松训练（行为治疗），教以某些特定的行为方式（决断训练）或使来访者进行自由联想（心理分析治疗），等等。这些都是治疗者的指导行为，甚至让来访者完成家庭作业也可归入指导行为的行列。

指导技巧与解释一样，与各家各派的理论联系紧密，不同的理论中可能会运用不同的指导技巧。治疗者可在掌握了基本的倾听技巧和各种理论模型之后进一步研究这些影响技巧。

由于指导技巧繁多，又与理论密切相关，这里难以一一介绍，现仅列举几种不同类型的指导方式，简述一二，使大家对指导技巧有个大致了解。

1．指导言语的改变

如治疗者对来访者说："请把你所说的'我应该怎样'改为'我希望怎样'""把'我干不了'改成'我可能干得了'"。这里所举的例子与认知治疗理论相联系。这派理论认为来访者所说的是与其想法、认知相关联的，改变其认知才能改变其行为；而从行为入手进行改变，也会对其认知产生影响。这里就是从改变言语行为入手。如把"我应该"换成"我希望"，在程度上有明显不同。如一个大学生认为"我的学习在班里应该是最好的"这种想法导致其走向极端，在现实情况与之想法不符时，极易产生心理问题。而在治疗者指导下，把这句话改作"我希望自己的学习在班中是最好的"，目标未变，客观效果却大不一样。另一句话改变的原理也是一样的。当一人说什么事情自己干不了时，很可能放弃尝试的努力，而说"我可能干不了"时仍有努力尝试的积极含义在内。这种言语改变的指导在行为学派的"决断训练"中也常见到。如有的人怕说一些可能会使人远离自己的话，但不说自己利益又会受损，像有些人借了钱老不还，自己要用不敢去要，治疗者就可用指导技巧教其怎样去说。

2．特殊的建议或指示

这在我国的心理治疗工作中常常采用。如来访者有考试焦虑，治疗者可能会建议其修改每日复习功课的计划，不要搞得过度疲劳，每天坚持体育锻炼等。或者有来访者每日的事情都要拖到第二天才做，治疗者就会要求来访者今日回去做一件事，做完就奖励自己，没做则给自己以某种形式的惩罚。

3．自由联想式的指导

"带着这种情绪进行联想，回想一下你儿童时代的经历……""保持这种情绪进行联想。现在告诉我，你最先想到的是什么？"这可能是心理分析治疗家的常用话语，以指导和帮助来访者按心理分析的理论模型寻找问题的根源。

4．角色性指导

角色性指导包括如角色扮演、角色颠倒练习和固定角色练习等。角色扮演在行为治疗中很常见，让来访者扮演自己当时的情况，治疗者或治疗小组中的其他成员再进一步给予指导。治疗者会要求来访者："现在我们来重演一下当时的情景……"角色颠倒的情况与角色扮演类似，但来访者不是演自己而是扮演另一个与自己有关的人。固定角色则是人本主义心理治疗中的技术之一。治疗者让来访者在一段时间内，以不同于他原来的情况的角色出现，以此让来访者获得不同以往的新的体验。

5. 训练性指导

训练性指导种类很多，如放松训练、决断训练、系统脱敏训练等。在训练之前和训练过程中，治疗者都会对来访者提出要求，指导他们做什么，不要做什么等。这种指导多见于以行为治疗理论为指导的心理治疗中。

对指导的上述介绍仅是挂一漏万的举例而已。指导技巧对来访者影响很大，适当运用定会有收效。但采用指导技巧一定要注意，要在与来访者建立良好的关系的基础上进行，否则将会事倍功半，收效甚微。有许多治疗者重视来访者提出的问题，而不重视来访者本人，这就容易形成在消极的基础上进行指导的局面。另外，我国的治疗者在采用特殊建议与指示性指导时，对某些思想活跃的青年人应特别注意，不要以权威身份强令对方执行，以免引起对方反感而中断治疗。

三、忠告与信息

忠告与信息（advice and information）是一组非常有用的影响技巧。治疗者借助为来访者提供建议，给予指导性的信息，或为其提供具有指导意义的思想观点等帮助来访者。这可以说，起了为来访者提供新的信息的作用，对来访者的思维与行动具有潜在的影响力。

提供信息和忠告等在职业心理咨询中更为重要。此时作为咨询者，你就必须为来访者提供有益的忠告，因为你所具有的有关信息正是来访者所需要的。我国职业咨询由于社会需求逐步兴起，有关职业需求等方面的重要信息将是咨询中咨询者帮助来访者的基本依据。

为来访者提供信息和忠告等在心理治疗会谈中的很多时候是必要的，但这些技巧却可能会给会谈带来潜在的危害。譬如为来访者提供信息与忠告要完全以其利益为出发点，并且尽可能使对方了解你提出有关忠告的根据。如果对方不以为然，治疗者应重新检查自己对对方问题与想法及某些个人特点的理解，帮助其另立解决方案。切不可认为自己所提忠告是最好的，对方好歹不识而对其另眼相看。有时可能治疗者是站在自己的立场上看问题的，并未真正了解对方苦衷；还有一些时候，治疗者提供的忠告，对方一时不能体会其中好处，因而并不赞赏。不论属于何种情况，治疗者都应冷静对待，仍以对来访者负责的态度继续进行会谈。

在提出忠告的措辞方面也应注意，例如可以采用这样的词句："如果那样的话可能会对您更好""如果我是您的话，我可能会……"等。措辞生硬可能会使来访者产生抵触心理，而这样委婉的话语易于被对方接受，进而可能对其产生影响。

另一点需要治疗者注意的是，忠告或建议可能会因使用过多而失效。因此，使用这些技巧时应持慎重态度。在大多数情况下，当对方询问治疗者的意见、建议时再给予忠告、建议，一般不应主动提出过多的建议。因为，即使你是出于好心，为对方好，如对方没有这种要求就可能像你送的钥匙对不上对方的锁一样而无用处。此时对方可能会说："你说的是对的，但是……"在这种情况下，治疗者可能就应该检查一下自己会谈的方式了。如果问题真的出在自己提了过多的建议上，可以马上改用倾听技巧，向对方提出问题或作一说明给对方进一步解释自己问题的机会。例如，治疗者可以这样发问："你觉得这种方法对你起不了什么作用，那么你觉得什么方法可能更适合于你呢？"或者"你认为这样不行，解决不了你的问题，那么你希望我们给你些什么样的帮助呢？"

四、自我暴露

自我暴露（self-disclosure）这个名词是由焦若德（Jourard）在 1958 年提出来的。自我暴露的意思是指把自己个人的有关信息讲出来，使别人知道这样一个过程。心理治疗会谈中，最初只重视来访者的自我暴露，认为这在治疗中是必需的，是使治疗成功的必备条件。后来人们也开始重视治疗者的自我暴露，认为这与来访者的自我暴露是同样重要的，许多文献认为这是一个治疗的双方交互作用的过程。拉扎勒斯（Lazarus）指出，治疗者的言语性的自我暴露具有开辟治疗的交流渠道的功效[10]。

从拉扎勒斯所说的话中我们可以看出：自我暴露对治疗者来说是一种有助于与来访者建立相互信任和开诚布公的良好关系的影响技巧。许多研究也证明了这一点。有研究表明，治疗者的自我暴露行为可以使来访者的自我暴露增多。还有的研究者发现，若治疗者的自我暴露提供的是与他们自己有关的负性的信息的话，来访者感到了其更多的共情、温暖和信任，这种感受比那些仅仅得到有关治疗者的好的方面的信息的人们更为明显。另一些研究发现，治疗者的自我暴露在会谈中起着非常积极的作用，它使来访者感到治疗者对他的吸引力增加了，也提高了来访者积极参与会谈的兴趣。而且数量适中的治疗者的自我暴露比那些治疗者几乎没做什么自我暴露的治疗会谈更能吸引对方再次来访。还有不少研究者把自我暴露看作是具有强化作用的影响技巧，他们认为做自我暴露的治疗者的治疗之所以更为有效，是因为自我暴露是对对方同样的行为的强化。

治疗者的自我暴露有两种形式，一种是向来访者表明自己在治疗会谈当时对来访者言行问题的体验，另一种则是告诉对方自己过去的一些有关的情绪体验及经历经验。

第一种形式的自我暴露在治疗中经常出现。如治疗者说："我很高兴你不再让你母亲陪着你，而是你自己一个人坐车来这里了"，当一个患社交恐怖症的来访者第一次不用他人陪伴独自出门来到心理门诊时，治疗者以这样自我暴露的方式表明了自己对对方进步的欢欣。社会心理学的研究表明，人们喜欢那些喜爱自己的人。在这里，来访者无疑会增加对治疗者的喜欢程度，治疗关系由此也得到了加强。这种自我暴露传递给来访者的是积极的信息。第一种形式的自我暴露所传达的也许还有负性的信息："我觉得有些失望，你没能完成作业。但我想也许你有你的原因？"对这种形式的自我暴露，治疗者一定要注意，不能只顾表述自己的情绪而不体恤对方的心情。如果能注意到这一点，负性的暴露方能收到良好的功效。这样在来访者看来，治疗者也是一个有血有肉、有感情的人，他表达负性情绪说明对自己有一定程度的接近，而与此同时又能体恤理解自己，则更易感到对方值得信任。这一形式的自我暴露可能还常见到这样的句子："如果我碰到你说的这种事情，我想我也会感到伤心的"。

　　第二种形式的自我暴露是治疗者谈及与来访者所谈话题有关的过去经验。比如治疗者说："你说你感到一种可怕的孤独，我可以想象得出，我也有过类似的体验。它使你害怕一个人待着，要出去找一个哪怕是什么人都行。但和其他人在一起时，这种感觉仍不放过你，紧紧抓住你不放……不过，你能说说什么时候这种感觉最容易出现吗？"在这种形式的自我暴露中，治疗者在讲述自己的过去经验时，应注意做到简明扼要。如讲得冗长、过于详细，则治疗者会使会谈偏离帮助来访者的中心。在上述例子中，治疗者很快把话题又转回到来访者身上，进一步提出了一个开放性问题，这可以有助于治疗者更深入地了解对方的孤独感是怎么一回事，是否与自己刚才所谈的情况有关。

　　总的看来，上述两种形式的自我暴露都有利于治疗关系的建立与巩固。一般来说，治疗者的自我暴露越多，来访者的相应行为也就越多，他越愿意谈他自己的所思所想所言所行。但也有人认为这二者的关系并非为线性增长的关系，认为治疗者的自我暴露是有一定限度的。低于或超过这个限度的自我暴露对治疗不但不能起到良好作用，反而会对对方的感情和治疗关系具有破坏性作用。如治疗者几乎不做任何自我暴露，就可能也得不到来访者的自我暴露反应；而治疗者自我暴露过多，则使来访者在会谈中可以利用的时间减少，而且这样可能会使来访者感到治疗者也不是一个心理健康的人，而可能会转而关心治疗者的问题了。

五、反馈

　　反馈（feedback）是指治疗者为来访者提供自己或他人会怎样看待来访者的问

题的特殊的信息。应用反馈技巧的目的是帮助来访者开阔眼界，看看其他人是怎样想、怎样处理同类事情的。通过这样的方式，为对方提供与之不同的感知思维模式，以达到影响对方的目的。治疗者提供的与自己看法有关的反馈信息有时难以与自我暴露中第一种形式区别开来。我们的看法是第一种形式的自我暴露更偏重于表述治疗者自身的感情体验，而反馈则更偏重于表达治疗者对来访者所讲述的问题、事件等的看法。当然，在临床实践中，仔细区别二者的意义不大，关键问题是要使这两种技巧使用得当，收到效益。

　　反馈的例子如对某一位总是担心自己不能集中精力复习，考试前将时间安排得很紧张的来访者，治疗者指出："我想如果你照你平时的方式去复习，照样可以参加考试。但你现在反复担心，搞得自己很焦虑，时间又排得满满的，反而不可能很好地集中精力复习了。对别的一些考大学的学生，人们作过调查，高考成绩好的学生一般最后一天晚上都不再看书复习了，而是参加些娱乐活动，使自己放松下来。相反有些直到最后一天晚上还在苦苦用功的学生，其高考成绩并不理想……"在这里，前面的反馈信息是治疗者谈自己对来访者复习考试情况的看法，后半部分则为对方提供了其他人考前复习的有关信息。这些信息中，包含对考前复习准备的看法与行为方式等，这无疑会对来访者产生某种影响。应该说，反馈也是我国的治疗者常用的一种颇具影响力的技巧。

六、逻辑推论

　　逻辑推论（logical consequences）这种影响技巧，是治疗者根据来访者所提供的有关信息，运用逻辑推理的原则，引导来访者认识其思维及行动可能引出的结果。运用这种技巧时，治疗者常常可以用"如果……就会……"这一类条件语句。例如：一个来访者近来发现自己一看书就安不下心来，老想动动这儿，动动那儿。他很担心这会影响自己马上就要面临的一次重要考试。为此，每次坐下来看书之前都要想一下："今天可别再出现那样的情况了，要是再这样下去我怎么能考试？以后要老这样，什么也干不成……"治疗者对他说："如果你每次坐下来看书之前都要如此这般地想上一番，那么这些本来微不足道的事对你来说就会变得关系重大，你也就摆脱不了它的困扰。而当你害怕这种情况出现时，却使它得到了某种强化。"在这里，治疗者就是在帮助来访者看到其思维可能导致的严重后果。当然进一步看，治疗者在此还可以帮助对方了解为何会如此的事实真相。如：你越注意此事，就会更怕它出现，而这却使这些行为得到了某种强化，使它们出现的次数反而更多了。

　　逻辑推论还可用于引导来访者认识其行为可能造成的结果上。如一对感情很好的夫妇，却常因做饭的事情闹别扭。妻子的单位离家远，工作忙，丈夫常常负责做饭。妻子偶尔早回家也主动张罗做饭的事情，但因技术欠佳，每回辛苦半天做出的饭菜质量都不是很高。丈夫于是就说："看你那么笨，在厨房那么半天，比我用的时间多一倍，可做的这饭……"治疗者引导丈夫对其言行进行逻辑推断："如果你是她，辛辛苦苦忙半天，到头来反受一顿数落，你心里会怎么想？一定很委屈，觉得好心没好报，下次也不愿再做了……"

应该说，逻辑推论也是在为来访者提供另一种思维方式，引导对方从不同的角度、不同的思维方式，预先想到事情发展的可能结果，进而使其意识到自己思维、言行的不妥之处，从而改变之。许多心理疗法如认知行为治疗等就常常使用这种影响技巧。使用这一技巧，毫无疑问，也必须有良好的治疗关系作为基础，否则将会遇到来自来访者的阻抗。

七、影响性总结

这是对每次会谈中治疗者给来访者所做治疗的总结。一般在会谈即将结束时做此总结。这一总结经常和倾听式总结一起进行。治疗者可先总结一下在此次会谈发现来访者都有些什么样的问题，然后讲一下在此次治疗中重点对哪几个问题进行了工作，第三步可以概括一下本次会谈的治疗要点。这样做有利于会谈双方对此次会谈的情况有更为清楚的全面的了解，更重要的是有利于来访者抓住会谈要点，加深对于其在会谈中所学到的东西的印象。会谈结束时的影响性总结甚至可以以治疗者提问让对方回答的方式进行，这样效果更好。但要注意治疗者一般不要笼统地问对方："我们刚才都谈了些什么？"这样的问题，而应具体发问，比如："我们刚才讲了，如果妻子做的饭不好吃应该怎么办？"等这样的问题，以利对方回答。

第四节 会谈中的非言语性技巧

会谈一词如果让我们顾名思义地去作解释的话，就是会面和谈话。但在咨询与治疗中，会谈的双方不仅仅是通过谈话交流的，视线的接触和身体的姿势等也会成为会谈中交流的要素。

一、目光的接触与身体语言

在会谈中，衡量一个治疗者是否成功，其中也需要考虑治疗者与对方视线的接触及治疗者的身体姿势动作所构成的身体语言。一旦你要参加某个会谈，你就应注视着你的会谈对象，一直保持视线的自然接触。进一步看来，你的身体语言也应表示出你的关注和兴趣。

我们常听到这样的一句话，"眼睛是心灵的窗户"。当你注视着对方时，你可以了解到对方更多的情况。反之亦然，当来访者在讲话时，你注视着对方的双眼，对方同样也可以了解我们。他们可以得到这样的信息，即自己的话是否被治疗者认真听取，是否能被接受，是否可以被理解。治疗者对对方的共情与理解，尊重与关注等信息均可以从其目光中传达给对方。视线接触的这一特点就要求治疗者注意自己的目光。如果对方在谈话时，你却在那里看着不相干的东西，或者东张西望，目光散漫，这种视线给对方的信息可想而知一定是消极的。

那么，在会谈中治疗者的目光怎样安排比较合适呢？我们的建议是：当你倾听对方谈话与叙述时，目光可直接注视着对方的双眼；当你在讲话解释时，这种视线的接触可比听对方谈话时少些。也就是说，对方讲话时，一定要用目光表示你的关注；自己谈话时，有时视线可以短时间离开对方。

人类的身体语言实际上是极为丰富的。譬如站立的姿势、坐着的姿势、举手投足都可包括其中。人们在各自的生活经历中，可能会形成一些自己独特的习惯，比如习惯于双手抱臂而立，谈话时爱在室内走动，或坐在自己的办公桌上，坐下时习惯于跷二郎腿，想问题时经常震颤双脚，解释说明时喜欢用各种手势，等等。文化背景不同还有其他一些不同的身体语言，如"V"字型手势表示胜利，耸耸双肩表示无可奉告等。

作为治疗者，在自己的治疗对象面前，总的原则应是使自己的身体语言融入治疗过程中，以有利于治疗过程为准。这样，有些治疗者的习惯动作可能是需要改变的。比如颤动双腿，这可能会使来访者感到压抑与不安；坐在办公桌上与人交谈，在自己的同事与朋友面前也许是适当的行为，但对来访者就有不利影响，这会产生一种治疗者"居高临下"的感觉。比较适宜的行为表现也许是这样的：当来访者初次到来时，可以和对方握手表示欢迎与接纳之意。如有的治疗者不习惯这种方式，也可以不用握手的方式，但需起身招呼来访者坐下。在整个治疗过程中，要使自己坐得舒适、自如，同时又要表示出对对方的关注。这在倾听对方谈话时更重要，可使自己面对对方，使自己的身体略微倾向于来访者，并用点头等方式表示自己的注意。在说明问题时，可借助某些手势加强谈话效果，但要注意运用适度，不能显得过分夸张，以免使人感到有"取宠"之嫌。在每次会谈结束时，治疗者应起身将来访者送出门外，这可以看作是一种礼节，但也表明了会谈中治疗者对来访者的主观态度。

在治疗者说话时，对方也在观察你，初学者往往失之紧张，常常会有只坐椅子的一半、身体向前倾斜很大、双手紧紧地拧在一起等表现。对方如发现这一点，也许自己反倒能放松下来，但其后可能会对治疗者说出的话打折扣。纠正的办法是治疗者要靠椅背而坐，找到一种使自己感到舒适的姿势，手中可拿笔纸做出准备记录的样子。当然这只是一种矫枉过正的办法。治疗者在会谈中，既要真正表现出自在自如，又表现出对对方的关注，还需多进行实践锻炼。

二、其他非言语性的技巧

除了目光的接触与身体语言之外，还有其他一些非言语性的技巧。说话的语气、语调及速度就是其中之一。日常生活中，我们可以注意到有时有人以冷淡的语气说出一些欢迎的话，那实际上说明其内心并不真的欢迎对方。心理治疗的过程比较多地依靠治疗者的言谈话语来影响对方，这就需要治疗者在治疗时很好地运用自己的语音、语调。来访者在听治疗者讲话时，治疗者所说的话语，对他来说是理性化的东西，而从声调与语气中，他感受到的是某种态度与情绪，这种态度与情绪并不就到此为止了，它还会诱发来访者的感情。那么，作为一个治疗者，你的声音是否能让对方感到温暖、顺耳、让人有兴趣听下去，这也是需要注意的。一般说来，每个人的声音都是独一无二的，但关键是要注意，你要带着对对方的共情、理解与关切去讲话。这样，你的语音中就有了灵魂，讲出的话语才会有扣人心弦之效应。

关于治疗者的话语，还有一些需要注意运用的技巧。比如发音不能太平，这会使人感到平淡无奇，枯燥无味。讲话时要有些抑扬顿挫、变速与停顿，这会使你的话语变得有生气、有吸引力。讲话时，要尽量发出明确的声音，使对方能够听清楚，含混不清易使对方产生犹疑。语速不要过快或过慢，一般中等速度较为适宜。过慢会使对方感到拖沓、不精炼，过快有时对方容易跟不上你的速度，因为他们同时还需要思考。掌握谈话中的停顿有助于对方思考，停顿并非留下谈话的空白，停顿有三个作用：①留下言语的余韵；②求得同意、领会；③加强听者的紧张状态，这实际上是让对方参与其中的艺术[11]。

三、某些基本技巧的实践练习

曾经有过这样一个故事，讲述一个人学会微笑的前后经历，当他面色冷漠时，他觉得其他人也都严肃、冷漠；但当他学会对别人微笑之后，他发现他遇到的人们也都在对他微笑。这个故事说明的道理值得我们思考。有些治疗者工作很认真努力，但治疗效果不太好；有些人一味埋怨来访者的人格特征有问题，那么我们自身有无需提高之处呢？下面的几种练习将会有助于某些治疗者提高会谈技巧。

1. 对于好的听众与不好的听众的观察

注意你周围的人，找出你认为是最好的听众的那些人，这些人应具有使周围人愿意和他们谈话，在有困难和问题时，愿意向他们倾诉的特点。记下他们与谈话对象目光接触的情况，身体语言的表达以及对对方话语的反应方式。以同样的方式找出你认为是最让人不喜欢的谈话伙伴，记录他们在这些方面的特征性情况。

最后，回顾一下你过去的经验，想一想过去曾经对你有过帮助的那些人们的情况，以及对你并未有什么帮助的人（这些人也许当时很想帮助你）的情况。分析他们的特征性行为。

2. 会谈的实践性练习

在你与朋友或家人谈话时，有意识地引入某些消极行为（如眼睛看着别处，样子懒懒散散、心不在焉）；而在另一些时候，则有意识地注意以积极的方式参与谈话（注视对方，身体面对对方倾斜等）。记下这两种方式产生的影响，对不同的人情况怎样。

类似的练习还可以找出很多，应该说这里所说的仅仅是几个特例。在电视高度发展的今日，它也可成为我们练习的伙伴。比如，我们可以注意观察电视剧中某个对他人讲话具有影响的人，他的风格，他的特点，分析他为何受人欢迎；反过来也可对某些不受欢迎的人进行分析。这样的练习都会有助于治疗者专业水平的提高。

第五节　非言语行为的观察技术

人类的非言语行为是非常丰富的。即使是当人们沉默地坐在一起，那里的气氛也充满着各种信息。梅尔贝因（Mehrabian）曾报告过他及其同事对于非言语行为和不协调的信息的有关研究。其实验结果表明，当人们收集到的各种信息不一致时，其总体效果等于 7% 的言语联系加 38% 的声音联系加上 55% 的面部表情联系。即当言语及身体语言所表达的信息不一致时，其中影响力最大的是面部表情；其次是声音的音调，最后才是言语本身。如果面部表情与言语及其他行为不协调时，那么起主导和决定作用的是面部表情。应该说，在他的这项研究中，各种言语、表情、动作成分所传递的信息的百分比不是很重要，但明确了非言语行为在整个信息交流过程中所起到的作用这一点才是更重要的[12]。

因此，在心理治疗会谈中，治疗者绝不能忽视来访者非言语行为所传递的信息。伊根认为，一个有效的治疗者应学会"倾听"和理解下列非言语行为：①躯体行为；②面部表情；③声音特征；④自发的生理反应；⑤个人的生理特征；⑥个人的总体印象[13]。伊根所述及的这六个方面，较为全面。下面我们根据已有的一些研究和我们的实践体会，对其中的几个方面分别进行论述。

一、面部表情

由于每日每时面部表情都与人的情绪相关联，因此面部被认为是可确认情绪反应自然特性的最重要的部位。在心理治疗过程中以至人际交往中，通过面部表情所传递的情绪反应信息，常常决定着人际交往的进程及方向。例如，当一位来访者走进治疗室时，他可能带着明显的苦恼、抑郁的神色，一看可知他遇到了解决不了的难题，愿与治疗者进行讨论。在治疗过程中，来访者的面部表情会有多次变换，治疗者必须能够体察这种表情的变换以引导会谈的进行或变换会谈的内容。但如果治疗者仅把注意力放在言语的信息交流上，那么就有可能会犯类似盲人摸象那种类型的错误。

在谈到面部表情时，不可避免地要涉及人们视线的接触以及人们从目光中所传递出来的信息。目光被认为是人们赖以交流的工具之一，其传递信息的方式及使用方式，各民族之间可能有所不同，但用目光交流的习惯，在童年一经形成，几乎终身不再改变。通过眼睛这个被人们称为心灵之窗的地方，可以领会人的各种心灵语言。芬兰的心理学家曾做过一个实验，把由演员表演各种情绪的照片横裁成细条，只挑出双眼部位让人们辨认，结果回答出眼睛所表现的情绪的正确率很高。还有研究者让被试凝视一张人脸照片，用追视仪记录其目光，结果发现被试的视线集中于眼睛和嘴上。

在治疗过程中，治疗者与来访者位置的安排之所以要呈直角其原因就是避免来访者与治疗者直接对视，以免使之感到心理负担。在治疗过程中，一般说，治疗者应占主导地位，不论是说话时还是听对方讲话时，目光一般都会注视着对方，对方如果郁郁寡欢，不看人就多于看人时；如果自认为地位低于治疗者，听讲时投来的目光就要多于自己讲话时；女性一般比男性更爱直眼看人，常仔细打量对话者，注视人的时间往往更长。理解这些对于治疗者达到对对方的共情与关注是非常重要的。

视线的转移或目光的间断在治疗过程中也有着重要意义。比如你若对一个来访者说："当一个人谈到自己时，总是感到很困难的，是吗？"对方回答说："我可不这样。"但在说话过程中带着苦相，眼睛看着别处，此时面部表情及目光所反映的信息比言语的更为重要和真实。又如，一个年轻女性在谈到她和男朋友的关系时说到，他对她来说是多么重要，谈到她为他做了许多的事情，但他似乎对此无动于衷。在这段谈话中，当谈到自己所做的努力时，她的目光并未游移他处，但当谈到他对于她的重要性时，她的视线移开了。这可能反映了她内心愿保持她与男友的关系的真实的希望。当然，在许多时候，个别的观察是不够的，治疗者需要更多的信息以确认来访者的感情与情绪。当来访者谈到其害怕涉及的一些话题时（如性、敌对情绪、令人难堪的经历等），只要这些话题一露端倪，他们的目光就会有一种回避的反应。

在治疗过程中，当治疗者做解释、说明等工作时，对方的目光还可能表现出疑惑不解、大彻大悟、悲哀、惊奇、快活、专注等不同的情绪色彩，这些一般治疗者根据自己的生活经历即可确认。当治疗者某些话语击中其要害时，对方的目光也可能久久地盯着地面、注视着自己的双手或双脚，虽然未作任何言语反应，但这可能反映了其内心的斗争与思考过程。此时可为其留出一定的时间不再发问或讲解。另外，对方的目光或表情有时会流露出不以为然的色彩。这往往易于察觉，治疗者不必为此左右，这也不一定是对你轻视的表现，往往是对你说的某几句话，提供的某些具体建议的反应。此时可以明确发问以作具体了解和处理。

有些来访者在沉默之后便眼含泪水，有的在诉说之中潸然泪下。哭往往是人们感到委屈、伤心时的一种表现。美国的一项研究表明，伤心的泪水含有与人的紧张情绪等有关的神经传导物质，泪水可将其排出体外。85%的女性被试和73%的男性被试说他们哭了以后心情好受一些。在来访者出现欲哭状时，治疗者不能无动于衷。来访者可能平时并非软弱之辈，并非动不动就哭泣不止的人，只是到了这里，想起或说到伤心之事才动了真情。有了这样的理解，治疗者才易于达到共情的境地。要把你的关注表现出来，如备有纸巾之类的物品，可以递给来访者；如发现来访者又强忍泪水时，可鼓励他们哭出来，如说："想哭，你就哭一下吧。"治疗者此时如果无任何表示，来访者会把这种沉默看作对自己的负性看法或对自己行为的一种批评态度。

嘴部是整个面部又一表情丰富之处。许多表情与面部整体的肌肉活动有关。但嘴还有些特殊性，有时，嘴角肌肉的微小活动可以反映出一个人的心理活动的内容，如微笑、轻视、思索、下定决心等。

治疗者借助于对来访者面部表情的理解可以更好地理解和领悟来访者的问题及其对他本人的影响，与来访者讨论其表情所传达的情感、情绪信息也可使来访者认识到治疗者对他及其问题的理解，这对治疗过程极为有利。一个有效的治疗者是绝不会仅借助于言语与来访者进行交流的。

二、身体动作所传递的信息

虽然面部表情是确认来访者情绪特性时首先要注意的部位，身体、四肢、手的运动在信息交流过程中，也起着重要的作用。运动是人们通过自身的移动、姿势的改变进行交流的一种方式。运动是受到文化传统影响的，通过后天模仿得到的行为。

非言语交流的躯体表现包括手势和身体的姿势。按照某些研究者的看法，手势具有说明、强调、解释或指出某一问题、插入谈话等作用，是很难与口头的言语表达分开的。手势在人际交往中，往往是经过推敲而运用的。手势的运用是与身体姿势相关联的。借助手势与身体姿势，人们可以表达惊奇、苦恼、愤怒、焦虑、快乐等各种情绪。在相同的文化背景中，人们的这些表现往往是很相似的。有时言语表达显得不够用了，手势与身体姿势的运用就是必要的了。在会谈过程中，当来访者谈到某些涉及可能为社会上一般人不易接受的内容时，常常会更多地运用手势等身体语言。

具有不同问题的人，其躯体表现可能是不同的。一个情绪抑郁的人除了目光暗淡、双眉紧皱之外，他可能双肩微驼，双手持续地做着某个单调的动作，身体移动的速度相对缓慢，似乎要经过很大的努力才行。而一个焦虑的来访者，常常会有无休止的快速的手足运动，双手可能在不断颤抖。一个行为退缩的人会始终使他自己的双手处于与身体紧密接触的部位（如双手紧紧插在衣兜里等），头部下垂。正如某些研究者所指出的那样，身体的姿势，肌肉系统的紧张与放松，头部、手、脚的动作都可以看作是具有信号意义的一种交流的信息。

身体语言中，最有用的一种也许可以说是身体姿势的改变。这种改变往往是在无意识之中进行的。因此，有时观察这种改变有可能得到从对方言语交流中得不到的东西。比如，来访者开始可能以某种自然的姿势坐在椅子上，但是没有任何明显的原因他就改变了姿势：双手交叉在腋下，向后靠在椅背上，跷起一条腿，等等。

有时，这些貌似无关的变动可能反映了对方内心的冲突与斗争。此时他嘴上所说的和他心里所想的往往并不一样。

人处于紧张或烦躁不安时，往往出现这样一些身体动作：身体坐不稳，仿佛坐椅使之感到不适，膝盖或脚尖有节奏地抖动，手指不停地转动手里的东西，相互摩擦，摆弄衣服，乱摸头发等。这些动作往往是人的感情的自然流露，他们本身也可能不知自己为何如此。

以我们的实践经验，来访者无意之间的身体变动所反映的信息常常比其言语更多，尤其是在两种系统的信息不一致时更是如此。例如，在一次治疗会谈中，一位来访者坚持说在一次意外事故中，他的左手受了伤，到现在都无法握紧，但在说此话的同时，他的左手下意识地连做了几次抓握动作。治疗者看到，其左手抓握自如。在治疗者对来访者做说明与解释的过程中，有时来访者会长时间保持沉默，一言不发，但其身体姿势与手势的轻微改变都可反映其承受的心理压力的大小及内心活动的激烈程度。例如，一个患社交恐怖症的女孩子坚持说，如果别人说她不好，她肯定就是不好的人。治疗者问她，如果有 30 个人说她不好，她认为怎么样，她说，我会那样想的；治疗者接着问，那么还有 70 个人说你好呢，你到底是好还是不好？她沉默了，用一只手揉搓着自己的裙子……在治疗过程中，善于观察者肯定会发现许多"此时无声胜有声"的场景。

三、声音特征

有人把有声的非言语交流称为副语言，它是语言表达的一部分。它包括嗓音的音质、音量、音调和言语节奏的变化等。其中音质相对稳定不变，其他部分都可以变化。人们的言语表达借助于音量、音调及言语速度的改变，他们能够表达多种复杂细微的感情。这些声音成分所传达的信息如前所述竟可高达 38%，亦是心理治疗过程中不可忽视的成分。

史密斯（Smith）对伴随着语言一起出现的声音现象进行了分析和描述，认为从人们的语言中，可以分出六种成分的声音现象，即声音的强度（或声音的大小）、音调的分配（或提高、降低音调）、扩大或压缩音域、摩擦音或开朗的声音、慢速或快速的表达方式、语音节奏的加速或减慢等[14]。在史密斯所提的这几种声音成分中，人的声音大小的变化所反应的情绪特征往往可借鉴日常生活经验来确认，说话节奏的快慢可能反映了每个人的个性特征。而在语调和语速的变化中，包含有更多的情绪变化，声音音调的提高表明人们对所谈事物的看法（如强调、重视）和情绪（如激动、兴奋等）；音调的降低也是这样，可能表明对方主观上意识到所谈内容与人们一般看法不一致，或正是谈到了使之感到痛苦抑郁的部分。说话节奏的变快可能表明情绪的激昂与兴奋，而节奏变慢可能说明对方正在进行某种思考或说出某事心理上尚有阻力。对于这些声音成分的具体分析，既要结合当时谈话内容，又要联系整个会谈中的前因后果。非言语行为传递的信息有时在当时并不能马上确认，但只要留心注意，其中含义总可以搞清。

除上述所说的几种声音特征之外，声音的停顿也值得注意。停顿也被认为是喉部肌肉变化所带来的现象。这些肌肉僵硬和紧张及放松的变化使声音和音调出现短暂的停顿。这可能表明了讲话人带有很强的情绪色彩。如果是对方在谈话当中有意识的停顿，则可能表明对方希望其刚刚所谈的内容能引起治疗者的注意；还有一些停顿是希望看到治疗者对自己前面所谈内容的反应，以决定下面继续谈什么内容为好。

四、综合印象

实际上，非言语性行为所传递的信息远不止上面所说的几种情况。当人处于静止和无声状态时，不同的站、坐、倚的姿势也会传递一定的信息。而人站立或坐下时，与他人之间所具有的距离也可使你发现不同的人，行为各异。因为在同一种文化背景中，人与人之间的距离可以划分出亲密区、个人区、社会区和公共区。或者简单地说，某人与你所保持的距离可能反映了他对同性（异性）的某种态度，反映了他对你的看法，反映了他本人的教养与社交经验、习惯等内容。在心理治疗过程中，一般室内位置是固定的，所以坐时无须更多留意。但也有个别来访者不满意我们的位置排列，提出将自己椅子挪动的要求，看他重新坐的位置可得到对来访者的更多信息。在迎送来访者时，起身站立的位置也会给善于观察者一定的信息。此外，人的体魄、装束及眼镜、发型等也传递着一定的信息。这些信息与人们的举止、言谈内容等能在很大程度上，反映一个人的修养和气质。在会谈过程一开始，治疗者往往能够从这些非言语行为所反映的信息得出对来访者的初步印象。一般说，人们最初往往由人的举止等对对方作出判断，其后的评价才可能集中于谈话和内容。社会心理学中所讲的首因效应往往起着很大的作用。治疗过程虽说是以帮助来访者解决其所面临的问题为主，但对来访者是一个什么样的人，其人格特征如何的了解也是很重要的，据此，我们有可能找到其问题的起因。但人们的第一印象常常并不准确，所以治疗者要根据会谈后以及对来访者有更多的了解之后，不断地调整自己对对方的看法与评价，切不可仅凭第一印象办事，犯先入为主的错误。

对来访者的综合印象，实际上还包括综合后抽象概括的整体印象，如对方成熟老练或单纯幼稚，追求完美或自卑心重等。不同的来访者会有不同的表现。有的来访者在会谈过程中表情丰富，言谈较夸张，所述内容类似情节曲折的故事，其语气语速的变化引人入胜。结合其谈话内容及其个人生活经历等分析，治疗者也许会发现对方并没有什么迫切想解决、求助的问题，他到心理门诊来仅仅是为了寻求注意。还有些人显得自信能干、知识渊博，在治疗会谈中谈起话来滔滔不绝，并不太注意治疗者会给予什么样的指导，但对治疗者能否理解自己极为关注，这种人也许仅仅为了寻求理解而来。还有些来访者明明自己有许多心理问题，但尽了很大努力，问题仍表达不清，却可以说出许多躯体上的不适症状。他也许是不善表达之人，把心理问题躯体化了。治疗者要采取一定的方法将其问题引导出来。

五、沉默现象的观察与处理

沉默现象在会谈中也不容忽视，沉默之中仍有信息的传递。在会谈中沉默场面的出现，有时令人感到疑惑、可怕和不知所措，似乎必须行动起来，说点什么或做点什么。如果治疗者能够很好地理解和有效地掌握这种现象，那么他在治疗会谈中就会处于更为有利的地位。卡瓦纳（Cavanagh）曾划分出三种形式的沉默：创造性沉默、自发性沉默和冲突性沉默[15]。

1. 创造性沉默

创造性沉默是来访者在会谈过程中，对他自己刚才所说的话、所体验到的感觉的一种反应。例如，一位妇女说："我从未从这个角度想过这件事，但我想，我是一直对自己的儿子充满怨恨，因为我丈夫更爱和他待在一起。"她停下来不再说什么了，她的目光凝视着空间某一点。此时很明显，她在思索她刚刚领悟到的问题的实质，可能她的头脑中充满了各种各样的想法，她可能体验到各种各样的情绪，她可能会因此沉默1分钟或5分钟，沉浸在自己的思维与情绪之中。这就是一种创造性的沉默，因为在这种沉默之中，某些新的观念与情绪体验正在孕育着、涌现着。

"凝视着空间某一点"也许可以看作是这种沉默的一种标志。这往往是人们集中注意力思考问题的特征[15]。此时，治疗者最好什么也不要说，但要在等待中注视着对方。治疗者这样做，意味着他了解对方内心正在进行思考活动，以自己的非言语性行为为对方提供了所需的时空，这将成为富有收获的时刻。

如果用"你正在想什么"这类问题打断这种沉默也许失之莽撞。可能会使对方难以追上原来思维行进的速度，把握思维的方向。人们有时愿意自己独自一人思索一会儿，并未打算把自己当时的内心活动示于他人，他们可能正在同化某种观点，等自己感到舒服一点或想通了之后再与治疗者进行交谈。面对这种情况时，治疗者可以等待对方，直至其言语或非言语的行为表示可以继续了，再继续会谈。如果觉察到对方不情愿讲出其当时的心理活动时，可以建议下次会谈再与来访者讨论此事。

2. 自发性沉默

自发性沉默往往来自不知下面该说什么好这样的情境。在治疗过程的初始阶段，往往会出现这种现象。有时，来访者不知说什么好，不知什么是有关的事件，什么是无关的，什么是更重要的事情，等等；或者他们觉得自己已把问题表述出来了，不知治疗者还希望了解什么。与前一种沉默不同，此时，来访者的目光不是盯着前面某一点，而其目光更多的是游移不定的，从一处看到另一处，也可能会以征询、疑问的目光看着治疗者。

如果治疗者允许这种沉默持续下去，那么这种沉默持续的时间越长，对方的内心就会感到越紧张。此时治疗者可以先略等片刻以确定这种沉默是否属于第一种创造性的沉默，如若不是，治疗者应立即有所反应。治疗者可以这样发问："你可以告诉我现在正在想什么吗？"如果治疗者期望对方自己打破沉默的话，那么这种沉默在初始阶段必然会占去过多的会谈时间。但当对方与治疗者相处已久，相互熟悉了以后，治疗者采取等待对方的态度也许仍可以算是较为可取的。

3. 冲突性沉默

冲突性沉默可能由于害怕、愤怒或愧疚引起。人们既可能由于自己感到受了伤害，也可能由于过去出现过的情形使他们害怕而出现这种沉默状态。还有可能他们认为下面将要讨论的那件事使他们感受到了某种威胁。他们也可能在生治疗者的气，并用沉默作为一种被动攻击的形式。

一般来说，当人们感到害怕时，其非言语行为可能表达出这样的内容："我真的并不想待在这儿。"当他们对治疗者感到愤怒时，他们的行动也会表现出不服气、冒火的样子来；在他们感到愧疚时，他们会回避治疗者的目光，表现出踌躇不安的样子。

当搞清楚这种沉默不语是由于紧张害怕造成时，提一些一般性的不涉及某些事情要害的问题以及作些保证可以减少这种害怕的心理。一般来说，如果来访者察觉到治疗者为使他不感到紧张，在抚慰他，这就足以使他开口说话了。治疗者要告诫来访者，最好把他们害怕的事物讲出来，当然他们有权选择讲还是不讲，不过要保证这些东西讲出来只限于这一场合，不会扩散到其他地方去。一次，有个年约 16 岁的男孩子沉默很久不敢讲他的问题，治疗者对他保证说我并不会说出去，而且在这里说什么都不要害怕，他才开口谈他有许多性方面的幻想，这使他长夜难眠。如果对方的害怕情绪极其强烈，那么可以换一个不使他感到那么可怕的话题先谈。

当沉默是由于愤怒造成时，这种情绪可能是针对治疗者的，如果治疗者的非言语行为表示"如果你不开口，我也不打算讲什么"时，二者都采取被动攻击行为。这样的方式是不能解决任何问题的。如果看到对方明显是在生气，治疗者最好采取主动对峙的方式，如直接问对方："你似乎想用沉默的方式告诉我什么事情，你能不能直接说说你现在的想法？"这可能会马上打破僵局，双方可以进行开诚布公的对话。即使对方不这样做，治疗者这种做法也是有用的，至少为后面的会谈中双方进行充分的意见交流打下了基础。

面临冲突性沉默时，治疗者要以真诚的态度与来访者相处，表达自己的想法："我们遇到了个问题，以最快最简便为原则，这就是我解决问题的方式。"如果对方拒绝配合，那么治疗者要等待一下，直到对方打算这么做了。此时的时间并未白白浪费，因为沉默的持续在不断增加着对方内心情绪紧张的程度，直至对方感到无法再沉默了。这种信息也会有助于以后的治疗工作。

对于沉默，治疗者不必害怕，也不必回避，而要正视和面对沉默，很好地利用沉默。如果沉默不是社会交往中自然出现的现象，而是心理治疗会谈特殊的产物，那就可以把它看作是可以使对方改变和提高的过程。

治疗者在观察人的非言语行为上一定要下功夫。理解他人的这些非言语行为所传递的信息的途径之一，就是在生活中的每一刻都有意识地模仿或观察非言语行为。就好像你常常能从镜子之中看到自己一样，如果你注意观察自己在不同心境时的身体语言的变化，你也常常会发现你的来访者在某种情况下，也常常会有相似的反应出现。如能在非言语观察方面达到很高的水平，那么你对来访者的共情也有可能达到更高一级的水平。

另外，仔细观察电影及电视中的非言语交流也会从中获益。在成功的会谈中，治疗者与来访者之间仿佛存在某种默契，其非言语性行为是互为补充或是以对称方式出现的。这种行为运动的互补性在来访者与治疗者之间来回传递着信息。来访者在谈话的过程中可能会有暂停，此时治疗者点头，来访者接着把他的话说完。这种谈话过程的气氛始终是和谐的。行为运动的对称性更使人感到兴趣。治疗者和来访者可能无意识地全都采用了某种相同的身体姿势：他们有直接的目光交流，他们的手与脚的移动是同步的，就好像他们在一起跳舞或跟随着某种节奏行进。在会谈一开始，可以根据对来访者姿势的假设，有意识地达到这种对称的运动。这样的非言语行为的反应常常可以使治疗者变成来访者最为亲近的人，并能使治疗者对来访者有更为全面的理解。

　　观察影视作品中的会谈也可以看到缺乏上述的互补和对称运动的情况。可能治疗者在说某件事情时，来访者的注意力完全集中在另一事物上。当治疗者与来访者的行为反应不同步时，会谈可能已步入歧途。因此，对于非言语性行为的知识及觉察能力是治疗者必须具备的条件之一。可以说它是你手中的工具之一，掌握了这一工具，你对于来访者的理解及交流都会大大地向前迈进一步。它可能使你感到掌握会谈过程更为得心应手。

参 考 文 献

[1] POPE B. The mental health interview: research and application [M]. New York: Pergamon Press, 1979.

[2] MATARAZZO J D. The interview [M]//WOLMAN B B. Handbook of clinical psychology. New York: McGraw-Hill, 1965.

[3] NELSON-JONES R. The theory and practice of counselling psychology [M]. London: Holt, Rinehart and Winston, 1982.

[4] JOHNSON W R. Basic interviewing skills [M]//WALKER C E. Clinical practice of psychology. New York: Pergamon Press, 1981.

[5] PATTERSON C H. The therapeutic relationship [M]. Monterey, CA: Brooks/Cole, 1985.

[6] OLDFIELD S. The counselling relationship: a study of the client's experience [M]. London: Routledge and Kegan Paul, 1983.

[7] GILLIGAN C. In a different voice [M]. Cambridge, MA: University Press, Harvard, 1982.

[8] GEORGE R L, CRISTIANI T S. Theory, methods, and process of counseling and psychotherapy [M]. Englewood Cliffs, NJ: Prentice-Hall, Inc., 1981.

[9] IVEY A E, IVEY M B, SIMEK-DOWNING L. Counseling and psychotherapy [M]. 2nd ed. Englewood Cliffs, NJ: Prentice-Hall, 1987.

[10] LAZARUS A. Behavior therapy and beyond [M]. New York: McGraw-Hill, 1971.

[11] 坂川山辉, 等著. 孟宪, 等译. 说话艺术[M]. 北京: 科学普及出版社, 1987.

[12] MEHRABIAN A. Silent messages [M]. Belmont, CA: Wadsworth, 1971.

[13] EGAN G. The skilled helper: a systematic approach to effective helping [M]. 3rd ed. Monterey, CA: Brooks/Cole, 1986.

[14] SMITH A. Communication and culture [M]. New York: Holt, Rinehart and Winston, 1966.

[15] CAVANAGH M E. The counseling experience [M]. Monterey, CA: Brooks/Cole, 1982.

第四章

对象的区分与心理诊断

第一节　对象的区分

前面我们已经提到过心理咨询与心理治疗的对象问题。应该说心理咨询与心理治疗的对象和范围是很广的，从一般意义上讲，除了精神病人、有脑器质性病变的人、有人格障碍的人以外，一般人均可进行心理咨询与治疗。有脑器质性病变的人一般比较容易区分，但精神病人和有人格障碍的人则比较难于区分。

一、对精神病人的区分

我们这里主要讲一下对精神分裂症病人和躁狂抑郁症病人的区分问题。

1. 精神分裂症病人的特征

精神分裂症病人常常存在思维障碍，其中最常见的一种思维障碍是妄想。妄想是指病人在病理基础上产生的歪曲的信念、错误的判断和推理。比如病人可能把周围环境中与他无关的事情都看成是与他有关的——别人吐痰、关门、谈笑都是别有用心地针对他的；或者坚持认为有人要害他，用某种仪器监视他的行踪，等等。这种情况与正常人的错误想法不同，因为病人对妄想坚信不疑，尽管完全没有事实作为依据，很荒谬，但病人自己不能认识，不能批判。妄想有夸大妄想、被害妄想等，这要注意与正常人的人际关系不良、爱吹牛等情况区别开来。除妄想之外，精神分裂症病人还常常出现思维联想方面的障碍和思维逻辑方面的障碍。前者可能表现为话讲了半天，中心思想松散或无主题；后者可能表现为概念混乱和奇怪的逻辑推理。

除了思维障碍之外，精神分裂症病人还可能出现感知觉障碍。幻觉是其中最常见的症状。幻觉是一种病人在没有现实刺激出现时，产生的虚幻的感知体验。幻听与幻视最为常见。比如周围人都没有听到什么声响，但病人坚持说有人骂他或有人说话，或者看到了实际上根本不存在的东西。

病人还可能有情感方面的障碍，如对人冷漠，对亲人亦变得不关心等。此外，病人性格与以前比，有一种突变，变得懒散、不讲卫生、对自己不良的行为状态并不焦虑、不想改变等。

有些精神分裂症病人看起来与正常人一般无二，需要治疗者仔细辨别。精神分裂症病人一般说来，从不主动求医，除非家人、亲友送来看病。他们对自身的疾病状态没有自知力，这一点与神经症病人迫切求医的情况迥然不同。因此，当来访者是在其家人、亲友的陪伴下前来心理门诊时，应向其陪伴者了解情况。如果来访者在来心理门诊之前曾去精神科或有关医院就医，还应从诊断、服药方面了解情况，以判断其是否患有重性精神病，是否属于心理门诊的治疗对象。

2. 躁狂抑郁症病人

这种病人可能有两种截然不同的表现。当病人处于躁狂状态时，表现为情绪高涨，始终很快活，谈笑风生；他们自觉脑子变得好使了，比平常聪明了，可以在短时间内写出大量信件、文字等；他们言语明显增多，动作活动也增多了，精力非常旺盛，可能又唱又跳却毫无倦意。

当病人处于抑郁状态时情况相反，他们表现为情绪极为低落、抑郁，常常愁眉不展，伤心落泪。有些病人觉得自己曾做过许多对不起他人的事情，甚至把很小的过失看成是不可饶恕的罪行；对自己、对前途悲观失望，有自杀的企图和行动；他们觉得脑子变慢了，开动不起来，办事困难，言语与活动都比以前显著减少。

这两种状态在病人身上可能交替出现，也可能仅出现一种状态。当仅有一种状态出现时，也被分别称作躁狂症和抑郁症。对于抑郁症一定要与抑郁性神经症进行区别，鉴别可参照表 4.1 进行

表 4.1　抑郁性神经症与躁狂性抑郁症的区别[1]

	抑郁性神经症	躁狂性抑郁症
病前性格特点	不确定	循环性人格
遗传特点	不肯定	可有家族史
发病与临床表现	与精神刺激密切相关	不肯定
睡眠障碍	入睡困难	早醒
周期性	无	有
运动性抑制	不明显	明显
情绪变化节律	不明显	晨重夜轻

一般来说，所有精神病人都不适宜进行心理咨询与治疗。但自知力已恢复的康复期病人也可作为心理咨询与治疗的对象。

二、人格障碍

人格障碍是指人格在其发展和结构上明显偏离正常，以致不能适应正常的社会生活的障碍。人格障碍也称变态人格。关于人格障碍迄今尚无一致看法，争论较多，一般倾向于认为它不是精神疾病而是人格有异常。

人格障碍的分型标准也不一致，目前，常见的分型有反社会人格（极端利己主义者、冷酷无情、易冲动、常触犯法律，从无悔改歉疚之意），偏执型人格（有固执、多疑、死板、狭隘、自我评价过高、爱诡辩等特征），冲动型人格（不考虑行为后果，情绪变化反复无常、不可预测，对行为暴发不能控制），分裂型人格（具有奇异的信念或想法，反常的行为或外貌，言语怪异，对人冷淡），强迫型人格（做事要求十全十美，过分克制，拘谨、固执，讲究秩序性、墨守成规），表演型人格（寻求注意，表情夸张、做作，易受暗示，情绪不稳定，易走极端，爱幻想），等等[1,2]。

人格障碍一般从青春期开始渐趋明显。这种人社会适应不良，对自己的人格障碍缺乏自知力，不能从以往经验中吸取教训。人格障碍一旦形成就不易改变，药物治疗及行为矫正收效甚微，被认为到其晚年可渐趋缓和。因此，这种人也不适于进行心理咨询与治疗。不过，近年来认知心理治疗也开展了对有人格障碍的人进行治疗的尝试。

上面我们主要从排除不适宜进行心理咨询与治疗的对象方面进行了论述。事实上，如果把咨询与心理治疗再划分的话，许多问题较严重的来访者，如某些神经症病人（恐怖症、强迫症病人等）、心身疾病患者、某些性变态病人则都应属于心理治疗的范畴。但因心理咨询与治疗一般难以截然划分，而且在我国现有条件下，咨询与治疗门诊并未严格区分。因此，遇到这种情况由咨询转入治疗一般没有中间环节，亦无须转换地点及治疗者。这对病人来说是好事，但对治疗者就有了更高一层的要求。这是治疗工作者应注意的一点。

第二节　心理测验的应用

心理测验的种类很多，若按测验目的来看，可分为智力测验、人格测验、特种技能测验、诊断测验几种类型[3]。若进行职业咨询，可进行以测验人的智力为目的的智力测验，以测查人格特点为目的的人格测验和检查人的某方面才能的特种技能测验。但当我们把来访者前来求助的问题作为对象来进行测查时，则与各种智力测验、人格量表和诊断测验的关系更为密切了。

对于在咨询与心理治疗过程中运用各种心理测验，张人骏等提出了下列三点注意事项[4]：

（1）要正确选择测验材料。任何心理测验都有一定的适用范围，超出一定的范围，测验的效度和信度就不可靠了。

（2）不要滥用心理测验。心理测验是为了帮助诊断和分析，如果通过与咨询或治疗对象的交谈，对其问题已形成明确的看法，就可放弃不必要的心理测验。

（3）测验结果要可靠，为了做到这一点，首先专业人员要有标准的指导语、标准的答案和统一的记分方法，不可因人而异；其次要使咨询或治疗对象打消思想顾虑，如实地完成测验项目。

在我国目前情况下，心理门诊中运用较多的大致有这样三类心理测验：智力测验、人格测验以及症状评定测验。

智力测验目前常用量表有：吴天敏修订的比内-西蒙量表，主要用于测查儿童的智力发展水平；龚耀先等人修订的韦氏成人智力量表等。这类测验可在来访者有特殊要求时以及对方有可疑智力障碍的情况下应用。

人格测验目前应用较多的有：艾森克人格问卷，此问卷有南北两种修订版（南方为龚耀先修订，北方为陈仲庚修订），问卷主要涉及人格的内外向、神经质、精神质等人格维度；卡特尔16人格因素问卷（16个因素为温情乐群、聪明伶俐、成熟镇静、支配攻击、热心健谈、谨慎固执、鲁莽厚皮、敏感优柔、多疑善嫉、豪放淡泊、世故圆滑、焦虑不安、批评试验、自负自决、克己严格和紧张兴奋）；以及明尼苏达多项人格调查表（MMPI）等。

其中，MMPI是目前世界上应用最广、影响最大的人格量表，也被认为是有较高的信度和效度的量表。不仅可用于检查精神病人，亦被用于检查正常人。此表在美国应用极为广泛，在我国也为越来越多的精神科门诊和心理门诊采用。1982年由中国科学院心理研究所宋维真等人成立了MMPI全国协作组修订了此量表。这一人格调查表包括14个分量表：

① Hs（疑病）　　　　　　　　⑧ Sc（精神分裂症）
② D（抑郁）　　　　　　　　　⑨ Ma（轻躁狂）
③ Hy（癔症）　　　　　　　　⑩ Si（社会内向）
④ Pd（精神病态）　　　　　　⑪ L（说谎分数）
⑤ Mf（男子气、女子气）　　　⑫ F（诈病分数）
⑥ Pa（妄想狂）　　　　　　　⑬ K（校正分数）
⑦ Pt（精神衰弱）　　　　　　⑭ Q（不能回答的分数）

其中，后四个量表主要服务于效度的检验。

人格测验有助于治疗者对来访者人格特征的了解，以便对其问题有更深刻的理解，并可针对性地开展咨询与心理治疗工作。其中，MMPI 还有助于治疗者了解对方是否属于精神异常范围。

症状评定量表，这类量表有精神病评定量表、躁狂状态评定量表、抑郁量表、焦虑量表、恐怖量表等。这类量表用法及评分简便，多用于检查对方某方面心理障碍存在与否或其程度如何，有心者可参阅龚耀先所写的有关论述[3]。

应该说，心理测验是分析来访者心理问题的重要工具。它可以检验治疗者的初步判断是否正确，还可以帮助治疗者进一步深化对来访者问题的分析。但作为治疗者，有一点必须明确，那就是心理测验在治疗过程中并不是必不可少的一个环节，即心理测验应在必要时应用，而不应用之过泛。过多应用心理测验容易破坏治疗过程的自然气氛，妨碍治疗顺利进行。

第三节　对问题的确认和分析过程

一、对问题的确认和分析

毫无疑问，在来访者第一次踏进心理治疗的诊室时，治疗者就面临着这样一个问题，即对对方问题的确认和分析。这是治疗的最初步骤，却肯定会对其后的治疗过程产生重要影响。

要在较短的时间里，以较快的速度了解必要的信息，分析对方的问题，哪些情况是我们必须知道的呢？一般说来，熟练的治疗者在考察和确认对方的问题时，都有着某种共同之处，如同新闻记者报道重要事件那样，下面这些信息是必须了解的：

- 这个人是谁？其性别、年龄、职业情况怎样？有何重要特征（人格特征）？其家庭背景和生活方式如何？与其有关的文化与环境背景因素有哪些？
- 发生了什么事情？事情的具体情况怎样（要详细了解）？这样的事是否经常发生？这事是在什么样的情况下发生的（尽可能知道具体的详情）？
- 问题是何时发生的？是什么时候开始的？其时间顺序的重要线索是什么（有些问题常在特定时间发生，如自杀、抑郁常常在春季和大学放假之前发生）？问题发生之前的情境和问题发生之后的情境如何？来访者对这个问题的反应模式是什么？

- 问题在何处发生？在什么情况、条件下发生？和何人在一起时发生？
- 来访者对问题的行为反应是什么？来访者对问题的情绪反应是什么？
- 这个问题为什么会发生（有些理论学派不太看重对原因的寻求，但若进行仔细的考察可能能得到明确的答案）？
- 来访者对其自身的问题的看法怎样？在来治疗之前作过何种努力？

上述内容，一般在初次治疗会谈中都是必须了解的。有关来访者个人材料的收集（姓名、性别、年龄、职业等）在会谈开始即可完成。其他内容大致的程序可见图4.1。

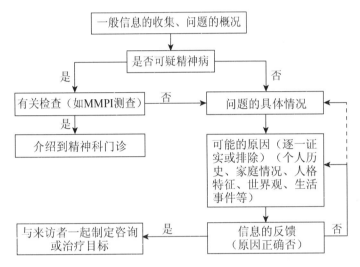

图4.1　对来访者问题确认的大致程序

从图4.1看，在排除了对方患有精神病的可能性之后，治疗者面临的主要问题就是对来访者的问题的确认和分析了（当然对来访者患精神病的可能不一定一开始就可排除，在收集信息的任何阶段发现疑点，都需回过头来重新核查）。这种分析和确认可能要有下面的过程：

1. 问题

由来访者或由与来访者同来的人提出，治疗者要了解有关此问题的详细情况。可能的提问有：问题是何时发生的，发生时整个经过情况如何，当时和谁在一起，那个人怎么看这一问题，这样的事是否经常发生，别人当时的行为、情绪反应如何。

2. 问题形成的可能原因

问题形成的原因可能有多种，这可能与来访者看问题的方法、他对世界的看法有关；也可能与其个人历史、人格特征有关；也可能与其家庭、单位等环境背景有关；亦可能是生活中发生了重大变故；或与事前的原因、事后的强化有关。这时因可能的原因非常多，治疗者要边提问，边分析，一个个地排除或证实某些可能性。

3. 对问题的分析

治疗者在对问题的可能原因进行分析时，犹如计算机程序一样，对 A 原因的肯定与否定使之进一步引深到对 B 原因的查证，在 B 原因中，又有 B_1 与 B_2 等几种可能性，对这几种可能性的核实进一步把问题引向更深入的分析……

应该说，形成来访者问题的原因往往不止一个，正如人们常说要办成一件事必须有"天时、地利、人和"等条件一样，一个问题在某个人身上发生也往往是几种因素同时作用的结果。比如为什么一个来访者在此时发生学习成绩下降、失眠、抑郁等问题，而未在其生活的其他阶段发生这样的问题，这可能因他从另一地方转学到此地，不适应新的环境，加之自己具有追求完美的人格特征，家庭又遇到暂时的困难等情况结合在一起发生交互作用才形成了此问题。换句话说，有时单一的原因出现并不会导致当前问题的发生。比如新搬到此地，不得不让这个学生暂时寄住在他人家里，新到一个学校对周围同学不熟悉，说话又有外地口音，性格也不大合群，就想以学习取胜，但一时睡眠不好影响了第二天的学习效率，为此，过分批评自己，过分关注睡眠。关注的结果是越注意越紧张，越不能放松就越睡不好，越睡不好，学习效率就越低……形成恶性循环而难以自拔。

从上面的分析看来，治疗者在寻找来访者问题的可能原因时，应对对方的问题形成自己的看法，好像在不断地排除各种无关的信息而形成一条有关的信息主线，找到问题的来龙去脉。似乎用这些信息可写成一则完整的新闻、一个完整的故事一样。这就是说，对来访者的问题，治疗者要有整体性的认识，在此基础上做出分析。治疗者可能各有不同的理论倾向，但整体地把握问题应该说仍是治疗者必须完成的步骤之一，只不过重点各异而已。

4. 表面的问题与深层次的问题

依照我们的看法，来访者提出了一个问题，往往最初出现的形式都是问题外显的一面，可称之为表面的问题；而其背后的原因，可叫作深层次的问题。当然各派治疗理论看法不同，有的只注重外显行为，有的只注重深层问题（如行为治疗学派和心理分析学派），这里我们所提的只代表我们对心理咨询与治疗中问题的一般性看法。而且这里所提的表面的问题与深层次的问题并不相应于行为学派或心理分析学派的看法，不能将其混为一谈。

我们这里所说的表面的问题与深层次的问题有些类似治标与治本的说法。治疗者若只看到对方表面的问题，应该说，此时他只是与对方站在同一水平线上，往往易跟着对方走。可能对方说自己哪方面不合适，就帮助解决哪方面的问题；说到另一方面，就再提供有关的帮助。有点像头疼医头、脚疼医脚的方式。而看到对方深层问题时，治疗者一般站得比对方高，对对方的一个个零散问题能进行综合分析，整体地看待这些问题。

例如一个男性大学生，初次来访，经与他交谈之后，初步分析其问题为：

- 看书时有一种紧张感，左胸部同时有憋闷感；
- 与人交往时，有一种排斥感和紧张感；
- 做一件事往往想马上完成，也有一种紧张感。

乍一看几个问题之间并无特别的联系。寻找其背后的原因，发现因父母均在船上工作，所以他从小寄人篱下，因与村中的孩子不同姓，常被欺辱。只有以学习取胜，以知识压倒其他孩子才有快感。因此难与他人建立友谊，对人排斥，不能理解他人，也无法使别人理解自己。读书时紧张是想尽早掌握书中的内容及方法去战胜、驳倒他人。完成某件事时，也是想要完成得又快又好。以这些方式证实自己的存在价值，求得他人的承认。综合分析得出其深层次的问题为早期经历造成的自卑心理，以上述三种形式表现出来。

从对上述案例深层次的问题的分析来看，深层次的问题是来访者表面问题的根源。如果在做心理治疗时，只抓住表面问题做文章，就有可能形成治标不治本的局面。即使治疗者能够帮助来访者在一定程度上改变问题行为，由于其深层次的问题未被触及，这种改变可能不够完全。或者出现一种问题解决了，又产生新的相似的问题的情况。因此，找到表面现象背后的原因，是心理诊断中最重要的问题之一。

5. 把问题具体化

心理学在对人进行研究时，非常重视人与人之间的个体差异。这种差异也体现在人们的心理问题及形成方面。来访者的问题常各有不同，即使其问题相似，形成的原因也可能各不相同。例如，一位做父亲的来访者前来询问对孩子教育的有关问题。当问及如何才能使孩子与自己更亲近一些时，可能治疗者会推测这位做父亲的来访者平时对孩子过于严厉，或对孩子关心较少，或很少有时间与孩子一起玩而造成了孩子与其关系疏远。这些推测有可能正确，也有可能不正确。判断其是否符合这位来访者的情况，必须具体了解其与孩子之间的关系。最好是让对方举一些典型的事例，以便进一步确认其问题所在。切忌以想当然作为事实，或认为来访者的问题一定与其他一些人的问题相同，这会使治疗者的工作流于一般泛泛的解释或一般建议的提供，使治疗工作陷入被动。

这个问题与我们在前面章节中谈到的建立良好的治疗关系的一些必备条件中

所论及的"具体化"的问题意义相同。对问题做了具体了解和具体分析，治疗也就更有针对性，治疗的有效性亦会随之提高。

进一步看，当治疗者对来访者的问题了解得非常清楚时，在治疗过程中，就有了更大的自由度，其对具体的技术、方法的选择也就变得更容易了。例如，在青年学生中，常见的问题有社交困难。如果不具体地了解每个来访者自身问题的特殊性，就可能泛泛地对有这类问题的学生给予一般性的解释、建议和忠告。这种治疗或咨询往往缺乏针对性，工作无重心，质量不高。较为深入的治疗是对来访者的问题作具体分析之后，可将社交困难这类问题分解为：是否有自卑心理（信念系统的问题——可采用改变认知的技术、方法），是否有社交技能差的问题（行为方面的问题——可采用行为改变的方法技术）。对于某个具体的来访者，寻找其问题的特殊性，即可找到有效的帮助办法，治疗者的解释和具体方法的应用也可照顾到来访者的个人特点，变得更易于被接受。

上述对问题的确认和分析过程，我们认为是一较为适用的基本过程。下面我们可以进一步看一下美国著名心理咨询与治疗家拉扎勒斯（Lazarus）的一个案例分析[5]。原案例主要讲解了"内部环"（inner circle）策略，我们这里只对其分析问题的过程作一介绍。

　　　　来访者叫萨莉·安，15 岁，一个聪明的女孩子。她是一位富有的经济学家和其妻子的唯一的孩子。她 3 个月以来成绩急剧下降，不肯好好学习，行为表现也不好，情绪很坏，易激惹，攻击性强。但此前是个学习很好的学生，给同学、老师的印象都很好。她近来曾对父母声称她要自杀。

　　　　对她这种情况先是考虑到可能有生理问题（如疾病等），但医学方面的检查发现没有这方面的问题。到心理门诊之后，发现她的问题亦与学校、老师、同学无关。而是另一方面的问题，她怀疑父亲与另一女人相好。拉扎勒斯说："首先，我想说，如果你说的事情是真的，那么他（指女孩的父亲）可能自有他的道理。第二，我需要你拿出更多的证据。第三，我想确切地知道这件事为什么使你感到这么烦恼……[5]"

　　　　在这里，拉扎勒斯首先排除了女孩的躯体原因，接着找到了女孩出现一些外显行为、学习问题的原因是与她认为其父有问题相关。进一步他打算深入地了解为什么她会因此出现这么多问题。结果发现她所说的她父亲的事并非属实。其父母之间常有些摩擦，但这并未影响他们的关系，而问题在于她自己对父母之间的小摩擦过于敏感。另外她还害怕她父亲，怕他发怒或指责她。在这里，我们可以认为治疗者已从整体上把握了来访者的问题，不仅找到了表面问题的内在原因，而且确认了来访者的具体问题。

对于她的问题，拉扎勒斯采用了行为治疗的方法。如对她在父母关系上过于敏感的问题采用了系统脱敏的方法；在她害怕父亲的问题上采用了角色扮演的方法等。

综上所述，对来访者的问题的确认和分析过程，是一个由此及彼、由表及里的过程。强调对深层次的问题的注意，是要治疗者不为表面现象所迷惑，能够透过现象看到事物的本质；强调要把问题具体化，是要治疗者注意事物的特殊性。实际上，收集与问题有关的信息，进行综合分析、判断，然后决定治疗应采用的方法及主要的工作方面，是一个由部分（收集信息）到整体（综合分析、对问题的确认）再到部分（在抓住主要问题的前提下各个击破）的工作过程。一位名为维特海玛的心理学家的一段话值得我们借鉴，其内容如下：①不要把不同的东西分开来想，这么做会使你变成瞎子而什么都看不见；②对放置着各种不同东西的场景，集中你的注意力去看它的构造；③抓不准的情况或完全看不懂的地方，即成为问题的部分，要放到更大的背景或构造之中，重新观察；④其后，试予追究各部分事实在整体构造中发挥着什么样的功用。

二、有关心理诊断方面的论述

凯利（Kelly）对于如何判断来访者的问题并帮助来访者，曾提出五个方面的问题[6]：

- 来访者的问题是什么？
- 来访者是怎样看待世界的？
- 来访者所处的情景和其周围环境如何？
- 治疗者的基本理论倾向是什么？
- 治疗者将要做什么？

艾维等人结合凯利所提出的五个方面问题，分别进行了论述，指出[7]：

1. 关于来访者的问题

来访者所提出的问题可能并非治疗者所应围绕其开展治疗的中心问题。治疗者若只着眼于来访者提出的问题可能会因小失大、失去更重要的线索。治疗者必须在来访者提出的问题的基础上，帮助他们找出事情的来龙去脉。

2．关于来访者是怎样看待世界的

来访者看待其自身问题的方式，可能与其问题本身同样重要，甚至更为重要。来访者用于描述其周围世界的言语会反映他对世界的看法。他们对问题的思索与看法可能就是引起其问题的因素或重要影响因素。

3．关于来访者所处的情景和周围环境

人与环境是相互作用的，不能脱离环境与人的交互作用，孤立地看待一个人。重要的环境因素有七个：个人的、性别的、家庭的、种族的、地方的、社会阶层和文化的因素。其中家庭因素与文化因素被认为对鉴别诊断来说是更为有意义的重要因素。

4．关于治疗者的基本理论倾向

治疗者对来访者来说是其环境因素之一，这种环境因素可能有助于来访者的增长，也可能会破坏其增长过程。治疗者必须认清自己的个人结构系统及作为环境因素对来访者所具有的潜在影响，过于固守自己的个人结构系统和自身的理论可能不利于对来访者的理解，而有意无意地总想把对方纳入自己归纳的结构系统之中。这样看来，要评价来访者，治疗者先要评价和理解他自身，并了解自己所采用的理论与个人的结构系统对来访者的潜在影响。

5．关于治疗者将要做什么

对来访者问题的评价的最终目的是要决定治疗者能做些什么。采用多种技术方法可能更为有效。

上述五个方面的问题，前面三个都与来访者有关，后面两个则与治疗者有关。从严格的意义上说，后两个问题已超出诊断范围，但仍是重要的，尤其是第四个问题。治疗者的确要有对自身的某种较深层次的认识，并认识到作为一个治疗者可能对来访者产生的种种影响。同时对来访者可能对自身产生的某种影响也应是敏感的，并能进行正确的评估。

三、对来访者言语的分析

艾维等人指出：世界环绕在我们周围，言语帮助我们理解自己和他人。而我们挑选出来用于描述我们所处的环境的词汇却取决于我们自身的感受[7]。

来访者的言语，即使是很简单的话语，往往也可以成为观察其认识自己和周围世界的线索。例如在家庭中，可能会有这样的事情发生：水龙头漏水了，对此事每个人可能会有不同的反应，如：

水龙头漏水了。

我关不紧水龙头了。

水龙头出毛病了。

这三种说法可能都是对的，但各有侧重。第一种说法只是简单地叙述了一件事实；第二种说法，说话人可能打算对此事负责；第三种说法则反映了说话者的另一种态度：这可不是我弄的。对应于比较复杂些的事件，情况也是一样。例如，来访者说：我没法让他戒酒。这种说法表明来访者为此事很操心，很想管好对方。另一种说法是：他根本不想戒酒。主语变成了对方，责任自然归在对方身上而不是来访者了。来访者还可能这样说：他不能戒酒，我觉得很不好受。这样的说法就比较客观。

上述例子表明，一个人对某件事物的言语的表述，往往反映了他对该事物的主观态度。这在语用学中被称为"会话含意[8]"。"会话含意"学说是美国语言哲学家格赖斯（H. P. Grice）于20世纪60年代提出的。他认为，为保证会话的顺利进行，谈话的双方必须共同遵守一些基本原则，特别是他所提出的"合作原则"。一般情况下，谈话的双方都能相互理解，共同配合。但也有不遵守这些基本原则的情况，例如一方出于某种目的而说谎，或出于礼貌等原因说了违反合作原则的话。当另一方察觉这一点时，就要设法去理解对方话语中的深一层意义，寻求说话人在什么地方体现着合作原则，于是就产生了"会话含意"的理论[8]。

在格赖斯提出的合作原则的四个范畴（量的准则、质的准则、关系准则和方式准则）中，违反量的准则的情况，在心理治疗会谈中常可见到。量的准则包含两方面的内容：①所说的话应包含交谈目的所需要的信息；②所说的话不应包含超出需要的信息[8]。违反第一个方面的量的准则的对话的例子如：当治疗者向一位女性来访者询问有关她与她的丈夫性生活方面的情况时，这位来访者回答说："他很忙，他对工作特别认真，他在家的时间很少，回来也忙……我有时真奇怪他怎么有那么多事可忙的。"这位来访者的回答未包含治疗者所需要的信息，实际上，她在回避治疗者的问题。对于这种违反合作原则的回答，治疗者必须根据会话含意去理解其所包含的信息。从这位来访者的回答中，我们可以了解到的深一层信息是她与她丈夫的性生活状况并不是很好，至少她对此状况是不满意的。

违反量的原则的第二方面内容的例子在治疗过程中也经常会遇到。例如，一位女性来访者来访的问题是经常与其丈夫争吵，为此感到很苦恼，因为这对他们之间的关系损害很大。这位来访者认为丈夫在结婚之后不如结婚之前那样关心她了。为此，常寻机与丈夫吵架，以发泄自己的不满。治疗者问："你觉得你这样做，丈夫会高兴吗？"她回答说："他当然不会高兴，可我还有一肚子气呢！"来访者的这种回答，实际上超出了治疗者询问时所需要的信息量。来访者的前半句话已回答了治疗者的问题，后半句话则是在为自己的行为辩护，说明她认为自己这样做也是有道理的。

在治疗过程中，不符合合作原则的对话经常会发生。来访者出于其自身利益的考虑会有意无意地这样做。这就要求治疗者对谈话过程中所反映出来的深层次的会话含意要有敏锐的洞察力。做到这一点，治疗者对来访者的问题的分析和判断才可能更为准确。

此外，在收集信息做出诊断的阶段，治疗者应注意，当来访者讲述一件事时，从来不是讲那件事情本身，而是讲他自身的感受和看法。通常，这样的事情人们都是有亲身体验的。比如，有两个人同去听了一个报告，回来后讲述的重点可能很不同，他们可能各自摄取了自己对那个报告感受最深的部分讲给你听。那么在治疗过程中，治疗者就要注意分清事实与来访者的主观描述，特别是当来访者谈及的某事涉及其他人时。比如来访者说：他无端地冲我发火。来访者叙述的是带入他自身看法的事情。治疗者此时就可以问：此前发生了什么事，对方有何反应，你有何反应，周围其他人对此有何反应，等等，借以排除对方言词中主观色彩的干扰，尽量客观地接近事情的本来面目。这就像精神科医生在考察有幻觉的病人一样，病人可能坚持说他听到了某种声音，医生不可能当时就在现场。那么，他只能根据其他线索检查验证对方的话了。如问对方是否看到有人说话了，别人若在场是否也听到了同样的声音等问题。

治疗者对于来访者的言语还应具有这样一种反应能力，即当来访者说到某件事对他的影响时，说到他出现大的情绪波动时，应立即深入发问，紧紧抓住其暴露在外的线索：为什么这件事会这样，你是怎么看的；为什么你的情绪受到这么大的影响；为什么你用这样一个形容词来形容这个人，等等。这其中可能暗藏着许多对于治疗者了解对方问题的有用的信息。即使是有时来访者有意隐藏一些事实或他的想法等，其所用的言词也可能在不知不觉中显露端倪。

我们在前面的观察技术一章中曾讲到，当言语与行为出现不协调时，非言语行为所传递的信息可能更为真实。如果我们的治疗者既掌握了观察非言语行为的技术，又能对来访者的言语进行敏锐的分析，那么对于来访者问题的判断肯定更为成熟、更为深刻。

四、其他有关问题

1．治疗个案记录

在每次会谈中，治疗者都要进行记录，其内容至少应包括：

（1）来访者的基本情况：姓名、性别、年龄（或出生年月）、婚姻状况、民族、住址（或单位）、电话等，有些情况须记下联系人的地址、电话（初次来访之后不必重复记录）。

（2）来访日期、治疗个案编号、治疗者姓名。

（3）来访者叙述内容（包括亲友叙述）。

（4）确认来访者的主要问题（诊断意见、心理测验结果、治疗目标等）。

（5）处理意见及方式（包括作业以及下次治疗要点等）。

2．提问方式

（1）向来访者提问时要注意问话的方式。如有些来访者很忌讳人说他不正常，是精神病等。可以以这样的发问开始：您今天来这里想谈谈什么问题？等等。不要一开始就说你有什么病之类的话，以免引起对方反感。

（2）提问时问题尽可能简单、口语化，使对方感到易于理解并能很快抓住要领，不要使用很多术语（必要时可用，但应尽量给予简单明了的解释）。

（3）把大问题化小，如时间线索，事物种类，感觉不适的身体部位等，分清问题的真实所在或最严重的部分。如有的来访者说不出哪不舒服，可从上到下分部分问，也可让对方举例，在其举例子过程中发问。时间上，有时可把某现象在一天出现的时间分早、中、晚三部分，看问题常出在何时。在问个人经历时，往往要查找有些问题何时出现过，但时间一长，对方往往说不清了，可找其生活中较大事件作为楔子发问，如问是在中学毕业前还是毕业后有过此问题，等等。

3．图示法

有些问题对方一时难以解释清楚，如可能，可让对方以图示方法说明，治疗者亦可用图示的形象说明，使问题更为明了。在了解对方问题严重程度时亦可使用等级标尺，如图示：

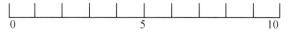

若对方说感到难受，其程度可以在标尺上定出，以过去好时为零点，来找出一相对的主观严重程度。确定出问题的主观严重程度，以便在治疗过程中，作为检查疗效的一种尺度。

参 考 文 献

[1] 张伯源, 陈仲庚. 变态心理学 [M]. 北京: 北京科学技术出版社, 1986.

[2] 杨德森. 中国精神疾病诊断标准与案例 [M]. 长沙: 湖南大学出版社, 1989.

[3] 龚耀先. 心理测验 [M]//湖南医学院. 精神医学基础. 长沙: 湖南科学技术出版社, 1981.

[4] 张人骏, 朱永新, 袁振国. 咨询心理学 [M]. 北京: 知识出版社, 1987.

[5] LAZARUS A A. The "inner circle" strategy: identifying crucial problem [M]//KRUMBOLTZ J D, THORESEN C E. Behavioral counseling. New York: Holt, Rinehart and Winston, 1969.

[6] KELLY G. The psychology of personal constructs, Vol I and II [M]. New York: Norton, 1955.

[7] IVEY A E, IVEY M B, SIMEK-DOWNING L. Counseling and psychotherapy [M]. 2nd ed. Englewood Cliffs, NJ: Prentice-Hall, 1987.

[8] 何自然. 语用学概论 [M]. 长沙: 湖南教育出版社, 1991.

第五章

心理治疗的目标与阶段

第一节　心理治疗的目标

在前面的章节中，我们已提出，心理治疗的根本目标，是促进来访者成长，自强自立，使之能够自己面对和处理个人生活中的各种问题。这是从一般意义上对治疗目标的论述。具体到各个不同的心理治疗学派，其具体的治疗目标却各有不同的侧重。

例如心理分析治疗的目标，是要消除神经症症状、使自我（ego）变得强壮有力；行为治疗的目标是要改变不适应的行为，消除行为缺陷；来访者中心疗法的治疗目标是对自我经验和体验采取更为开放的态度，具有责任感，自尊，能接受他人；合理情绪疗法的治疗目标是思维的合理性和适度的情绪反应等[1]。

心理治疗的不同理论倾向导致其治疗目标各不相同。排除理论倾向的因素，综合分析治疗的各种目标，可找到下述一些特性及区别。

一、医学的目标与心理学的目标

心理治疗的目标应为心理学的目标，但这里提出医学与心理学的目标的区分在我国亦不足为怪。许多人以心理治疗为名，行的却仍是医学治疗那一套，其目标亦未从医学角度脱胎出来。

心理治疗要以心理学的目标为标准，为改善来访者的心理健康服务。不容否认，对于某些问题严重的来访者，其治疗目标可能会与医学目标重合；某些来访者可能同时需要心理治疗与药物治疗。但心理治疗要始终坚持心理学的目标这一点是不容置疑的。

二、中间的目标与终极的目标

帕洛夫（Parloff）曾提议如果把心理咨询和治疗的目标划分为中间的目标和终极的目标，会使这种目标变得更易于理解。他指出，所有心理治疗的最终目标都是要减少焦虑，提高来访者的生理机能和社会能力；中间的目标可以被看作是向着终极目标迈进的步骤，但要达到什么程度为止，则与治疗者及其所采用的理论有关[2]。

在实际的治疗过程中，治疗往往以达到中间的目标为目的。例如来访者的某种症状的消失或减轻，即是一种中间的治疗目标；若在此基础上要进一步达到人格的重建，则是在向治疗的终极目标努力。

三、内部的目标与外部的目标

内部的目标是指那些来访者自己对自己所提的目标；而外部的目标则是由其他人对来访者提出的，比如父母、配偶、治疗者等。那些来访者内部的目标常常是与其问题相联系的，是他们自己无法解脱，需要得到治疗者帮助的那些问题。例如来访者的内部目标可能是："我老是觉得很悲哀，很抑郁，真希望我能不这样""我觉得孤独极了，似乎没有一个人能理解我"，等等。

通常，各理论学派所提出的治疗目标，多为外部的治疗目标。有时，某些学派治疗者的工作重点及其术语与来访者所设想和希望的不相投合，或者某些治疗者认为他们对某种类型的来访者或某些问题能提供更好的帮助，因此不大鼓励其他类型的来访者的来访。无论是什么情况，只要治疗能够持续进行，治疗者与来访者总可以在某种程度上达成一致的工作目标。

四、一般性的目标与特殊的目标

目标的确立可以是泛泛的、一般性的，也可以是具体的、特殊的。比如说要达到一种自我接受的目标就是比较大的概念，比较泛化的目标；我们在前面章节所提出的帮助来访者成长，自强自立，也属于这种一般性的目标。而特殊的目标都较为具体，比如在行为治疗中运用系统脱敏的方法就是这样，其目标会具体到某个具体地点或场合（如使对方不再怕在约 20 个人面前讲话）。一般性的目标对不同的来访者通常是相似的，而具体的、特殊的目标则会因来访者的问题而异。一般性的目标与特殊的目标的制定与具体的治疗理论有关，与这些理论对于人的看法及怎样使人发生改变的认识有关。在治疗实践中，治疗者可能会在帮助来访者改变其看待自己的思维方式的同时，帮助他提高某种社交技能，这就成为一般性的目标与特殊目标结合的治疗过程了。

五、矫正、发展与预防的目标

矫正、发展与预防的目标对治疗者来说，可能只是强调的方面各有不同而已。矫正的目标之一可能是帮助个体在某种变化背景中或某一阶层中与周围的人以同样的方式行事；另一种情况可能是消除或减少来访者身上存在的消极的东西，这也是矫正的目标所要完成的任务之一。发展的目标可能着眼于帮助人们提高某些心理能力，此时不是要消除某些不良习惯等，而是要培养或加强来访者身上的某些优良的品质。发展的目标也被称为增长的目标，常常成为丰富人生的努力过程：发展社会交往能力，更好地利用闲暇时间，提高自尊，等等。马斯洛提出自我实现的人这样的目标，即是发展的或增长的目标的范例。

预防的目标是为了使人们减少对矫正式治疗的需要而设立的。预防就是要帮助来访者减少其产生心理问题的潜在的可能性，提高其心理健康水平。例如婚前咨询及心理教育，手术前咨询及放松训练即属于这一范畴的工作。预防的任务有时会与发展的任务相互重叠，对这两者做仔细的区别在治疗实践中并无重要意义。

六、综合的目标

心理治疗的各个学派所用的专业术语不同，但在其治疗的终极目标上，存在着相当程度的一致性，即要使来访者成为一个心理健康的人。这可以看作是心理治疗的综合的目标。

杰何达（Jahoda）在对文献进行研究的基础上，提出了六条心理健康的标准。这六条标准为：

（1）对自身的态度：包括能有意识地对自身进行适当的探索；自我概念的现实性，能接受自我，现实地评价自己的长处和短处等。

（2）成长、发展或自我实现的方式及程度：包括实现自己各种能力及才干的动机水平；实现各种较高目标（如关心他人、工作、理想、兴趣）的程度。

（3）主要心理机能的整合程度：包括各种心理能量的适宜的动态平衡（如本我、自我和超我）；有完整的生活哲学；在应激条件下能坚持并具有忍耐和应付焦虑的能力。

（4）自主性或对于各种社会影响的独立性：遵从自身内部的标准，行为有一定之规；行为独立的程度。

（5）对现实知觉的适应性：没有错误的知觉，对于所见到的和所预期的事物重视其实际证据；对他人的内心活动有敏锐的觉察力和共情。

（6）对环境的控制能力：具有爱的能力，并建立了令人满意的性关系，有足够的爱、工作和娱乐；人际关系适宜，能够适应环境的要求；具有适应和调节自身的能力，能有效地解决问题[3]。

曾文星等在综合了心理学与医学的观点之后，也曾提出心理健康者应具备的有关条件。这些条件包括：

（1）对自己有信心，对自己的人生抱有希望；

（2）关心家庭，有亲近的人；

（3）喜欢自己的工作，满意自己的家庭；

（4）保持广泛的兴趣与活动；

（5）能发挥自己的潜在优点，也能利用机会；

（6）知道自己的短处，也愿意接受他人的帮助；

（7）能接受失败、挫折，并且愿意面对困难、正视困难；

（8）能接受环境的变化，并适应之；

（9）时时充实自己，促进自我成长与成熟；

（10）会享受人生，使自己的生活过得有意义[4]。

七、影响治疗目标的因素

治疗目标的制定，常常受到许多因素的影响。从来访者的角度看，来访者的问题不同，其所寻求治疗的目的和希望达到的治疗目标也就不同。此外，来访者的经济条件、生活水平和可用于来访的时间也在某种程度上影响着治疗目标的确定。例如，当来访者从其他省市来到治疗者所在的城市，其经济状况又不好，不可能长期在这一城市停留，治疗目标因此明显受到限制。

从治疗者的角度看，每一治疗者所受到的专业训练不同，所遵循的治疗理论的差异，也会影响治疗目标的制定。此外，治疗者自身的工作时间长短，亦可能限制来访者的来访时间及会谈次数，影响治疗目标的确立。

由此看来，治疗目标的确定，受制于来访者和治疗者两个方面。实际工作中的治疗目标，是出自对各种现实情况及条件的综合考虑。许多治疗者希望通过自己的工作，使来访者能达到人格改善得较完美的治疗目标。但人格的改善是长时期的工作，心理治疗受各种因素的限制，往往只能达到某些中间的、不完美的治疗目标，如消除或减轻某种症状，解决某个问题等。因此，终极的、完美的治疗目标虽令人振奋，在心理治疗实践中却很难实现。

第二节　治疗的几个不同阶段

对于心理治疗过程的看法，不同的心理治疗家提法各异。有的认为治疗过程可分为分析、综合、诊断、预测、劝导或治疗以及追踪这样六个阶段。有的认为可分为确定问题、提出假设、检查假设、采取决定、参与行动以及评价这样六个阶段[5]。伊根把治疗过程分为确认和分析问题阶段，设立目标的阶段以及行动阶段这样三个阶段[6]。卡瓦纳则把治疗过程划分为信息的收集、评价、反馈、治疗协议、行为改变和结束这样六个阶段[7]。

实际上，虽然心理治疗家提出了对治疗的基本阶段的不同看法，所有的治疗过程却是大致相同的，有几个必须经过的阶段。这就是心理诊断阶段、帮助和改变阶段及结束阶段。在这三个阶段中，心理诊断阶段又可细分为信息的收集、心理诊断、信息反馈和治疗目标的确立这样几个阶段；帮助和改变阶段又可细分为领悟及修通（working through）两个阶段。

治疗的这三大阶段，各有不同的任务。第一阶段中，治疗者的主要任务是对来访者的问题进行确认，制定出治疗目标；第二阶段则是帮助来访者改变其认知、情绪或行为；最后在结束阶段中，治疗者要帮助来访者巩固其治疗所获成果，适应结束治疗的情况。在这三个阶段的治疗过程中，根据具体情况，时间可长可短，第二阶段一般耗时最长，而且各阶段之间可能互有重叠。

一、心理诊断阶段

对这一阶段的工作，我们将按信息的收集、心理诊断、信息的反馈及治疗目标的确立这样几个分阶段来介绍。

1. 信息的收集

在信息的收集阶段，主要任务就是深入收集与来访者及其问题有关的资料。一般说来，治疗者收集到的资料越多，对于下一阶段所要进行的心理诊断就越有利。但是心理门诊时间有限，不可能做非常详尽的个案收集。因此要在有限的时间内，最大限度地扩展来自对方的有关信息。收集信息应注意下述几个方面：

（1）时间的维度：对于来访者过去经历的了解，可以得知其发展至今的概况；对于来访者现时状况的了解，有助于获得其对自己和自身问题的理解及看法等有关信息；而对于来访者对将来的看法和打算的了解，可以更进一步认清其对自己、对他人、对周围世界的看法以及对其现有问题为何使之产生烦恼与困惑有进一步的理解。对来访者过去、现在和将来的了解往往可以构成一幅连续的图景，有助于了解对方是一个什么样的人和其为何前来求助。

（2）思维与情绪的维度：注意来访者对于自身、他人及有关事件的看法，注意由此引发的情绪活动，对思维与情绪的认识有助于了解思维与情绪之间的交互作用，以及在治疗过程中，常常出现的理智与情绪不协调甚至对立的情况。

（3）思维与行为的维度：注意来访者对于现实的理解和看法，注意其怎样处世待人，怎样处理自身所遇到的各种事物，注意其出现心理矛盾和冲突时，采取了怎样的防范、应急等措施，以及他对自身处理这些事物的看法。这有助于了解对方是怎样一个人，有助于了解其思维与行为之间的联系，并可预测其今后在某事上的反应。

由于信息收集是在治疗的最初阶段进行的，治疗者还面临着建立良好的治疗关系的重要任务。俗话说：良好的开始便是成功的一半。从治疗的第一次会谈开始，治疗者就应注意为建立良好的治疗关系而努力。

步入心理门诊的人绝大多数都是带着自身的问题前来的，因此往往非常敏感和易受伤害。治疗者对此应有足够的认识，并努力创造出某种能使来访者产生温暖、有安全感的气氛。初见面时，治疗者应友善地向对方打招呼，尽可能起身迎接对方步入治疗室，并请对方入座，可向对方作一自我介绍，然后开始转向了解对方个人情况的内容。此外，治疗者对对方谈话的耐心倾听，对对方所谈内容的真诚的关注，友好的面部表情，对对方思维、情感活动的理解达到共情的境界，这些都是良好的治疗关系建立的必要条件。

与此同时，治疗者还应注意自己的职业形象。治疗者不仅应是一个亲切的、能够理解对方的人，而且还应给对方以职业的信任感。因此言语要自信，不能夸张做作，对来访者的谈话内容不应表示惊讶或作道德判断。若对方对治疗者进行某些试探，应给予尽可能明确的答复。

作为治疗者在这一阶段还应具有敏锐的洞察力，能够在来访者提出较为复杂的人物、事件当中找到必要的线索。有时来访者急于说出自己的苦恼与问题，一时表达零乱而无头绪，治疗者可帮助他们从中选择出一件事先讲，然后再说另一件事；或先了解其主要的治疗目的，然后帮助来访者围绕着这一目的展开而谈。

在收集信息的阶段，治疗者一方面应注意引导对方的思路；另一方面亦应注意倾听对方的谈话，若无特殊情况不应随意打断来访者说话，扰乱对方的思路。提问时，也不宜连珠炮似的连续发问，不给对方以思考的余地，造成过重的心理压力。对于某些刚刚开展此项工作的人来说，还应注意切忌在收集资料的初期，即对来访者所说的某些事情较轻率地下断语，以表明自己是"内行"。

2．心理诊断

心理诊断的任务，主要是对来访者的问题及原因进行分析和确认；此外，是否接受来访者并给予其治疗，亦是治疗者要确定的工作之一。对于心理诊断工作的一般原理及工作过程我们已在上一章专门进行过讨论。这里我们仅就治疗者可能遇到的问题及是否接受来访者作为自己的治疗对象进行讨论。

（1）来访者问题的各种形式：来访者的问题可能包括有精神病症状，这属于精神病学所辖范围，治疗者一般要注意区分。来访者的问题也可能属于某些神经症症状，如抑郁、焦虑、恐怖症、强迫动作或强迫观念，也可能有性行为障碍。还有一些可能是归不到某种症状的范畴里去的一些问题，如适应不良、过于敏感、害怕某事、愤怒情绪、困惑的问题、负疚感、受挫感、内心矛盾冲突、效率低下、人际交往问题等。

1983年，奥德菲尔德调查了到英国某咨询中心的144名来访者，发现促使他们前来咨询的最突出的问题是感情的应激。她的研究表明，来访者当中最常出现的问题是苦恼的体验，其次是人际关系的问题（有的是一般的与人交往的问题，有的是与某个特定的人，如父母、异性朋友或与自己孩子的关系问题），此外还有工作与学习中的问题，以及一些躯体症状和特殊症状的问题[8]。赵耕源、苏复等人的文章表明，在我国的心理门诊中，占首位的来访者的问题是神经症症状[9,10]。

（2）治疗者与来访者：对于治疗者来说，应注意这样一点，不是所有的来访者（除精神病人之外）都适宜做心理治疗，或者换句话说，有些来访者的个人因素影响着治疗过程，使之难以取得积极的结果。来访者是否适宜做心理治疗这一工作也应在诊断阶段进行确认。

有些来访者想改变其感觉、感情、目前状况等，但却不打算作任何努力改变自己认知、思维、情绪或行为。在这种情况下，治疗者经过一番努力，对方仍坚持其看法时，宜中断对对方的治疗。来访者有很强的治疗动机的比那些没有什么治疗动机者更适宜进行心理治疗。如对方系由家人、亲友、同事送来而本人不以为然者，治疗可能事倍功半。另外，对于某些采用心理分析、认知改变疗法的治疗者来说，文化水平极低，不善于观察自身体验及没有一定领悟能力的人不宜作治疗对象，某些治疗对象对某种疗法持不信任态度的也不宜作以采用此疗法为主的治疗者的治疗对象。

从上面的情况看，对于治疗者说来，在这一点上必须有清醒认识，即作为一个治疗者，并非能对所有前来求助的来访者进行帮助。如果治疗者坚持认为自己一定能帮助所有的人，这种想法对于心理治疗工作将是有害的。

治疗者也是普通人，有自己的弱点、问题、价值观等。治疗者对此应有足够的认识，并尽可能地使自己不断得到充实和提高。但是我们仍旧会犯错误，会有自身不可克服的问题。如果治疗者发现自己对某一来访者的治疗是不适宜的，最好的办法是把对方介绍给其他治疗者。有些治疗者可能对充满敌意的、强悍有力的和喜爱发号施令的来访者感到棘手；有的则对被动的、依赖性强的人感到难于应付；还有的治疗者对于来访者的某些问题感到难以接受，如同性恋、饮酒过度、性关系混乱等，此时，若勉强继续治疗过程，其效果难以保证。

一般说来，治疗者自身的人性越完善，他们对各种各样的人和形形色色的问题也就越敏感，也就越有可能对来访者进行帮助。因此，对治疗者来说，要增加帮助他人的可能性，就需要不断地完善自己。

应该说，经过资料收集阶段和心理诊断，当治疗者决定继续治疗过程时，他实际上已接受了对方作为自己的治疗对象，认为心理治疗对对方可能会带来某种效益。有了这种认识，即使治疗的全过程会消耗许多的时间、精力、面对许多困难，这也仍然是值得去做的工作。

3. 信息反馈

在信息反馈阶段，治疗者要与来访者一起探讨有关信息。此阶段的目的是将信息反馈给来访者，得以证实或肯定，并使来访者能够做出进一步决定，以考虑是否继续进行治疗。

在这一阶段，治疗者给予来访者的信息反馈应尽可能清晰、简短、具体，不要用过多术语，以简明的话语说明治疗者对其接收到的信息的分析。在说明时，治疗者对来访者所应有的态度是："你的确遇到了一些问题，但我们可以一起找出解决的方法。"

在治疗者给予信息反馈时，可以让来访者随时提问题。对于此时来访者所提出的问题，治疗者可给予直接的回答，但一定要以建设性的态度予以作答。

此时，来访者也许并不完全同意治疗者对信息的掌握和分析，或者又联想起一些他认为与其问题有关的事情。在这两种情况下，他们大都会主动提出异议或补充，作些描述或说明。此时治疗者应允许他们这样做，并考虑这些信息的意义，以核查自己判断的结果。如果对方所提供的进一步的说明与情况和原来的分析出入不大，治疗者应注意掌握时间进度，不要让对方顺着某一思路大说特说。出入较大时，可能还需重新审视已有的信息。

4. 咨询目标的确立

在我国，目前一般咨询与心理治疗的过程都较短，来访者来门诊 1～3 次左右。通常，治疗者不注重治疗目标确立的阶段，这与我们的专业工作尚未完全走上正轨有关。如果不进行治疗目标确立的工作，至少在这一阶段，治疗者应与来访者达成某种一致意见，即双方应开诚布公地进行交流，并为来访者的问题得以改善作出努力。来访者一方应愿意为此努力，包括不仅在治疗会谈中，而且在治疗会谈以后，不断按照会谈之中所确立的新的思维方式、行为方式行事，以及完成治疗者布置的家庭作业等。

尽管如此，在可能的情况下，治疗目标的确立仍是治疗者应做到的一步。我们在前面已叙述了各种有关的治疗目标。在治疗实践中，治疗者要在心理诊断的基础上与来访者共同制定治疗目标。可以这样问来访者：通过治疗，你希望解决什么问题，有什么改变，达到什么程度等。治疗目标的制定应注意以下几点：

（1）治疗目标是具体的：比如面对一个就要参加高考的女孩子，其治疗目标即可定为克服其考试焦虑，以使她能参加高考。这种目标就是非常具体的目标，而且具有可测性。因为来访者朝向这一目标走的每一步都是一种可见的进步。如这个女孩想到高考时不再像以前那样焦虑了，觉得自己能参加高考了（但可能还有一定程度的焦虑），觉得自己对高考有信心了等。

也有可能来访者提出的治疗目标是要更高兴些、不再那么苦恼、成为一个好妻子、好父亲，或使自己感觉得好一些。这类目标就很不具体，很抽象，难以评估。治疗者可以再深入发问，问其更高兴些的具体标准是什么，包含哪些内容，好父亲标准是什么，好父亲应该有哪些表现等。这样可使那些含糊的目标变得清晰而且是可以接近的。

（2）治疗目标是现实可行的：治疗目标应该是现实的，要根据来访者本身的潜力、水平及其周围环境的限制来定。超越现实可能性的目标不会使治疗得到最终的积极结果。例如一位大学生前来门诊，他的目标是要使学习更有效率。如他的所谓更有效率是要使他的学习效率提高 50%甚至 70%，那么，他的这一目标就是不现实的，不能实现的。

（3）治疗目标是心理学的目标：治疗目标应为心理学方面的，如变得更为自信，不再自卑，少发脾气等，这些目标是有利于来访者心理或人格健康发展的目标，而不是生理学方面、物理条件方面的目标。有时来访者有些躯体症状，如这些症状是与心理因素有关的，其目标也不是消除或减轻这些生理症状，而是怎样改变引发这种躯体问题的心理因素。纯粹生理学的目标只有通过医学的手段进行治疗。

（4）治疗目标常常是分轻重缓急的：有些来访者只有一个治疗目标，而另一些来访者可能会有好几个治疗目标。如某位来访者要解决他考试焦虑、学习方面无效率的问题，要解决他和某一同学关系紧张的问题，还要解决他社交能力方面的问题。此时，治疗者要帮来访者分出轻重缓急。如这位来访者后天就要参加一个重要的考试，很明显，治疗者要率先帮助他解决考试焦虑的问题。如几个问题紧迫性不明显时，假定上述来访者无考试焦虑时，可以问对方觉得这几个问题中，哪个对他影响最大，他最希望解决的是哪个问题，其次是哪个，等等，排出先后次序来。常常会有这样的情况，有时前面两个问题解决了，对后面的问题，来访者已可自己处理了。

在治疗过程中，随着治疗者对来访者的深入了解，这些治疗目标可能会重新排序，或者也可能引申出其他的目标。此时这个新出现的目标可能更为重要，往往马上成为治疗中的首要目标了。

（5）对治疗目标应经常进行评价：治疗目标一旦定出并非就可以置之不顾了，而是需要经常检查和评价。一般来说，由于目标定得具体、现实、可测，经过治疗，来访者一般都会显示出某种进步。此时回顾、检查治疗目标，对于来访者来说会成为一种积极的强化，有助于改善他自己的动机，增强对治疗的信心。对治疗目标的评价也有助于治疗方向和方法的调整，如治疗进行得不顺利，可检查是否目标不够现实，是否还有更深的问题隐藏其后，是否某一方法不适于这个来访者，等等。不断地对目标评价的过程有利于治疗向纵深发展，也使治疗目标成为可逐步接近和达到的目标。

二、帮助和改变的阶段

这一阶段是治疗中的重要阶段，治疗的效益常由此产生。具体说来，在这一阶段采用何种方法，来访者产生何种变化，完全与来访者及其问题有关。除此以外，在这一阶段中，治疗者还会面临一些与帮助来访者改变其认知或行为等有关的问题。

1. 治疗者的责任

这是存在于治疗者与来访者之间的一个典型的问题，这个问题可能从整个心理治疗过程一开始就已存在了。尽管双方未进行明言讨论，这个问题在这一阶段可能表现得更为明显。

前来治疗的人往往容易把治疗者当作心理的建筑大师，认为治疗者的角色就是为他个人提供一种建筑蓝图，即告诉他，他是谁，他的问题是什么，他应该怎样解决这个问题，何时应向前走出哪一步，等等。即使是很有经验的治疗者，也常常在不知不觉中扮演起这种角色来。但在这种情况下，治疗者往往不仅在为来访者改变其行为或其他问题承担职责，而且也在为这些人承担责任。似乎治疗者是万能的人，甚至能为来访者的一生指引道路似的。

治疗者不必扮演这种角色，而应成为来访者在治疗过程中的管理者。如果有某些来访者确实想把其一生维系在治疗者身上，那么他可能就需要进行较长时间的心理治疗了。心理治疗的一个重要假设是要由来访者自己回答出他是怎样一个人，他的问题是什么，他是否想解决这一问题，他是否想做出自己的努力等问题。治疗者的角色是提供一种对来访者有利的外在环境和良好的人际关系，提供某些说明、解释、意见、建议，教以某些方法，通过领悟和学习的方式，促进来访者的改变和增长。这就像在哲学中，人们常说的外因与内因的关系，治疗者提供一切外部的可能性，真正改变要靠来访者内因的作用。从某种意义上讲，帮助来访者成长，使之自强自立，就是要帮助来访者成为自己的治疗者。

2. 领悟

在这一阶段中，治疗者往往可以帮助来访者重新审视自己内心之中与问题有关的内容，并帮助对方达到某种程度的领悟。这种领悟的第一种作用，是可以达到一种能使其问题严重程度降低、并能使对方心理上真正强健起来的心理平衡。此时，也许来访者的问题仍然存在，但他已开始有所改变了。帮助来访者进行内心的探索，使之得到某种领悟的第二个作用是可以为他改变其外显行为提供心理依据。这两点都有利于来访者的增长。

例如，一位来访者总认为自己只要一看书，一用脑子，身体的某个部位就会产生一种难受的感觉，这种感觉影响着他以至不能看书学习。在治疗过程中，治疗者帮助他达到了这样一种认识，即他做过许多医学方面的检查，证明自己怀疑有病是无根据的，那么这种情况更可能是由心理因素引起的生理反应。来访者很快达到这样一种领悟，即从自己看书时起，潜意识当中，就开始怕这种难受的感觉出现，就在等待着这种感觉的出现，意念集中在此，结果可能一出现微小的生理反应即引起自己过分关注，形成条件反射并固定下来。来访者自己进一步认识到在生活无规律等情况下，这种问题更易于出现。这样治疗者与来访者又一起讨论了有关外显行为的改变问题。以后这位来访者又将前面的领悟扩展到关于睡眠方面问题的认识，从而在其心理健康的轨道上又向前迈进了一大步。此时，他的问题虽未根本解决，但他已进入增长阶段并可逐步成为自己问题的治疗者。在这样的情况下，他的问题的改变最终可以得到令人较为满意的成效。

3．支持

在这一阶段的治疗中，治疗者通过给来访者以正强化，以及通过给对方指明在某一事件或情境中积极、有益的方面的方式，通过真诚地给予对方的好行为的表扬、鼓励和支持等方式来减轻对方的焦虑，促进对方积极行为的增长。支持的方式在治疗过程中作用重大，但另一方面，这又是一个必须慎重涉足的领域。

当治疗者对来访者作保证或鼓励时，其基本的出发点应当是立足于现实的，而不能像是一张空头支票。有些治疗者出于好心，对来访者做出："这件事情一定会变好的"或"我能肯定你可以做得很好"等保证式的鼓励，这实际上反而于治疗不利。较好的方式是采用这类话语："让我们一起尽自己的最大努力试一试，万一发生什么事情，我们可以一起来想办法对付它。"这种方式比之前面的方式是更为现实可靠的，是以治疗关系作为现实保证的基础的，而不是把某件事直接和成与败维系在一起。相比之下，前一种保证方式内容空泛，无说服力，而且如果事情不是像治疗者所说的那样发生的话，来访者以后对治疗者所说的话也会打几分折扣了。

正强化的应用同样必须慎重。治疗者一定要注意自己奖励对方时是奖励对方的什么事情，什么方面。比如有位来访者很得意地告诉治疗者他自己主动承担了一项原来他很怕承担的任务。治疗者很高兴地表扬了他为战胜自己的自卑心理采取了这样的行动。但进一步追问，却发现对方承担此项工作是为了逃避另一项更困难的工作，此时治疗者的表扬就成了对其逃避行为的鼓励了。这是治疗者在使用正强化时应注意的问题。

有时，面对来访者很自豪地说出自己进步的情景时，治疗者常面临一种进退两难的境地。这种进步的证据成了对治疗者本人的一种压力，似乎他必须对来访者做出表扬、鼓励、赞赏的反应。此时，治疗者如果一定要仔细考察对方所说的进步的情况，会显得很不合时宜。但不这样做又可能给予对方错误的奖励，因为"闪光的东西并不都是金子"，所以治疗者仍需以婉转的方式探查对方所述进步的具体情况。

采用正强化还有一点需引起治疗者的充分注意，这就是这种强化可能会使得来访者为了赢得治疗者的表扬而表现自己。在这种情况下，对于这位来访者来说治疗是不能结束的，因为一旦谈到治疗的结束问题时，对方的进步就又会消失。好像没有治疗者的鼓励，这一切就都毫无意义了一样。在治疗过程中，来访者最理想的进步是其自己奖励自己，而减少对治疗者的奖励的需求。但来访者在治疗开始尚未达到自己能奖励自己进步的状况时，治疗者的奖励却又是必不可少的。在大多数情况下，正强化的采用应适度，应以不定间隔的为好，以针对性强的为好。而且当来访者某一新行为已稳定地出现时，不再重复对其表扬。

4．反塑造

在治疗过程中，治疗者以采用奖励、期望、对峙、帮助对方达到某种领悟等方式来矫正来访者的认知和行为等。反塑造是指来访者也可通过同样的方式来影响治疗者。对所有人来说，他人有意无意的影响都可能会在自己身上产生某种作用。因此，治疗者也应注意来自来访者的各种影响。来访者这种影响对方的企图可能并不少于治疗者，他们可能会有意无意地奖励或惩罚治疗者。可能当治疗者以能使来访者感到愉快的方式行事时，来访者就会以自己的进步作答或以对治疗者的看法、做法表示赞赏的形式回报治疗者。但当治疗者使来访者感到不快时，他就可能以退行的方式或攻击的方式对待治疗者。

有时，来访者的这方面表现是可以一眼看出的，也有时不那么明显。有时他们可能会采取貌似合作的态度询问："有没有更有效地解决我的问题的方法？"这可能就是对治疗者不满的一种间接的表示。

对待来访者的这种行为，治疗者可以以下面两种方式应对。第一种方式是每当来访者创造出一种使治疗者感到相当愉快或不快的情景时，治疗者可以在内心向自己提出这样的问题：对方为什么要这么说（或这么做）？他希望我做出什么样的反应？我自己的反应会对对方产生什么样的影响？等等。这实际上是要分析对方的意图及交互作用的结果的可能性，以便做出相应的反应。第二种方式是不管或有意不去重视来访者对治疗者构成的影响，而只是集中注意治疗目标的实现。这有助于对方了解治疗者不愿受之影响的意愿并使之不再重复此类行为。

5．移情

这意味着来访者可能把他以前生活里与他人的关系中产生过的情感、态度等主观体验移植到了治疗者身上。例如当治疗者以一个权威者的身份出现时，对方可能表现出过去对某一权威的种种心态：敌对情绪、防御反应或奉迎。来访者对治疗者的移情反应既可能是积极的，也可能是消极的。有时治疗者看人的方式、讲话的方式、坐的姿势、思考问题的方式、情绪反应以及价值观，都可能触发对方的移情反应。

这种移情有时是直接的，其所传递的是诸如"我喜欢你这个人（或不喜欢你这个人）"这类信息；有时是间接的反应，如把治疗者看作专家："我觉得人们到这里总能使问题得到解决。"不论对方的反应是什么样的，治疗者都应对此保持一种洞察力。认识到所有的移情都可能成为某种形式的治疗阻力。不管移情是积极的或是消极的，也不论它是以直接或间接的形式表现出来，移情一旦出现，都会对治疗过程产生某种不利影响。一般来说，治疗者对移情的处理要看移情本身的情况而定，也许对此需进行解释，也许就让其自生自灭。通常间接地表达出来的，一般程度的积极的移情，只需给予较少的注意就可以了；而直接的、强烈的、消极的移情则需认真对待。

另外，有一点治疗者也应明确，那就是并非所有的来访者都会产生移情反应，有时对方喜欢或不喜欢治疗者并非意味着其产生了某种移情。比如，来访者对治疗者感到气愤仅仅是因为对其行为产生了某种不满。此时，若把他的这种反应看作是移情的话，反而会失去探讨问题真正来源的机会。当然，对待移情，治疗者也完全可以把它看作是人与人之间交往方式的反映，而不必做类似心理分析的剖析。

在这样的情况下，治疗者对来访者对自己的情感反应可以做出尊重的反应，但同时不应允许对方的情感反应影响治疗的进程。比如，来访者一开始就认为治疗者把他当小孩看了，说自己从小就不喜欢父母训斥自己的方式，也不喜欢治疗者教导他该做什么、不该做什么。治疗者可以这样对他讲："我同意你的意见，被人教导总是令人不那么愉快的。但我们现在要做的工作主要是解决你当前面临的问题。在这一过程中，如果你觉得我有你说的那种表现的话，那时我们再来讨论这一问题，你看如何？"

6．反移情

反移情是指治疗者自己以不适当的行为对待来访者在治疗中的某些行为表现。这种反移情既可以是积极的，也可以是消极的。比如，治疗者可能并没有什么缘由（事实依据）而表现出对某个来访者的关心、注意；或者某个来访者并未有任何行为不当之处，但治疗者却对他感到反感、厌烦。与上面所述的移情一样，治疗者所体验到的积极的或消极的情绪，并非都是反移情，很多时候，治疗者喜欢或对某来访者感到不安是有原因的，此时若用分析反移情的方式处理就是不适当的了。

反移情对于治疗者来说，既有有利的一面，也有不利的一面。有利的是当治疗者认识到自己反移情倾向时，学会了更好地认识自己。不利的一面是治疗者一旦把自己的情绪带入治疗过程就必然使其判断力、反应形式和帮助对方的方式受到某种程度的主观影响。此时治疗者应针对自己的情绪进行工作，必要时，可将来访者介绍给另一治疗者。

7．对峙

在治疗的这一阶段，对峙也是治疗者常采用的技术方法。我们在前几章中已经谈到过对峙。对峙是向来访者指出其态度、思想与行为等之间出现的矛盾。对峙不是治疗者对来访者认识、感受的直接的简单的反馈，而是更重视对方较深层的动机与行为之间的矛盾等。此时治疗者的信息往往都是这样的"你说是这样，但事实并非真的是这样的"。如一来访者前来咨询有关婚姻方面的问题，治疗者在治疗的这一阶段发现了其矛盾："你说是要挽救自己的家庭，使之免于破裂，但你的行为使我怀疑你是否真的想做到这一点。"

治疗者在这一阶段采用此方法时，要特别注意因对峙对于来访者来说很可能是应激性的事件，所以对峙的运用必须建立在良好的治疗关系的基础之上；另外，对峙的内容一定要有事实依据；在事实不充分、不明显时不宜采用此法。

还要注意应用对峙的时间性，要在来访者能承受和接受这种对峙时采用。此外，对峙的应用应以有助于来访者的增长为目的，而不能使之变成一种攻击式的反应。

8. 解释

在所有影响技巧之中，解释恐怕是治疗者在治疗过程中最常用也最有用的"武器"了。解释就是为来访者提供对于现实世界的另一种看法。解释根据各种不同的学派理论各有不同。例如心理分析学派的解释更偏重于压抑在无意识中的东西，而认知学派则注重理性地、现实地认识世界。

在进行解释时，治疗者首先应知道向对方解释的内容应是什么，其次要注意何时应用解释以及怎样应用解释。像所有影响技巧那样，只有适时适当地应用解释，才可收到良好的效果。

在治疗的帮助及改变阶段，我们前面在会谈技术一章中所涉及的所有影响技巧都是十分有用的，这里不再赘述。此外，不同的学派还有许多常用的具体矫正行为、改变认知、挖掘无意识中内容的方法，这些我们将在理论技术与方法的部分中再行介绍。治疗者可根据自己的理论倾向做出选择。帮助和改变的阶段是心理治疗工作中最重要的阶段，是治疗者任务最重的阶段。但这一阶段又是治疗者最能发挥其创造性的阶段。在此阶段，治疗者可以开动脑筋，采用一切可能的方式方法，创造出一些新的技术来帮助来访者产生某种改变，以达到治疗的目的。这对治疗者来说又可认为是最富于挑战性的阶段。

三、结束阶段

结束阶段的工作亦不容忽视，这一阶段的工作对治疗工作的质量亦有很大影响。在这一阶段中，治疗者要向来访者指出他在治疗中已取得的成绩和进步，并向其指出还有哪些应注意的问题。治疗者传递给来访者的信息更可能是这样的："你现在做得越来越好了，你自己也可以做好它了。"

在这一阶段中，治疗者还要帮助来访者重新回顾治疗要点，检查治疗目标实现的情况，进一步巩固治疗所取得的成果。如果有可能，还可将来访者在治疗中提高的对某一事物的认识扩展到其他事物，帮助来访者真正掌握治疗中习得的新东西，以便在日后脱离了治疗者仍可自己应付周围环境，自己做自己的治疗者。

在国外，结束阶段的工作可能要占据 1 次至几次会谈的时间。而对于我国的心理咨询与治疗工作来说，这一阶段往往并不能占满 1 次会谈的时间，因治疗时间短，次数少。但即使是一次性治疗，结束阶段也是必不可少的。治疗者可以总结回顾一下本次会谈的基本情况，强调治疗要点，并允许对方进一步提出某些疑问。还可进一步要求对方复述治疗中要点和所应完成的作业。这一条很重要，因有时仅仅以治疗者说、来访者听的方式进行治疗，来访者由于没怎么开动脑筋，对治疗者所讲的要点，一出了治疗室就已举一忘三了。让对方复述可加深他对要点的印象。除此之外，治疗者还可检查一下自己发出的信息对方是否正确地接收到了。若有出入，可以及时纠正。

鉴于一些来访者可能仅来访一次，或在一次来访之后就自行停止来访的情况，许又新教授曾提出开放性一次性治疗的观点。开放性一次性治疗是指每一次治疗既为本次治疗画一个句号，又为下一次治疗留有余地[11]。这样，每一次治疗会谈都可以看作是一个相对独立的单元，而许多这样相对独立的单元在治疗的全过程中，又可形成一个完整的治疗整体。

总之，治疗是一个过程，是由不同的步骤、阶段形成的。各阶段之间相互重叠，相互关联，形成完整的统一体。每一阶段各有各的侧重点，但它们又在治疗目标之下统一起来，形成和谐的奏鸣曲。治疗者正是这奏鸣曲的指挥，当他掌握了更多的治疗技术和方法之后，更深刻地理解了来访者及治疗过程之后，就获得了更大的自由度，就能挥洒自如了。

参 考 文 献

[1] NELSON-JONES R. The theory and practice of counselling psychology [M]. London: Holt, Rinehart and Winston, 1982.

[2] PARLOFF M B. Goals in psychotherapy: mediating and ultimate [M]// MAHRER A R. The goals of psychotherapy. New York: Appleton-Century-Crofts, 1967.

[3] JAHODA M. Current concepts of positive mental health [M]. New York: Basic Books, 1958.

[4] 曾文星, 徐静. 心理治疗 [M]. 北京: 人民卫生出版社, 1987.

[5] 张人骏, 朱永新, 袁振国. 咨询心理学 [M]. 北京: 知识出版社, 1987.

[6] EGAN G. The skilled helper: a systematic approach to effective helping [M]. 3rd ed. Monterey, CA: Brooks/Cole, 1986.

[7] CAVANAGH M E. The counseling experience [M]. Monterey, CA: Brooks/Cole, 1982.

[8] OLDFIELD S. The counselling relationship: a study of the client's experience [M]. London: Routledge and Kegan Paul, 1983.

[9] 赵耕源, 黄铎香, 等. 综合医院门诊心理咨询 1000 例与书信心理咨询 500 例分析 [J]. 中华神经精神科杂志, 1986, 19(6): 325—328.

[10] 苏复, 王希达, 等. 心理咨询与神经症 [J]. 中华神经精神科杂志, 1986, 19(5): 311—313.

[11] 许又新. 心理治疗现状的简短述评 [J]. 中国心理卫生杂志, 1991, 5(1): 35—37.

第六章

心理治疗中的阻力与问题

　　心理咨询与心理治疗工作，旨在帮助来访者成长，产生某种改变，以消除或减轻心理问题、心理障碍的影响。这是一项涉及来访者内心深处活动的工作，在其实施过程中，必然会遇到来自来访者的有意或无意的抵抗。这种抵抗就被称为阻力或阻抗（resistance）。阻力是心理咨询与治疗过程中的伴随现象，是影响心理咨询与治疗顺利进行的最重要因素[1]。兰斯（R. Langs）将阻力定义为：来访者反抗心理治疗的适宜程序并以此干扰领悟性效果产生的所有努力[2]。

　　除了来自来访者的干扰之外，来自治疗者本身的干扰也会对心理治疗的进程产生阻碍作用。对于来自治疗者的这种干扰，有作者认为也可将其看作是治疗中的阻力[3]；也有作者认为，来自治疗者的干扰心理治疗进程的因素不能称为阻力[1]。鉴于上述情况，我们将来自治疗者的阻碍作用称为干扰或问题。

第一节　来自来访者的阻力

一、阻力的表现形式

　　在心理咨询与治疗过程中，来访者基于各种原因会有意无意地采用某些防御措施或方法，阻碍对其心理失调问题的分析或探查，阻碍治疗进程。它可能有下列一些表现形式：

1. 对会谈时间及规定的消极态度

　　在心理治疗中，会谈时间往往是事先约定的，或在前面的会谈中商定的。有些来访者总是迟到，于是他们就可以利用会谈最初的时间解释其迟到的原因、道歉、看看治疗者的态度和反应等。这样 10～15 分钟的时间就过去了。而这段治疗时间的浪费是完全没有必要的。治疗者如能帮助来访者认识其迟到含义并进一步了解其阻力产生的原因，那么就可将"坏事变成好事"，占去的治疗时间也就没有白费了。有时已经约好了时间，而来访者不打招呼就不来了，或是一再取消前来会谈的约定，这可能也反映了治疗阻力的存在。如果其最初的会谈表现并非如此的话，那么这种情况表明对方已开始进入改变自己的某个非常困难的领域了。

除了对约定的治疗时间采取消极态度之外，另有一些来访者表现出对治疗的时间规则的抗拒。例如有的来访者对约定的 1 小时会谈时间表示不满，要求延长会谈时间。也有的来访者在并无特殊原因的情况下寻找借口，要求在正常的两次会谈时间之间增加额外的治疗时间。有时，来访者的这种要求非常强烈，似乎治疗者如不答应他们的请求，就是对他们漠不关心似的。而如果治疗者在第一次就答应了他们的请求，以后又严格按照治疗会谈的规则行事时，他们就会抱怨治疗者由对其关心转变为冷淡的态度了。面对来访者提出额外要求的情况，治疗者首先应分清是否有必要增加会谈时间这一问题。如判定并无此必要，可在坚持会谈原则的基础上，了解来访者提出额外要求的原因。如来访者又想到新的信息需要提供，或又提出新的问题要与治疗者讨论的话，可请其在下次会谈时再谈此事。必要时可让来访者回去考虑在下次会谈的 1 小时内，最想与治疗者讨论的问题，其他问题则根据其轻重缓急视会谈时间的许可与否再决定是否进行讨论。

2. 把注意力集中在与治疗者有关的问题上

来访者一旦把话题引到治疗者身上，就会使会谈脱离其应有的主题，并且转移了治疗者对来访者的问题和对他本人的注意力。这种对治疗者的注意可能是一种积极的反应，也可能是消极的。积极的反应可能是来访者告诉治疗者说他觉得治疗者是多么可信、可靠的好人，或者说他是一个多么有才干的、出色的人等。这种赞扬式的言语会使治疗者感到很不舒服。如果让对方如此这般地继续谈下去，对于治疗是有害无益的。如果治疗者简单地打断对方的话语，直接转入对对方问题的讨论，又会显得治疗者对对方过于不耐烦了。无论怎样，治疗者应想办法结束对方的这类谈话，而且向对方解释将话题集中于对方的问题的重要性，以免由于方法简单生硬而造成不和谐的治疗气氛。

对治疗者的注意也可能以消极的形式表现出来。比如来访者可能会问治疗者："您为什么总是问我小时候的事情""您为什么老问我和我丈夫的关系""您今天是不是没休息好（意指治疗者没精神）"，或者问"您刚才笑了一下是什么意思"等。治疗者对此若没有思想准备，就可能很容易被对方的问题牵制，而无法真正把握会谈的进程。

有时，来访者对治疗者的消极态度会以更明显的方式表达出来。例如，对治疗者提出治疗方面的要求，要求治疗者改换治疗方式，甚至要求转到另一治疗者处去治疗。有时，这种情况可能反映了治疗者本身在治疗过程中确实存在问题。如并非此情况，则可能反映了来访者想主导治疗过程或企图抗拒治疗的深入。治疗者需在分析这些现象背后的原因的基础上应付来访者对治疗的抵抗。

在会谈过程中，治疗者还可能碰到来访者对其个人情况的提问，这可能并不是治疗阻力的反映。如有的来访者见到年轻的治疗者时，可能会问对方是否结婚了，有没有孩子等。有时这种情况是与来访者要咨询或治疗的问题有关的，如夫妻关系问题、性生活问题、子女问题等，并非是一种阻力，但治疗者若处理不当也可能有碍于治疗进程。还有时，来访者关心治疗者的身份，如职称等，关心治疗者的年龄以及有关的个人情况。这里可能有两种情况，一种是对方在猜测治疗者的实力以决定自己是否应将问题和盘托出；另一种则可能反映了对方的移情。对于来访者对治疗者有关的个人情况的询问，治疗者可以反问对方为何关心此类问题，找出其原因所在，探讨进一步确立治疗关系的可能性。如来访者对此治疗者的情况确实感到不满意，可以介绍他去找其他的治疗者。

3．回避问题的方式

阻力的一种常见的表现形式，就是来访者对问题的回避。这种回避可能直接反映在对问题的回答上，如有的来访者对某些问题保持沉默，既不点头摇头，也不回答是否，这是一种较为直接的抵触形式。更多的时候是来访者以所答非所问的方式回避关键性的问题。这种情况他们本人往往也未必意识得到。例如，一位女性来访者，她已有一位交往多年的男友，但近来又遇到一位使她倾心的男性追求者，她因内心失去平衡而来访。当治疗者向这位来访者问及她与男友的感情时，她的回答是这样的："他对我非常关心，照顾得非常周到，而且是在我最困难的时候帮助过我的人……"在这里，来访者没有正面回答治疗者的问题。根据我们前面章节中所论及的对来访者会话含义的分析，可以推测这位来访者对其男友的感情更多的是出于感激而非爱情，这可能是为什么在使她倾心的男性追求者出现时心理失衡的原因之一。在会谈过程中，来访者的这类反应不仅使治疗者没有得到希望了解的信息，而且有可能使治疗者忘记刚才谈话的主题而转入其他的问题中去了。如上例，治疗者就可能转而询问来访者遇到过什么样的困难，其男友给予过何种帮助，而不再注意来访者对其男友的情感问题了。遇到这种情况，如果治疗者在会谈中没能注意到这一点，在会谈结束后记录会谈要点时，应回顾一下整个会谈过程并记下这一问题，以备下次会谈再作进一步的探究。

回避问题的另一种形式是来访者把话题从主要的问题上转到另外的问题上，比如对某来访者来说最关键的问题是怎样正确面对其婚姻中的问题，而每次来访，他都会找些其他看上去很紧急的事情来讨论，而把这个要谈的问题拖至下一次甚至再下一次会谈。他会说"哎呀，我这星期又碰到了一件倒霉事，不说说我觉得真过不去，不然我会老想着这件事的"，等等。

4．为自己的行为辩护

来访者为自己的症状或问题行为辩护，这是对治疗的明显的抵触。例如某些专为人际关系方面问题前来心理门诊的来访者，可能常把其家庭之中、单位之中产生矛盾的原因归结为他人有问题，而不能认识其自身的一些不正确的言行对人际关系问题产生的不良作用。在他们看来，有问题的是与他们处于对立状态的人们，而绝不是他们自己。当治疗者分析问题成因时，他们会为自己行为辩护，认为其行为都是合情合理的，其中并无不合理的成分。在这种情况下，治疗者应引导对方跳出自己的小圈子，从更为客观的角度看待来访者的问题，而不宜从一开始就评判对方的行为，要求对方承认错误，这易引起更强烈的抵触情绪。

还有些来访者，一方面深受心理障碍之苦；另一方面又认为到目前为止其所有的想法、做法都是正确的，是有充足的理由的。例如强迫症病人一方面认为自己反复检查门是否锁了，灯是否已关，水龙头是否关好等花费了大量时间，并且别人不这样做，自己也认为这样不好。另一方面，他们又坚持认为如果不反复检查，自己"万一"忘记做这些事就糟透了，而且若不检查，自己就什么事也做不了，因此检查就成为应该的和必要的了。在这种思想指导下，来访者在治疗者采用各种理论或技术帮助他们消除或改变这种强迫行为时，就会顽强地为自己的行为辩解，甚至据"理"力争。他们的这个"理"正是治疗者应力求攻破的堡垒。通过对这种阻力的解释和分析，使来访者自己认识到其问题行为是不合理的，是荒谬可笑时，才能克服这类阻力，使治疗过程向前迈进。

二、阻力产生的原因

卡瓦纳认为来自来访者的阻力主要原因有三个，一个是因为成长必然带来某种痛苦；另一个是因为行为的失调是机能性的；再一个是来访者可能带有某种反抗心理咨询或治疗的动机[3]。

1．阻力来自成长中的痛苦

心理治疗中的来访者多数在治疗过程中都会产生某种变化。变化的程度可能很不同，但不论其变化大小，程度如何，成长中的变化总要付出代价，总会伴随着消除旧有的行为习惯，建立新的行为习惯的痛楚。在治疗过程中，来访者必须明确这样一点，即没有任何魔法能使他们毫不费力地发生奇迹式的变化。来访者初来心理门诊时，常常会这样发问：有没有什么药物之类的东西能给我开点？这些来访者希望有一剂灵丹妙药，能够使其心理问题一了百了，而自己不用做出任何努力就可以"大功告成"。在这种心理支配之下，由于对成长所带来的痛苦没有心理准备，往往易产生阻力。这时，来访者可能会希望放慢改变的步伐，或停止改变旧的行为、建立新的行为的行动。如果真的这样做了，对治疗的进展是极为不利的。

（1）开始新的行为的问题：在治疗中，来访者需重新考察自己基本的信念和价值观。很多来访者前来治疗时，尚未认识这一点，没有认识到其心理冲突与他的问题源于其信念与价值观。另外，改变一个人多年形成的信念与价值观亦很不易，不仅需要治疗者的努力，来访者自身的努力更为重要。这需要一种深刻的反省，面对自己过去相信的东西的瓦解是痛苦的，而建立新的信念和价值观也是很艰难的过程。

来访者可能需要转变成一个独立自主的人。有些来访者对家人和其他人过分依赖，总是寻求他人对自己的承认和接纳，寻求他人的建议和忠告。他们总是听凭别人安排自己的生活、学习、工作中的事情，而自己没有应有的主见。当他们诉说别人让他们做这做那，而治疗者询问其自己想做什么时，他们可能会很吃惊。他们会非常想改变自己，但当脱离他人，自己独立向前迈步时，又必然会感到非常紧张和焦虑。

来访者可能需要承认自己在欺骗自己。有些来访者可能非常愿意相信自己对自己编排的那些话语，尽管事实并非如此，但他们却相信自己就是那样想、那样做的。比如一个妇女说她很爱她的丈夫，但在治疗过程中，却发现她对他的情感和行为是很矛盾的。这种发现可能会使她感到痛苦、内疚，而且这痛苦还来自她需要在领悟的基础上对此做出改变。

上述是来访者在治疗过程中，需开始学习新行为的几个事例，其他的情况还有很多。俗话说"下坡容易上坡难"，要上坡就必须付出一定的代价。

（2）结束或消除旧的行为的问题：来访者可能必须停止那些他很喜欢的行为，例如饮酒、自己怜悯自己、操纵他人、退缩行为、无所事事地浪费时日等。这些旧有行为经年累月，而且可能还曾给他们带来过快乐，抑制这些行为所带来的痛苦常使来访者为之却步。

来访者可能需要不再装假，有些来访者在治疗过程中把自己的行为与情感过分夸大以博得他人的好感或同情。他们自称很勇敢而实际情况并非如此；他们自称与他人有良好的关系，实际这种情况很少在他们身上出现；他们声称自己有多么高兴和幸福，但事实上是一种过分的渲染。他们也可能把自己的痛苦夸大了，言过其实地诉说他们的不幸、抑郁和无望。治疗过程要使他们不再"演戏"，改变这种引人注意的行为方式，这也是很困难的事情。

来访者可能需要面对一种痛苦的抉择。在有些情况下，来访者与他人的关系的发展出现异常的不利的情况，可能这种关系对来访者来说是很重要的，但不结束这种关系，发展下去情况可能更糟。此时，来访者就面临着一种艰难的抉择。比如在来访者与其异性朋友之间、与其配偶之间或亲友之间的关系上，就可能遇到此类问题。结束某种关系虽可以解决当前的重要问题，但也意味着失去许多可能得到的东西，此时，来访者内心激烈的矛盾冲突是可想而知的。

即使是心理最坚强的人，改变旧有行为，建立新的行为的过程也会给他带来心理上的冲突和焦虑。而对于某些本来心理就不易平衡的人来说，这一过程的痛苦程度可能更为严重。尽管如此，向前迈进的步伐绝不能停止，治疗者在这一点上必须有清醒的认识。向后倒退一步，以后往往要再付出十倍的辛苦。

2．阻力来自机能性的行为失调

产生治疗阻力的第二种可能的原因是机能性的行为的失调。所谓机能性的行为失调是指失调的行为最初是偶然发生的，因其使某方面的需要在这里得到了满足，行为发生的次数增加，以致固定下来。来访者一方面为失调的行为感到焦虑；另一方面求治的积极性却不是很高。这种情况对治疗的阻碍极大，除非治疗者可使来访者相信，改变失调的行为可以使焦虑降低，同时设法使来访者以这种变态的形式寻求满足的方面也有所改进，才可帮助来访者克服阻力。

（1）阻力的产生源于失调的行为填补了某些心理需求的空白：这种情况比之其他情况，可能更为常见。比如，一位妇女平时得不到丈夫必要的关心、爱抚，某次生病，丈夫变得关心、体贴她了。病好之后丈夫故态复萌，使她很伤心。以后又有几次身体不适，丈夫复又对她关心了。渐渐地她感到疲乏无力的日子、次数多起来，这种情况在无意识之中被持续了下来。她自己也很感痛苦，但治疗过程中却又表现被动，在关键时期又退缩回去。阻力的来源是她惧怕这种行为改变之后，与丈夫的关系又回到原来的状况。另有一大学生，为自己所患的神经症症状感到苦恼，但治疗时却在与治疗者兜圈子，总强调自己痛苦，回避实质性问题。其原因症状一旦消失，他就必须面对学习上的竞争，而他自感无力在竞争中取胜，有病可使他逃避这一现实。其内心的想法为：不是我不如别人，而是我现在有病，我要是没有病，肯定不比任何人差。

（2）阻力的产生源于来访者仅仅是在以失调的行为掩盖更深一层的心理矛盾和冲突：例如有些被称为酒鬼的人，其饮酒过度只是表面的行为问题。饮酒不过是为了掩盖其解脱不了的心理矛盾：工作上的失败，婚姻中的不幸，对以往行为的内疚、悔恨等。如果治疗仅从表面问题入手，未能触及根本的问题，治疗必然会遭到某种程度的抗拒。

治疗者对由机能性的行为失调的原因造成的阻力应有足够的认识，在消除旧有的不适应的行为时，一定要帮助来访者以新的行为取而代之，同时对由阻力所暴露出的深层的心理问题，必须采取相应的对策。

3．阻力来自对抗治疗或治疗者的心理动机

前来求助的来访者有各种各样的人，其求助动机也各不相同，其中也有些来访者会带有抗拒治疗或对抗治疗者的动机。

（1）阻力来自来访者只是想得到治疗者的某种赞同的意见的动机：有些来访者在走进治疗室的房门之前，对于自己前来求助的事情就已做出了某种决定，诸如已决定了要与恋人分手、要和某人结婚、要去做人工流产、要休学等。但他们仍然为此来到了治疗者面前。他们只是来寻求专家对其决定的首肯。但他们自己并未清楚地意识到这一点，尽管在其内心深处确有这些想法。所以当治疗者与他们一起讨论其所要决定的问题时，特别是当治疗者帮助他们分析其他解决问题的可能性时，他们就会表现出不耐烦或不感兴趣，阻力明显存在。例如他们会说："您说的这一点很重要，我回去得认真考虑一下"，但下次来访时却又可能这样说了："我这一星期太忙了，根本没工夫好好想一想这个问题"，等等。

还有的来访者来心理门诊，目的并非为了改变自己或解决已有的问题，而是为了证明自己是对的，而别人应该受到批评或惩罚。他们把心理门诊看作是声讨某些人的法庭。比如他们觉得一切问题均由于其他人所一手造成，他的同学或朋友、他的家长、他的老师、他的同事、他的上司等，应负全部责任。此时治疗者若直接涉及来访者本人的问题，就很难使之心平气和地接受这种信息。

（2）阻力来自来访者想证实自己与众不同或治疗者对自己也无能为力的动机：有些来访者前来治疗只是想证实自己或自己的问题是多么与众不同，或者由于反复求医，有些医生或治疗者认为他是"没治了"，由此产生了并不想再做任何尝试的动机。在这种情况下，每当治疗者从各种角度提出建议或进行治疗时，他们就会说某些希望只是暂时的，或某些可能性对别人是有的，对自己却不行，或某些道理自己已经知道了，说也是无益的等。

可能也有这样的来访者，他们前来求助仅仅是为了证实他们自己的"价值"。他们的目的不是为了改变自己，解决自己面临的某些问题，而是为了反驳治疗者，从中获得某种满足。对于这种来访者，治疗极难有进展，但仍有些人是可以对其进行帮助的，不过开端可能是很艰涩的。

（3）阻力来自来访者并无发自内心的求治动机：有些来访者并非自愿来访，可能只是因与之有重要关系的人，如上司、父母、配偶等认为其有心理问题，应去做心理治疗，而在压力下前来就诊的。有时如他们不来心理门诊，其结果可能更糟。在这种情况下他们也会"自愿"前来，但其内心深处对治疗是有抵触情绪的。这时，治疗往往难以进行或只在表层徘徊不前。

对于这种不利于治疗的动机，治疗者并不需要努力使之改变，而只需以循序渐进的方式使对方认识其内心的想法，并认识这种动机可能带来的消极结果。在这种认识的基础上，治疗者再帮助对方建立起有助于治疗进行的动机。在个别情况下，当这种努力最终归于失败时，治疗者最好同意对方停止来访。但要告诉对方，心理门诊的大门永远是敞开着的，如果对方愿意的话，随时都可以再来。

三、应付阻力的要点

在谈到阻力产生的原因及表现形式时，我们已多少涉及一些应怎样处理这些阻力的问题。除了一些非常具体的应对办法之外，在处理心理治疗中的阻力时应注意下面几点：

1. 解除戒备心理

解除戒备心理是指治疗者不必把阻力问题看得过于严重，似乎治疗会谈中处处有阻力。如果治疗者采取这种态度，可能会影响会谈的气氛及治疗者与来访者的关系。治疗者一方面要了解阻力的原因和表现形式，以便在阻力真正出现时，能及时发现并进行处理；另一方面也不必"草木皆兵"，而使治疗气氛过于紧张。过分强调阻力的结果，可能会把来访者当成治疗中的竞争对手，那样的话，治疗者的"成长动机"与来访者的"阻碍的动机"将会使会谈变成一场争夺输赢的斗争。另外，治疗者即便发现了阻力之所在，也不能认为来访者是有意识地给治疗设置障碍。

对于治疗者来说，还应了解这样一点，即当来访者表示不愿接受某些建议或方法时，也不能把这些情况都看作是一种阻力的表现形式。在治疗过程中，来访者可能会抵触改变自身的过程，也可能会抵制有可能对其造成伤害的任何事物。因此，在治疗过程中治疗者对来访者首先要做到共情、关注与理解，尽可能创造良好的治疗气氛，解除来访者的顾虑，使对方能够开诚布公地谈论自己的问题，这实际上已为治疗会谈减少了一定的阻力。

2. 正确地进行诊断和分析

治疗者对来访者的问题应有正确的诊断及分析。正确的诊断有助于减少阻力的产生。来访者最初所谈出的问题，可能仅仅是表层的问题，而对其深层的问题，治疗者若能及早把握，将有助于治疗的顺利进行。

　　有时，来访者的人格特征，即为具有攻击性的、好斗的或防御心理很强的、退缩的等特点。他们的这些特点，不仅在平时的人际关系中表现充分，而且也会反映到治疗会谈之中。在这种情况下，治疗者首先对此应有明确的认识；其次，仍可靠真诚的态度及高超的专业知识与技能取得对方的信任，排除会谈的阻力。

　　此外，阻力还常与治疗者个人有关。来访者有时出于对治疗者的气愤，害怕某治疗者，或感到治疗者伤害了他，或对治疗者产生了移情等而对治疗产生抵触情绪。在这种情况下，治疗者必须率先解决阻力所反映的问题。

　　对于治疗中的阻力，不同的情况要做不同的处理。因此对具体情况的明确分析就是十分重要的了。

3. 以诚恳的帮助对方的态度对待阻力

　　一旦治疗者确认治疗中出现了阻力，治疗者可以把这种信息反馈给来访者。但这种信息反馈一定要从帮助对方的角度出发，并以诚恳的态度，以与对方共同探讨问题的态度向对方提出这一问题。治疗者可以这样发问："每当我提到你和你丈夫的关系问题时，总没有得到正面的回答。你自己是怎么看这件事的？"或者这样对来访者说："我发现这两次的家庭作业你都没有做，而且回来对我说你根本就做不到。而当我们讨论你回去做什么作业时，你自己都表示过愿意做的。这是怎么回事呢？你自己是怎么想的呢？"治疗者在给对方这种信息反馈时所要做的事，实际上是这样几件：首先是告诉对方某处可能存在着问题；其次是争得对方对此的一致看法，确认阻力的存在；进而了解阻力产生的原因，以解释阻力。本着这样的精神去处理各种阻力问题，有助于减轻对方的紧张、焦虑，使之以合作的态度共同探讨阻力问题。千万不能以气愤的态度、以把对方当成故意制造事端的人物的态度讲出诸如"你总是回避这个问题，这背后肯定还有什么问题"或"你说你很愿意改变自己，但每次布置的家庭作业你都不做"等话语来。

　　但也有些来访者对治疗进展的抵抗十分强烈。对这种情况，一方面治疗者要采取直接揭示其阻力的方法（这与上述情况不同，不以一种直接的方式不足以对其阻力产生影响）；另一方面要考虑对来访者进行较为长期的治疗了。

　　应付阻力的主要目的在于解释阻力，了解阻力产生的原因，以便最终超越这种阻力，使治疗取得进展。这里面的关键是要调动对方的积极性，使之能与治疗者一同寻找阻力的来源，认清阻力产生的源泉。弗洛伊德认为克服阻力，解释是重要的武器，要分析、解释阻力的表现和性质，向来访者说明无意识阻力的真实意义，反复进行长期的修通工作[1]。克服阻力不是一件轻而易举的工作，需要进行反复多次的解释和讨论，直至来访者对此达到真正的领悟为止。

第二节　来自治疗者的干扰和问题

一、来自治疗者的干扰

干扰心理治疗进程的因素，既可能来自来访者，也可能来自治疗者。治疗者本身也是普通人，也有自身的弱点、缺点，也会犯这样或那样的错误。作为治疗者，重要的是对自己的不足要有清醒的认识，对在治疗过程中可能发生的问题有足够的思想准备，尽可能不断提高自己，以减少在治疗过程中出现的问题及失误。

1. 产生于满足自身需要的干扰

来访者身上某些特性可能正好可满足治疗者自身的某些需要。此时若治疗者把满足需要的努力带入治疗过程，就会干扰治疗的进行。

（1）在私人关系方面。若治疗者认为来访者是个具有吸引力的人物或认为对方是个值得与其建立良好的私人关系的人，当他既想培养与对方的私人关系又想作为治疗者与对方建立治疗关系时，干扰就开始发生作用了。作为专业工作者，治疗者需要把全部的治疗时间都花在帮助对方身上；而作为个人，他又需要占用一定的时间以建立一种私人的友谊。有些人认为这事情并不矛盾，因为，治疗者也要与对方建立良好的关系。这里面的情形实际上仍是有差异的。因为一旦掺入了个人的因素，治疗者就很难再以客观的身份去分析问题，帮助来访者了，治疗的效果也可能因此受到很大影响。很有可能此时对治疗者来说，治疗的目标不再是帮助来访者使之得以成长，而是怎样建立、维持与对方的关系了。这种情况于治疗非常不利。治疗者只有努力提高自己，坚守职业道德，尽力避免与来访者的个人交往，才可减少这类干扰的产生。若这类干扰已经产生，且治疗者虽有所认识但已无法逆转，可以以正当的理由把来访者介绍给其他治疗者。

（2）其他个人需要的满足。治疗者有时可能会有控制他人的欲望超过了帮助他人的欲望的情况。此时治疗者的治疗很可能更多的是按自己的意愿进行，而不顾来访者本人的愿望究竟怎样。治疗者可能会把自己的愿望强加于来访者头上，认为对方只有结婚或离婚，参加高考或寻找工作，信奉宗教或放弃信仰，等等，才是其成长的表现。其结果，对于依赖性强的来访者是使之变得更加依赖于他人，对于独立性强的来访者则治疗很可能在没有进展的情况下不欢而散。此时，治疗者虽有帮助对方的愿望却不能达到帮助的目的。

另外，有的治疗者可能会固守某种世界观，某种治疗理论，不能接受来访者的其他类型的世界观和与其治疗理论不同的观点。当治疗的一方努力想"改造"对方使之接受自己信奉的世界观或理论；而另一方偏又拒绝这种"改造"时，治疗就可能陷入僵局。治疗者对于来访者个人及其信仰应该采取尊重的态度（当然若对方有错误时，我们也并非接受其错误），以尊重对方为前提共同制定治疗目标，以帮助对方的态度进行工作就可避免上述干扰。

2. 与治疗者个人缺点有关的干扰

（1）治疗者的个人问题。有些治疗者在其生活中也存在着这样或那样的问题，若来访者的问题恰恰与之接近或相似，治疗者就可能难以分辨。例如治疗者本身就有对问题难于决断的情况，若来访者的问题正好是希望在这方面有所改进时，问题就可能由此产生。因治疗者本人对此问题没有足够的认识，他就难于看出对方问题之所在，也很难提出有效的改进方案。

（2）治疗者的刻板印象或移情。治疗者在其生活实践中形成了对人的某些固定看法，这可能会带入治疗过程而对治疗产生某种影响。例如治疗者本人与其上级关系紧张，当来访者谈到与其上司的问题时，治疗者立即站到了来访者一方，而不是以客观的身份帮助来访者分析问题，这会阻碍或干扰治疗的顺利进行。又如治疗者平时就对某些爱唠叨的人很反感，在治疗过程中若碰到此类人，则立即产生同样的心理，倘若对方的问题又与人际关系有关，便很武断地认为一定是对方的嘴过于"唠叨"了，才使事情发展至此的。以这样的看法为依据进行治疗，可能从一开始就偏离了正确的治疗轨道。改变的方法是治疗者一方面要对自己可能产生的刻板印象或移情有较明确的认识；另一方面尽可能以客观的身份、以帮助对方的态度进行工作。

3. 干扰的某些具体表现

卡瓦纳曾列举了下列一些来自治疗者的干扰的表现[3]：

- 迟到或取消已约定的治疗时间，并且准备了一大套有关的理由。
- 不是认真倾听来访者的谈话，也不是与来访者认真讨论问题，而是只顾自己说，让来访者听。
- 会谈时走神或打瞌睡。
- 会谈时不是讨论来访者的问题而是谈论自己的事情。
- 常常忘记有关来访者的信息。
- 给来访者提出不可能做到的要求。
- 突然认为来访者有另一个"特殊问题"，要把来访者介绍给其他治疗者。

- 拒绝与来访者讨论对方认为是很重要的问题。
- 以讽刺的口吻对来访者讲话。
- 与来访者讨论治疗者自己感兴趣的问题，而这种讨论并非有助于来访者问题的解决。

了解上述产生于治疗者本身的问题的表现，治疗者可以随时觉察自身是否有问题存在。但克服这类干扰的关键仍在于治疗者自身。治疗者只有不断地充实和提高自己，才可能最大限度地减少干扰治疗的情况产生。

二、治疗者面对的其他难题

1. 缺乏自信心

有些治疗者对自己能否帮助来访者缺乏自信。初涉此道者，这种情况比较多见，特别是当来访者对自己的能力发生疑问，询问有无把握能治好自己的"病"时，往往嗫嚅无声，使对方产生不信任感。不自信的问题可能来自两种情况，一种是由于缺乏治疗经验、对治疗技术方法不能灵活运用而造成的；另一种情况是治疗者本身对自身的评价偏低所致。前者可以随治疗经验的增加而改善，而后者则需自己对自己做改变对自身认知的工作了。事实上，治疗者对于自己在治疗中的能力与位置，应有较为清醒、客观的认识。

（1）帮助来访者的可能性。治疗者自己也是人，不是神。一方面我们要不断发展和提高自己，另一方面也要承认自己的能力限度。医生治不好所有找他来看病的人，心理治疗人员也是一样。关键是我们要尽自己的最大努力，尽可能提高我们作为治疗者对来访者的帮助效果。不能要求自己必须对所有人都能有帮助。

（2）对自身优势的认识。治疗者在治疗过程中，相对于来访者来讲有许多优势，例如，比对方更能客观地认识其问题。对方因自身处于事件之中，对问题的认识难免带有主观色彩，如"不识庐山真面目，只缘身在此山中"所讲的道理一样。另外，来访者把自己的某些方面不同程度地暴露给了治疗者，而治疗者并未同样地暴露自己，这种情况使得来访者处于相对弱势的地位。再者，治疗者掌握着有关的心理学原理及方法技术，对于来访者来说，即使他对此都已有了了解，但却难以把它们应用到自身生活之中，而治疗者却可帮助他们将心理学原理与方法付诸实践。

对治疗者来说，上述两点可能有助于增强其对自身的认识与了解。了解自身的能力限度以避免由于治疗者对自己的治疗工作要求过高而造成紧张与焦虑情绪的出现；认识自身的优势所在，可以帮助治疗者提高自信，以便在治疗过程中，能更好地发挥自己的主观能动性。

2．治疗出现失误

治疗者在治疗过程中，应尽量避免失误。但若失误已经产生，造成了一些不利的影响，甚至连来访者也清楚地意识到了治疗者的失误时，治疗者就必须面对这一现实，以现实的态度处理自己的失误。

有效的治疗者采取的措施包括：第一，向来访者承认自己的失误。这是因为作为治疗者，他们必须是诚实的，诚实要求个体勇于承认自己做的事情，即便是做错了的事也要承认。第二，作为治疗者，在治疗过程中常常成为来访者模仿的对象，治疗者的这种行为会使来访者认识到作为一个有良好适应性行为的人应该为自己的行为负责，包括承认自己的失误。第三，治疗者这样做也会使来访者看到治疗者自身能够接受自己是一个有可能犯错误的人，并使来访者看到向别人承认自己的失误并未使承认错误的人在他人心目中的形象产生一种根本性的改变。如果来访者从中悟出了上述道理的话，治疗者的失误就可能会产生某种意想不到的治疗效果。

有效的治疗者面对失误要做的第二件事是尽可能地消除自己的失误带来的影响，并争取使之有所改变。当然这需要治疗者根据治疗中的具体情况做出处理。

3．治疗者自身的苦恼

治疗者也同来访者一样，生活在世事沉浮的大千世界里，他们也会有自身的痛苦与忧愁，这类消极情绪可能会带到他们治疗的过程之中，而对治疗产生某种影响。另外，当治疗者面对自己对某个来访者的治疗失败时，当面对来访者的敌意时，也可能产生某些情绪问题。处理此类问题的办法，一方面治疗者自己可以对自己进行分析和调整，不断提高自身的"免疫"和调适能力；另一方面治疗者之间亦要形成一个良好的支持体系。治疗人员小组可以定期交流经验，相互提供必要的帮助。若有条件的话，治疗人员的指导者亦可作为"治疗人员的治疗者"而发挥作用。

参　考　文　献

[1] 钟友彬. 现代心理咨询——理论与应用 [M]. 北京: 科学出版社, 1992.

[2] LANGS R. Psychotherapy: s basic text [M]. New York: Jason Aronson, 1982.

[3] CAVANAGH M E. The counseling experience [M]. Monterey, CA: Brooks/Cole, 1982.

第七章

心理分析的理论与方法

第一节　心理分析的理论

美国著名的心理学史专家波林（Boring），在其巨著《实验心理学史》一书中曾这样写道："谁想在今后三个世纪内写出一部心理学史而不提弗洛伊德的姓名，那就不可能自诩是一部心理学通史了[1]。"其他西方心理学家也认为："很难找到心理学或精神病学的一个领域未曾受到弗洛伊德的思想影响。他的学说曾经激起成千富有成果的假说和鼓舞人心的实验。他的影响在社会学和人类学方面也都是同样不可估量的[2]。"

提起心理分析（又称精神分析，心理动力学），就必然会谈及弗洛伊德（S. Freud，1856—1939）。作为奥地利著名的精神病学家和心理分析学派的创始人，他于 19 世纪末从其所从事的临床治疗工作中逐步发展起了心理分析学说及有关的治疗方法。"他的工作从最初默默无闻，中经为人诟谇，声名狼藉，后复由于追随者不断增多，他的批评者又勉强接受了他的某些特殊论点，才逐渐地、一点一滴地重新得到了支持。他的观念日益扩展，直至他的有关人类动机的全部思想普及于心理学家们和普通人之间，在他们看来，弗洛伊德的这一形容词几乎与达尔文主义同样耳熟了[1]"。应该说，弗洛伊德所建立的一整套经典的心理分析理论，在当时是需要极大的理论勇气和实践精神的。他的工作是心理治疗领域中的开创性事件，使这一领域第一次有了自己完整的理论体系和工作方法。他的理论也第一次对神经症等心理疾病的病因进行了心理学的探讨，使人们的注意力由外部转向了对人的内心的研究。有许多人对心理分析学说及治疗方法提出不少批评异议，我国在"文革"结束之前，对心理分析都视若禁区。事实上，无论弗洛伊德和他的心理分析学说与治疗方法有多少不足或缺陷，都掩盖不了其对人类已经做出的和以后还可能做出的辉煌贡献。

在心理分析学说的基本理论中，与心理咨询和心理治疗有关的部分主要有：关于无意识和压抑的理论、性心理的发展学说、人格构成学说以及神经症的心理病理学说。

一、无意识和压抑的理论

心理分析学说的一个基本概念是：作为一切意识行为基础的是一种无意识的心理活动。在弗洛伊德的早期著作中，认为人的精神生活主要由两个独立的部分组成，即意识和无意识，中间夹着的很小的一部分为前意识。

无意识（unconsciousness），在我国亦译作潜意识。无意识这个词有两个含义：一个是指人们对自己的一些行为的真正原因和动机不能意识到，另一个是指人们在清醒的意识下面还有潜在的心理活动在进行着[3]。

作为后一种含义的无意识之中，包含了各种为人类社会伦理道德、宗教法律所不能容许的原始的、动物性的本能冲动以及与各种本能有关的欲望。它也是过去经验的大贮藏库。这些无法得到满足的情感经验、本能欲望与冲动是被压抑到无意识之中的，但它们并不肯安分守己地待在那里，而是在无意识中积极地活动着，不断地寻找出路，追求满足。

前意识（preconsciousness），介于意识与无意识之间，其中所包含的内容是可召回到意识部分中去的，即其中的经验经过回忆是可以记起来的。其中的观念可以说暂不属于意识，但随时能够变成意识。

意识是可以直接感知到的有关的心理部分。这一部分在弗洛伊德的理论中不是很重要，只是一个人心理活动的有限的外显部分。弗洛伊德曾作过这样的比喻，认为心理活动的意识部分好比冰山露在海洋面上的小小山尖，而无意识则是海洋面下边那看不见的巨大的部分。

人的心理活动中的意识、无意识和前意识之间所保持的是一种动态的平衡。前意识与意识之间虽有界限却无不可逾越的鸿沟，前意识之中的内容与意识之中的内容的相互转换非常容易，是转瞬即成的事情。而无意识部分的东西要进到意识中来则非常困难。在意识之中似乎有一种抵抗力，起着"检察官"或"看守人"的作用——严防无意识中的观念进入意识部分。

无意识之中的各种本能冲动或动机、欲望一直都在积极活动之中，有时还很急迫，力求在意识的行为中得到表现。但因其是为社会道德、宗教法律所不能容许的冲动，所以当其出现时，就会在意识中唤起焦虑、羞耻感和罪恶感，因之加以抵抗，进行压抑。弗洛伊德认为无意识的动机都是向上运动的，向外推的，而意识却施以相反的力量，向下、向内紧压。这就是所谓压抑。

压抑的功能是把主体的经历和回忆、各种欲望和冲动保存和隐藏起来，不让它们在意识中出现。但这些东西并未消失，而是一直潜伏着、活动着，在压抑的作用下存在于无意识之中。

阿根廷一位心理分析专家奥达拉教授曾举了这样一个例子以解释压抑的作用，她说："如果自己的眼睛出了点毛病，带一副墨镜来，免得他人看见，此时压抑就在这里发挥作用了。捂着、盖着，不想让别人看见，但却引起了他人的猜想——这人大概有惧光症，害怕阳光；也可能猜想是个斜眼或是她刚刚哭过，不愿让别人看见哭肿了的眼睛。墨镜在这里是要掩盖某些东西，即在其背后隐藏着某些东西。这就是压抑。它一方面在掩饰，另一方面又在暴露；一方面在隐瞒，另一方面又在揭露。压抑从来不会使被压抑的东西消失。"这些东西会以梦、口误、笔误、记忆错误等方式出现[4]，病态的压抑则可能导致心理疾病——即以神经症的形式表现出来。

弗洛伊德自己曾对其关于意识、无意识和压抑的关系作过如下形象的说明："我们把无意识的系统比作一个大的前庭，在这个前庭内，各种精神的冲动，作为个别的存在物，彼此摩肩擦肘，拥挤在一起。从这个前庭通向另一个较小的房间，类似一个会客室，意识就居住于此。但在这两个房间之间的门槛上，却站着一个看守人：他传递个别的精神冲动，检查他们，如果他们没有得到他的许可，他就不让他们进入会客室……在无意识的前庭内的各种冲动不可能被住在另一个房间的意识看到，因此，他们当时必然继续是无意识的。当他们已经成功地向前挤到门槛，但却又被看守人遣送回去时，那他们就是不适于意识，于是我们就把他们称为被压抑的。然而那些已被看守人准许跨过门槛的冲动，也并非必然会变为有意识的；因为这只有当他们已经成功地吸引意识顾盼他们一眼时，才会发生。因此，我们就正当地把这第二个房间称为前意识系统……对任何个别的冲动来说，压抑就在于未能通过看守人从无意识的系统进入前意识的系统[2]。"

弗洛伊德在晚期于 1923 年发表了《自我与本我》一书，进一步用自我和超我代替了"看守人"一说，从而确立了其有关人格构成的学说[5]。

二、人格构成学说

1. 本我、自我和超我

（1）本我（id，又译伊特、它、它我、原我）。本我是人格中最原始、最模糊和最不易把握的部分。是由一切与生俱来的本能冲动所组成的。按照弗洛伊德的看法，本我是贮藏心理能量的地方，混沌弥漫、仿佛是一口本能和欲望沸腾的大锅。这些本能和欲望强烈地冲动着，不懂得逻辑、道德和价值观念，其活动只受"快乐原则"的支配，一味寻求无条件的、即刻的满足。由于本我不能直接同外部世界接触，所以总是在急切地寻找自己的出路，而其唯一的出路是通过自我。

本我所具有的特性可概括为：是无意识的，是无理性的，要求无条件的得到满足，只遵循快乐原则；是一切本能冲动后面的性力（libido）的贮藏库；它收容了一切被压抑的东西，并保存有遗传下来的种族的性质。弗洛伊德认为婴儿的人格结构完全属于本我。

（2）自我（ego）。自我是现实化了的本能，是在现实的反复教训之下，从本我分化出来的一部分。从本我分化出来的这一部分由于现实的陶冶变得渐识时务，不再受快乐原则的支配去盲目地追求满足，而是在现实原则指导下，力争既避免痛苦、又能获得满足。自我在人格结构中代表着理性和审慎。它在同外界现实的相互作用中成长，对外感受现实，正确认识现实和适应现实，对内调节本我中本能欲望的宣泄。

弗洛伊德曾把自我和本我的关系比作骑马的人和他的马之间的关系。认为马提供了运动的力量，而骑马人则具有决定方向和指导他那有力的坐骑的大权。但也有时会出现不合理的情形：骑马人必须得按马自己所要去的方向来指导他的马[6]。弗洛伊德亦曾指出："自我企图用外部世界的影响对本我和它的趋向施加压力，努力用现实原则代替在本我中自由地占支配地位的快乐原则[5]。"

自我具有这样的特性：它是从本我中分化出来的，一部分是无意识的，一部分是意识的，而其主要为意识的；它合乎逻辑，受现实原则支配；对本我之中的东西有检查权，防止被压抑的东西扰乱意识；它还要在超我的指导下，按外部现实的条件，去驾驭本我的要求。就这样，自我可以说是同时在侍奉三个严厉的主人：超我、本我和现实。

（3）超我（superego）。超我也称为理想自我、自我典范，是从自我发展起来的一部分，是道德化了的自我。它被认为是人格最后形成的，而且也是最文明的一部分。它是一切道德准则的代表。其主要作用是按照社会道德标准监督自我的行动。

超我是从自我分化出来的，能进行自我批判和道德控制的部分。它反映着儿童从中生长起来的那个社会的道德要求和行为准则。最初，这种角色是由双亲扮演的。从自我中发展出来的那一部分（超我）正是双亲权威的内部化，执行着早年父母所行使的职权。父母施行惩罚的职权，变作超我中的"良心"；施行奖励的职权，则变成了超我中的"自我理想"。自我理想确定道德行为的准则，良心则负责对违反道德标准的行为进行惩罚。

由此看来，超我的特性是：从自我中分化而来，大部分是无意识的。它是父母权威的内化，执行父母早年的职责（亦被认为是遵循至善原则）；可分为自我理想——确定道德行为的标准和良心——对违反道德标准的行为进行惩罚；其主要作用是监督和控制自我。

弗洛伊德认为人格的这三种构成：本我、自我、超我之间不是静止的，而是不断的交互作用着。自我在超我的监督下，按现实可能的情况，只允许来自本我的冲动有有限的表现。在一个健康的人格之中，这三种结构的作用必然是均衡、协调的。本我是求生存的必要的原动力；超我在监督、控制主体按社会道德标准行事；而自我对上按超我的要求去做，对下吸取本我的动力，调整其冲动欲望，对外适应现实环境，对内调节心理的平衡。弗洛伊德认为人的一切心理活动都可以在这种人格动力学的关系中得到阐明。当然，如果这三种力量不能保持这种动态的平衡，则将导致心理失常的产生。

弗洛伊德的人格构成学说并未排除他关于无意识理论中的观点。但在人格构成学说形成之后，他也开始不那么轻视意识的作用了。基于对弗洛伊德的人格构成及意识划区的理解，人们曾将其形象地比作浮在海中的冰块[7]，见图7.1。

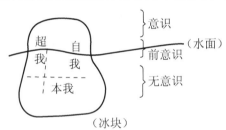

图 7.1　弗洛伊德人格构成与意识划分示意图
（转引自张伯源，陈仲庚，1986）

超我一部分在意识之中，一部分在无意识之中。自我也是同样。本我则完全处于无意识领域。前意识是既可以变为意识又可以成为无意识的边缘部分，随冰块起伏而变化，意识是露在水面上的部分，而无意识是深藏于水下的那一部分。随冰块的起伏，三种人格动力维持着一种动态的平衡。

2. 自我的心理防御机制

自我同时服侍着三个严厉的主人：外部世界、超我和本我，而且要使它们的要求和需要相互协调，"它感到自己在三个方面被包围了，受到三种危险的恐吓。如果它难以忍受其压力，它就会产生焦虑作为反应[6]"。焦虑的产生，促使自我发展了一种机能，用一定的方式调解冲突，缓和三种危险对自身的威胁。使现实能够允许，超我可以接受，本我又能有满足感。这种机能就是心理防御机制（defense mechanism）。许多证据表明，自我在采用防御机制时付出了昂贵的代价。它所消耗的能量完全可以挪作他用。防御机制是在无意识之中进行的一种儿童式的反应，这可能会阻碍现实行为的发展。对于个体来说，不会采用所有可能的防御机制，而只会有选择地采用其中的某些机制，这些机制就可能在其自我中固定下来[8]。

　　心理防御机制在弗洛伊德最初提出时，专指癔症中病态的特殊防御机制，以后陆续又发现了新的防御机制。其他心理分析家也都各有自己的观点和发现。综合弗洛伊德和其他心理分析家的看法，心理防御机制主要有下述几种：

　　（1）压抑（repression）：一些为社会伦理道德所不容的（亦即意识所不能接受的，超我所不允许的）冲动、欲望，在不知不觉中被抑制到无意识之中，使人自己不能意识到其存在。这种机制叫作压抑。被压抑的冲动与欲望并未消失，仍在无意识中积极活动，寻求满足。压抑是最基本的一种心理防御机制（例如一个不想下井的矿工，总是自己制造伤病，结果不能工作。但自己并不能认识到自己的这种想法）。

　　（2）投射（projection）：把自己的愿望与动机归于他人，断言他人有此动机、愿望，这些东西往往都是超我所不容的（如我喜欢我的同学，但他们恨我）。

　　（3）否认（denial）：有意识或无意识地拒绝承认那些使人感到焦虑痛苦的事件，似乎其从未发生过（如拒绝承认亲人的亡故，仍坚持说其未死）。

　　（4）退行（regression）：当遇到挫折和应激时，心理活动退回到较早年龄阶段的水平，以原始、幼稚的方法应付当前情景（如成年人以儿童式的方式提出各种不适当的要求）。

　　（5）固着（fixation）：心理未完全成熟，停滞在某一性心理发展水平（如一成年人害怕负起工作和家庭的责任，心理发展水平仍如青少年）。

　　（6）升华（sublimation）：把为社会、超我所不能接受、不能容许的冲动的能量转化为建设性的活动能量（如将攻击性的欲望转化为竞技场上的拼搏）。

　　（7）置换（displacement）：因某事物而起的强烈情绪和冲动不能直接发泄到这个对象上去，就转而移到另一对象上去了（找个"替罪羊"发一通火是最常见的这种心理防御机制的表现）。

　　（8）抵消（undoing）：以从事某种象征性的活动来抵消、抵制一个人的真实感情（如儿童以责骂桌子碰疼了自己的手的方式抵消由疼痛引起的不快）。

　　（9）反向形成（reaction formation）：把无意识之中不能被接受的欲望和冲动转化为意识之中的相反的行为（如拿了桌子上苹果的孩子，当妈妈询问苹果的下落时，马上高声说"我没拿"就是这样的例子）。

三、性心理的发展

弗洛伊德曾说过："心理分析以它的两种断言触犯了全世界……心理分析的这些令人不愉快的断言的第一个，就是肯定精神过程本身都是无意识的，而那些有意识的精神过程不过是一些孤立的动作和整个精神生活的局部……其次一个被心理分析宣布为它的发现之一的断言，就是肯定那些不论就狭义还是广义来说，人们都只能称之为性的本能冲动在神经和心理的疾病成因中都起着一种不平凡的巨大作用……[2]"

1．关于性本能

弗洛伊德在早年认为人有两种本能：即以食欲为基础的自我保存本能——自我本能和以性欲为基础的种族保存本能——性本能。在其生活的晚年，认为又发现了一种人类的本能——死本能。此后把其早期发现的两种本能合二为一成为生的本能。生本能要使生命得以延续和不断发展，而死本能要使生命回复到无机状态。两种本能有机地结合在一起，生命就在它们的冲突和相互作用中表现出来。

然而弗洛伊德晚期的两种本能的影响远不如其早期的关于性本能的论述。他认为这种以性欲为基础的种族保存的本能背后还有着一种潜力（或说驱力）叫作力比多（libido）。力比多又称性力，是一种力量、一种本能。性生活即是力比多的机能。力比多驱使人寻求快感的满足，为人的行为提供动力。

由于性生活即是力比多的机能，而力比多的机能发展经过了一系列的变化过程，在这里，性的概念被扩大了，不再是人们一般概念上的性或性生活，它包括了与生命得以延续和发展有关的广泛内容在内。个体在其生存与发展过程中，其性生活不仅趋向于身体快感的满足；而且在力比多的推动下个体趋向于有利于其生存的其他快感的满足。这一点在弗洛伊德的性心理发展的有关论述中得到了体现。

2．性心理的发展

按照弗洛伊德的观点，人的发展即是性心理的发展，这一发展从婴儿期就已开始。儿童在性生活方面是主动的，其发展源于力比多的驱动。弗洛伊德将人的性心理的发展从婴儿期到青春期分为五个阶段，在不同的阶段中性欲满足的对象也随之变化。每一阶段的性活动都可能影响人的人格特征，甚至成为日后发生心理疾病的根源。其中，儿童早期的经历在弗洛伊德看来，对一个人其后的心理发展是至关重要的。

（1）口欲阶段（0~1 岁左右）：此期中婴儿的主要活动为口腔的活动，快感来源为唇、口、吸吮、吃、吃手指，长牙后，快感来自咬牙、咬东西。

（2）肛欲阶段（1~3 岁左右）：此期中婴儿要接受排泄大小便方面的训练。主要为肌紧张的控制，快感表现为忍受和排便。

（3）性器欲阶段（3~6 岁左右）：此期中儿童能分辨两性了，产生对异性双亲的爱恋和对同性双亲的嫉妒。此外，生殖器部位的刺激也是快感来源之一。

（4）潜伏期阶段（6~12 岁左右）：此期中儿童性欲倾向受到压抑，快感来源主要是对外部世界的兴趣。

（5）青春期阶段（12~18 岁左右）：兴趣逐渐转向异性，幼年的性冲动复活，性生活继续着早期发展的途径进行着。

弗洛伊德认为，性心理的发展过程如不能顺利地进行，停滞在某一发展阶段，即发生固着；或在个体受到挫折后从高级的发展阶段倒退到某一低级的发展阶段即产生了退行，就可能导致心理的异常，成为各种神经症、精神病产生的根源。

在性心理发展中，弗洛伊德有一个著名看法：即认为人在幼年时期，对异性双亲的眷恋现象是人类普遍存在的特征之一。俄狄浦斯情结（Oedipus complex）（又称恋母情结）即是他用于说明此问题的一个术语。他认为古希腊神话中，俄狄浦斯王"无意识"地杀父娶母的故事说明了男孩都恋母而仇父，但女孩则相反，爱父而嫌母。儿童的这种感情是为社会伦理道德所不容的，因此受到压抑。"情结"是被压抑的欲望在无意识中的固结，是一种心理的损伤。解决这种情结的方法是儿童在发展中把他的自我的一部分视为与双亲一体的部分，形成超我，遵守社会道德规范的要求。但此问题若不解决好，人就会焦虑以至形成神经症。

四、神经症的心理病理学

1. 症状的意义

弗洛伊德认为，神经症的症状，与过失和梦相同，都各有其意义，都与病人的内心生活有相当的关系[9]。他指出：神经症的症状是性的满足的代替物。症状既可用以达到性欲满足的目的，也可以达到禁欲的目的。"症状乃是两种相反的互相冲突的倾向之间调和的结果；它们一方面代表被压抑的倾向，另一方面代表那抑制其他倾向而引致症候的主动倾向。这两个因素必有一个在症候中略占优势，但另一个也不必因此完全失去地位[9]"。

弗洛伊德曾列举治疗实例来说明其观点。这其中他列举了一个患有强迫症的女青年的例子。这个女青年有许多强迫动作的表现，其中包括睡前要使自己的卧室和父母之间卧室的门半开着，并在门口放上障碍物。她床上的长枕头不能与床背碰到一起等。她上床前的种种预备仪式即强迫动作可重复达 1～2 小时。在治疗过程中发现这个少女自己忽然了解到她之所以不让长枕头与床背接触的缘故。她认为长枕像一个妇人，而直挺挺的床背像一个男人。弗洛伊德指出，其强迫性仪式动作的目的在于阻止父母性交，并想借此仪式使自己代替母亲[9]。因此，弗洛伊德认为，症状是被压抑到无意识中的欲望寻求满足的曲折的表现，是压抑与被压抑的两种势力相妥协的结果。被压抑的本能欲望既不能得到真正的满足，则以症状的形式得到某种替代性的满足；而由于症状不是本能欲望赤裸裸的再现，因此超我亦不再干涉。

　　由于病人本身并不能意识到症状的真实意义，是无意识的，因此必须通过长时间的自由联想和分析，病人才能意识到。

2．神经症的心理病理学

　　弗洛伊德曾将其学说运用于阐述神经症、性变态、妄想型精神分裂症等心理异常现象的形成过程及机制，其中唯有对神经症的心理病理学的阐述最有实际意义。在神经症中，弗洛伊德的学说所涉及的是癔症（或称歇斯底里）、强迫症和恐怖症这三种类型的神经症。

　　心理分析学说认为，焦虑是理解神经症的关键所在。焦虑是一种弥漫性的恐惧的体验。由于有焦虑体验者无法意识到其恐惧的具体对象，所以焦虑常被称为"无原因的恐惧"。

　　弗洛伊德在其学说发展的早期，曾认为焦虑来自对性冲动的压抑，即力比多受到压抑得不到正常宣泄，就转化为焦虑或以焦虑的形式求得宣泄[3]。弗洛伊德在 20 世纪 20 年代后，在发展了其人格结构论之后重新研究了自我的机能，发现并不是自我先对力比多进行压抑，以后被压抑的性驱力转化为焦虑的；而是自我先预感到某种危险的存在，产生了焦虑，为防止焦虑的发展而对力比多的要求实行压抑的。即是焦虑造成了压抑，而不是压抑引起焦虑[6]。

　　本我中的本能欲望和冲动在力比多的驱使下不断地寻求他自身的满足和表现，超我根据社会、道德的要求不允许其表现，而自我同时要注意本我和超我及现实这三方的利益，必然对寻求满足的本能冲动感到焦虑。为防止焦虑的发展，就要设法干预、抑制或消除本能的冲动。在自我足够强大时，采用心理防御机制中的压抑能够获得成功。但当自我力量减弱时，压抑未能成功，即产生神经症性的心理冲突。两种势力冲突的结果达成妥协，自我采用心理防御机制中某些特别的技巧，对急于寻求表现的性冲动予以化装，使之以神经症症状的形式表现出来。这既使力比多的能量得到了宣泄，又使自我避免了焦虑。例如，在我们前面提到的弗洛伊德所举的那个少女的例子中，如果该少女不继续其强迫性的仪式动作，便会感到极度焦虑。这种焦虑是对其无意识之中取代其母的欲望有可能进入意识的一种恐惧。因此，这个少女所做的一系列强迫性的仪式动作，只是为了避免焦虑。即本来要产生的焦虑为症状的形成所代替了[3]。

由于自我所恐惧的那些寻求表现的性的本能冲动处于无意识领域，自我很难意识到其恐惧的真实对象。因此其所体验到的无名恐惧即为焦虑。而这种焦虑又为神经症的症状所取代，以致病人无法意识到其症状的原因所在，只有经过心理分析的治疗，才能找到病症的真正原因。

第二节　心理分析的治疗

心理分析的治疗是根据心理分析的理论进行的。其治疗更多的是对神经症的治疗。由于心理分析理论认为症状是神经症性冲突的结果，它是经过化装的，背后必有无意识的症结。因此，心理分析治疗着重寻找症状背后的无意识动机，使之与意识相见。即通过分析治疗使病人自己意识到其无意识中的症结所在，产生意识层次的领悟（insight），使无意识的心理过程转变为意识的，使病人真正了解症状的真实意义，便可使症状消失。

一、治疗的方法

1. 自由联想法

自由联想法（free association）是弗洛伊德 1895 年创造的。他让病人很舒适地躺着或坐好，把自己想到的（进入头脑中的）一切都讲出来，不论其如何微不足道、荒诞不经、有伤大雅，都要如实报告出来。心理分析家的工作则在于对对方所报告的材料加以分析和解释，直到从中找出病人无意识之中的矛盾冲突，即病的起因为止。在弗洛伊德看来，浮现在脑海中的任何东西都不是无缘无故的，都是有一定因果关系的，借此可发掘出无意识之中的症结所在。

2. 释梦

弗洛伊德 1900 年出版了《梦的解析》一书。他在给神经症病人治疗时发现梦的内容与被压抑的无意识幻想有着某种联系。他认为睡眠时自我的控制减弱，无意识中的欲望乘机向外表现。但因精神仍处于一定的自我防御状态，所以这些欲望必须通过化装变形才可进入意识成为梦。因此梦是有意义的心理现象，梦是人愿望的迂回的满足。

在梦中所出现的几乎所有物体都具有象征性，成为性器官和性行为的象征。梦的工作通过凝缩、置换、视像化和再修饰才把原本杂乱无章的东西加工整合为梦境，这就是梦者能回忆起来的显梦。显梦的背后是隐梦，隐梦的思想，梦者是不知道的，要经过心理分析家的分析和解释才能了解。对梦的解释和分析就是要把显梦的重重化装层层揭开，由显相寻求其隐义。

为了得到梦的潜隐内容，治疗者仍需采用自由联想技术，要求病人对其梦中内容进行自由联想。通过联想，治疗者就可获得梦的真实意义。在分析过程中，由于阻抗的作用，病人可能会歪曲梦的内容。因此，治疗者还需突破病人清醒时的防御，才能达到理解梦的象征性的目的。

3. 阻抗

阻抗（resistance）是指病人有意识或无意识地回避某些敏感话题，有意无意地使治疗重心偏移。有意识的阻抗可能是病人怕治疗者对自己产生坏印象，或担心说错话，或对治疗者还不能信任，这种情况经治疗者说服即可消除。无意识的阻抗则表现为对治疗的抵抗，而病人自己则并不能意识也不会承认。病人往往口头上表示迫切希望早日完成治疗，但行动上对治疗却并不积极热心。例如病人可能表现为不愿更改其某种行为，即使这种行为给他带来了很大的痛苦。病人也可能很难正视和讨论他的创伤性体验，或寻找其他话题。在自由联想过程中，病人还会表现出很难回忆起一些与症状相关的重要事件及线索。

病人对心理分析治疗的这种强烈抵抗，自己无法意识到，也不会承认，他们可能还会为自己的这种无意识行为寻找理由，进行辩解。无论其表现形式如何，阻抗会一直贯穿于治疗的全过程之中。阻抗一方面是治疗神经症的障碍；另一方面它是治疗的中心任务之一。心理分析的治疗无法回避这种无意识的阻抗。治疗者需经过长期的努力，通过对阻抗产生的原因的分析，帮助病人真正认清和承认阻抗，治疗便向前迈进了一大步。

4. 移情

由于做心理分析治疗所用的时间很长，病人会把对自己父母、亲人等的感情转移到治疗者身上，即把早期对别人的感情转移到了治疗者身上，把他当成自己的父母、亲人等。像我们前面所讲的那样，这种移情（transference）有的是正性的、友爱，有的是负性的、敌对的。但移情并非是对治疗者产生的爱慕，也不是有意识的恐吓，移情是病人无意识阻抗的一种特殊形式。移情表示病人的力比多离开原来的症状而向外投射给治疗者，此时移情成了治疗的障碍，亦变成了治疗的对象。治疗者通过移情可以了解病人对其亲人或他人的情绪反应，引导他讲出痛苦的经历，揭示移情的意义，使移情成为治疗的推动力。由于心理分析治疗认为病人在分析过程中都会对治疗者产生移情，由于对移情的处理成为病人对症状领悟的重要来源，移情因此被认为是心理分析治疗中的重要组成部分。

弗洛伊德曾这样写道："治疗的工作乃可分为两个方面：第一，迫使力比多离开症候，而集中于移情作用；第二，极力进攻移情作用而恢复力比多的自由。我们要使这个新矛盾有一成功的结局，必须排除压抑作用，力比多才不再逃离了自我而逃入无意识。而此事之所以可能，又是由于病人的自我因分析家暗示的帮助而有了改变。解释的工作即将无意识的材料引入意识，于是自我乃因无意识的消逝而逐渐扩大其范围；又因教育而与力比多取得和解，于是自我也愿给力比多以某种程度的满足，自我能使少量力比多为升华之用，于是对力比多的畏惧也渐渐减弱了。治疗的经过愈接近这一理想的叙述，则心理分析治疗的效果也愈增大[9]。"

5．解释

解释是心理分析中最常使用的技术。要揭示症状背后的无意识动机，消除阻抗和移情的干扰，使病人对其症状的真正含义达到领悟，解释都是必不可少的。解释的目的是让病人正视他所回避的东西或尚未意识到的东西，使无意识之中的内容变成意识的。

解释要在病人有接受的思想准备时进行，此外，单个的解释往往不可能明显奏效。较有效的方法是在一段时间内渐渐地接近问题，从对问题的澄清逐步过渡到解释。因此，解释是一个缓慢而又复杂的过程。通过解释，治疗者可以在一段时间内，不断向病人指出其行为、思想或情感背后潜藏着的本质意义[10]。

二、治疗的实施

1．治疗对象的选择和治疗规则

心理分析治疗的适宜对象是癔症、强迫症和恐怖症病人。弗洛伊德的心理分析学说虽对精神分裂症的病理心理学机制亦做了阐述，但对真正的分析治疗而言，此类病人并非适宜对象。

分析治疗过程中，病人半卧在躺椅上，治疗者坐在躺椅的一侧后面。治疗环境要安静，不应受到干扰。此外不能有其他人在场旁听。

　　治疗中要求病人必须遵守治疗的规则，如在进行自由联想过程中，必须把浮现在头脑中的任何想法随时报告出来，不应有所隐瞒。这是因为病人所想隐去不报的内容，可能正是无意识之中与症状有关的使其自身感到羞愧、内疚的潜隐动机。

2. 治疗实施过程

　　心理分析治疗通常是每周会谈 3～6 次，每次平均 1 小时。其治疗疗程少则半年至 1 年，多则 2 年至 4 年[3]。

　　在正式开始治疗前，还需先经过两周的试验性分析阶段，以排除在初次会谈确定的治疗对象中仍存有不适于做心理分析治疗的对象。

　　试验性分析过程之后，进入正式治疗的第一阶段。此阶段的目的在于建立治疗的同盟关系。第二阶段是移情的出现及其解释。随着移情的发展，治疗者要及时进行解释，使病人对他将过去经历、体验投射至治疗者身上的情况有充分认识。在对移情的分析和理解的过程中，治疗进入第三阶段，这一阶段实为治疗的修通或扩通（working through）阶段。这一阶段要帮助病人对移情有更深刻的认识，并着力克服治疗中遇到的各种阻力，使病人对治疗者的解释，即其症状的隐义有更为清晰的认识。治疗的第四阶段，是治疗的结束阶段。这一阶段中要解决病人对治疗者的依赖问题和拒绝治疗结束的企图。此期要彻底解决病人对治疗者产生的移情[3,11]。

第三节　心理分析治疗的发展

　　心理分析的学说从其创立之日起，至今已有近百年的历史了。心理分析学说随着社会的发展，其理论和方法亦被不断地补充和修正。弗洛伊德的心理分析理论和治疗方法现已被称为经典的心理分析理论和方法。

　　在弗洛伊德最初创立心理分析学说时，其学说是在批评和责难中艰难地发展起来的。至 1902 年以后，一批相信和推崇这一学说的青年学者开始聚集在弗洛伊德周围，定期在维也纳对此学说进行研讨。至 1908 年第一次国际心理分析学术会议召开，1910 年国际心理分析协会成立，心理分析学说才得以向世界各国迅速传播。

　　在心理分析学说逐渐被学术界和公众认识的情况下，心理分析的团体发生了分裂，蛮克（O. Rank）、阿德勒（A. Adler）、荣格（C. Jung）等人与弗洛伊德在学术上的争论逐渐公开化，渐渐远离弗洛伊德的学说及团体。其中荣格和阿德勒的发展离开了"纯"心理分析的轨道，分别提出了有关广义的力比多及自卑情结论的学说，对心理分析的理论进行了重大修正。

1909 年，美国克拉克大学的霍尔（G. S. Hall）邀请弗洛伊德赴美讲演，使霍尔及詹姆斯（W. James）等美国心理学家有机会接触到了心理分析的理论。至 20 世纪 30 年代到 40 年代，欧洲正统的心理分析家纷纷到美国定居和讲学，使美国成为心理分析学说的中心。从 20 世纪 30 年代至 50 年代，美国的一批理论家和心理治疗家在弗洛伊德心理分析学说的基础上，发展了与时代、社会及文化相适应的学说与方法。这些学说从不同角度修正了弗洛伊德的经典学说，提出了各具特点的观点。由于它们同多异少，被称为新弗洛伊德主义（neo-Freudism）。其代表人物有霍妮（K. Horney）、埃利克森（E. Erikson）、萨利文（H. Sullivan）和弗洛姆（E. Fromm）等。

近年来，对弗洛伊德主义和新弗洛伊德主义的传统理论的修正和革新已成趋势。许多理论家和治疗家各自强调了心理分析学说的某些方面而建立起自己的理论观点。在心理分析学派内，各种理论观点互相渗透，出现了各式各样的治疗技巧，其目的都是为了缩短疗程，提高疗效[3]。目前这些疗法常被称为心理分析性疗法或心理分析式疗法（psychoanalytic therapy，psychoanalytically oriented therapy）。

在我国，20 世纪三四十年代开始即有介绍心理分析的书籍发行。但真正实施则是 20 世纪 80 年代的事情。其中最突出的工作当属钟友彬先生的认识领悟疗法的发展。

第四节　中国的认识领悟疗法

在这里，我们主要介绍钟友彬先生对心理分析在中国的应用及发展所做的工作和他的认识领悟心理疗法——一种心理分析式治疗。

钟友彬是一位精神病学方面的专家。他在任务繁重的基层医院精神科工作的同时，努力探索、坚持实践，为把心理分析应用于我国做出了艰苦卓绝的努力。近年来他已发表了一系列有关他的领悟性心理治疗的研究及治疗成果的文章[12,13]，并于 1988 年出版了他的《中国心理分析：认识领悟心理疗法》一书[3]，此书的问世标志着他对心理分析的应用与发展进入了一个较为成熟的阶段。

一、理论与方法

钟友彬的认识领悟心理治疗主要遵循心理分析的理论与原则进行。他认为："病症的'根源'在于儿童时受过的精神创伤，这些创伤引起的恐惧在脑内留下痕迹，在成年期遇到挫折时就会再现出来影响人的心理，以致用儿童的态度去对待在成年人看来不值得恐惧的事物[3]。"由于症状都是幼年期经历的恐惧在成人身上的再现，因此症状的表现必然带有幼稚性，具有不成熟的、儿童式的心理表现。

在涉及具体的症状表现时，钟友彬认为性变态病人在幼年期（13岁以前）有主动参与的具有快感的性经历或性游戏的经验，在成长过程中，这种经验被遗忘，进入无意识领域。成年后遇到挫折，性欲无法排解，无意识地采用幼年的方式解决成年期的困难和性方面的问题，就形成了性变态。如病人在儿童期有主动性的性经验，至青春期发育时产生怕羞和对儿童期经历的自责时，其所产生的羞耻反应与对他人的敏感性关系妄想相结合，即产生见人恐怖的症状。当幼年期的恐惧经验进入无意识之中，成年时遇到挫折使幼儿期的恐惧（初期焦虑）再次显现出来，并采用幼年的行为方式排除这种恐惧，此时病人表现出的就是强迫症状。

在治疗过程中，钟友彬认为，可以询问病人的生活史和容易记起的有关经历，但不要求勉强回忆"不记事年龄"时期的经历。对于病人的梦，可偶尔谈及，但一般不作过多分析。在治疗中，应用较多时间引导病人分析讨论症状的性质，说明其幼稚性和成年人的身份是不相称的[14]。在这种思想指导下，他不要求病人反复追忆，深挖过去，在无意识领域展开分析。他认为精神创伤已成为过去，不必再去追忆。在他的临床实践中，工作重心是在意识的层次，向病人指出其症状是幼年行为的表现，是在用儿童的方式解决和处理成年人遇到的问题，并要求病人对此达到领悟。

在这个前提之下，他主要着手解决两个方面的问题。一个是各种病人都会有的一般性问题：为什么说症状是儿童的方式，为什么儿童的方式带有成年人的痕迹？他通常以"火柴盒里有只大灰狼"的例子作为开始来解释这类问题。这句话只能唬住三五岁的小孩子，他们可能真的相信有可怕的大灰狼来了，防御措施之一，可能会躲到房间开着的门背后去。而对于成年人来说，这个说法的荒谬可笑显而易见。第一，在城市中绝少有大灰狼出现的可能性；第二，即便真的有大灰狼出现，它也绝不可能被装进小小的一只火柴盒中去；第三，如果大灰狼真的来了，藏在打开着的门背后是不解决任何问题的。这个说法对于强迫症及恐怖症病人极其有效，可以借以指出其以恐惧心理、不安全感为核心的焦虑之无意义，以及所采取的回避、防御方式之幼稚，是不能解决任何问题的。对于某些性变态病人（露阴症、挨擦症、窥阴症等）则着重指出它是在以幼年的猎奇、取乐的方式满足性欲的需要或解除某种紧张感。这种方式之幼稚与不可取，在任何正常成年人看来都是值得鄙视的、毫无意义的。那么，为什么在幼年的方式中又带有成人的痕迹呢？钟友彬告诉他的病人，人有四种年龄：实际年龄、生理年龄、智力年龄和情绪年龄。通常病人的前三种年龄都是基本相符合的，但第四种年龄——情绪年龄的发展落后于前三种年龄的发展。在一般情况下，情绪年龄不成熟是不明显的，但当遇到重大挫折之后，情绪的恐惧占了上风，压倒了其他（如理智等），产生了退行，以幼年的儿童方式表现出来。此时，因其智力水平是成人的，所以在幼年的方式中又带有成人的痕迹（如儿童不懂得害怕癌症，只有成人才懂，情绪是儿童式的，恐惧的内容却可以是成人式的）。

第二方面是要解决病人的具体问题。通常病人在对上述道理理解之后，症状仍然出现，治疗者还要解决他们每个人存在的不同问题。如强迫症病人有万一自己头脑不清楚办错了事（如会计怕记错账，医生怕开错药方）等想法，某些性变态病人认为他人对其行为是赞赏等。指出这也是以儿童式的逻辑推理得来的，并以科学的道理对此进行阐述，直至病人心服口服，放弃这些想法。

二、领悟的本质

钟友彬认为治疗的目的是要消除病人的症状，而症状的消除需有病人对治疗者解释的领悟。病人的领悟是在治疗者引导下达到的，因此疗效的取得不在于揭示了幼年的精神创伤，而在于病人对治疗者解释的信任，这就是领悟的本质。领悟的内容是治疗者灌输给病人的，病人自感以前的想法及行为可笑，自己抛弃了原有的态度、行为，使症状得以消失[12,13]。

因此治疗的过程是一个治疗者与病人交互作用的过程，也是特别需要病人主观努力的过程。钟友彬从治疗一开始就对病人强调一句中国的老话："师傅领进门，修行在个人。"每次治疗后，都要求病人写出自己的体会，这是作业的一种形式。另一种作业形式是要求病人暗中调查一下其他成年人对自己恐惧的事物、自己认为有意义的事物的看法，以破除他们某些不正确的观念。钟友彬对病人强调：一定要"下决心不做儿童心理的奴隶"，这样症状才有好转的可能。这是要求病人自己有一个消化、吸收的过程，使治疗者的信念变为病人自己的信念，这样才能放弃其病态的行为，达到治疗的目的。

三、治疗的适应症及步骤

（1）适应症主要为强迫症、恐怖症和某些类型的性变态（如露阴症、挨擦症、窥阴症）等。

（2）采取直接会面交谈方式。每次时间为 60～90 分钟。疗程不固定，间隔时间不固定。每次会见后要求病人写出对治疗者解释的意见及结合自己病情的体会，并提出问题。

（3）初次会见时，让病人和家属叙述症状产生和发展的历史及症状的具体表现，并进行精神检查以确定是否适宜进行心理治疗。如时间许可，则简单向病人解释其病态是儿童心理的表现。

（4）以后的会见可询问病人的生活史和容易回忆起来的有关经验，但不要求"深挖"过去。

（5）引导病人，并和他一起分析症状的性质。症状大都是幼稚的不符合成年人思维逻辑规律的感情或行动。其症状表现是以幼年的方式来解决成年人的问题。具体的解释要结合病人实际情况做出。

（6）当病人对上述解释和分析有了初步认识和体会之后，再向病人进一步解释病的根源在于过去，甚至在幼年时期[3]。

从近几年钟友彬发表的文章来看，他所提出的这一方法是行之有效的。经过5～12次左右的治疗，不少病人的症状就已有了好转、显著好转甚至症状消失[12,15-17]。

四、治疗举例

为使读者更好地理解钟友彬的治疗方法，这里节选了他对一个强迫症病人的治疗片断[3]。

病人，男，大学文化水平。曾在某医院病理科工作。患强迫症约 10 年。主要表现为在病理科工作回家后要全身洗涤，以致后来不能在那里工作，调到其他科工作，仍恐惧把病理科的脏东西带回家来了，来治疗前，已不能工作[3]。

在第 1 次会谈中，治疗者和病人有这样一段对话：

治疗者：在病理科工作一天回家后，换换鞋，洗洗手都是应当的，然而，见到病理科的同事都恐惧，他们送来的工资钞票都要消毒，他们坐过的椅子也要反复擦，有这种必要吗？

病　人：从道理上想，我也觉得没有这种必要，但内心里还是认为被污染了。不洗不足以解除我的恐惧。

治疗者：你的家人和朋友怎么看你的恐惧和这些行动呢？

病　人：他们都说我这种担心不可理解，甚至说我有些故意。但我确实觉得有可能被弄脏，怕把脏带回家。所以不做那些预防措施，无法解除内心的恐惧。

治疗者：假如强制自己不洗，会怎么样？

病　人：不行，不洗就非常紧张，很恐惧，连饭都吃不下；最后还是要找时间补洗到满意了才放心。

治疗者：打个比喻，现在屋子里有各种年龄的人，老人、大人和儿童，都在高声讲话，我大声制止他们说："你们谁再乱吵嚷，我就从衣服口袋里拿出一只老虎咬掉他的鼻子"。请判断，什么年龄的人才当真相信并害怕呢？

病　人：当然是小孩，不懂事的小孩，你那是吓唬二三岁的小孩子的。

治疗者：为什么？

病　人：因为不合乎成年人的经验和逻辑……衣袋里不能取出老虎。

治疗者：你见了病理科的人，听到病理科的消息都害怕被弄脏了，甚至一提到病理科都心情紧张，当真地恐惧，而且用一些多余的行动来消除这种恐惧，这到底是成人的逻辑还是幼儿心理？

病　人：这样看来，似乎也是幼儿心理，不合乎成年人的逻辑……

　　此后治疗者进一步向病人讲解了其行动是由成年人不应有的恐惧心理支配的，这种恐惧心理是在幼年期形成，在成年后，遇到心理冲突后即显现出来起了支配作用。单用控制的方法是不行的，要用成年人的态度对待它。并要求病人思考，写书面体会和回忆生活经历。

　　第2次会谈时，病人表示情绪好多了，老是念叨治疗者的话来壮胆，但恐惧心仍存在，遇事不洗够还不能安心。治疗者指出用治疗者的话来对付自己的儿童恐惧心，实际上也是用幼年自我安慰的方式来壮自己的胆。这种方法虽暂时见效，但实质上仍未摆脱儿童心理的束缚。并指出作为一名成年人不能迁就自己内心的幼儿恐惧，不能允许它继续主宰自己的行动。

　　第3次会谈病人对此已有了认识，在书面体会中表示要坚决用成年人的态度去揭露、批判自己的幼年恐惧。同时在行为上也有所表现，对病理科恐惧减轻。已可在家安下心来学外语了。治疗者要其随时准备对付可能再出现的幼儿恐惧。

　　第4次会谈（第3次会谈之后4个月），病人自诉心情好，在家表现已完全正常，对病理科不怕了，单位来人送工资也不反复洗了。治疗者嘱病人主动适应环境，常常警惕不要让儿童恐惧再以其他形式表现出来。3年之后的随访，病人精神状态仍正常。

　　从钟友彬上述的病例不难看出，其解释中仍保留有一定的心理分析理论的观点，但在方法上几乎很少有沿袭经典心理分析的痕迹。且对病人的治疗见效快，效果持久。这在强迫症病人的治疗中是很少见的。

五、对认识领悟疗法的分析与看法

关于认识领悟疗法与心理分析的异同，钟友彬曾作了下列几点分析[3]，他认为认识领悟疗法：

（1）承认人有无意识的心理活动，承认人的一些活动可以在意识以外进行，自己不能理解这些活动的原因，尤其是病态的行为。

（2）承认人格结构论，承认人们不自觉地使用心理防御机制来解除或减轻自己的心理冲突和烦恼，包括病态的恐惧。

（3）承认神经症病人患病后有两级获益，尤其是外部获益，给治疗这类疾病造成困难。

（4）承认幼年期的生活经历，尤其是创伤性体验，对人个性形成的影响，并可成为成年后心理疾病的根源。但不同意俄狄浦斯情结是人的普遍特性，也不同意把各种心理疾病的根源都归于幼年性心理的症结。

（5）同意心理分析的观点，认为各种神经症病人的焦虑都有其幼年期的焦虑的前例，这是成年焦虑的根源。认为强迫症和恐怖症的症状即是过去或幼年期的恐惧在成年人心理上的再现。

（6）弗洛伊德认为性变态是幼儿性欲的直接表现，是成人的一种非常态的性满足。认为这有一定道理，性变态是成年人用幼年的性取乐方式来解决成年人的性欲或解除成年人的苦闷的表现，是本人意识不到的。

（7）用病人易理解的符合其生活经验的解释使之理解、认识并相信其症状和病态行为的幼稚性、荒谬性、不合成人逻辑的特点，使之达到真正的领悟，从而使症状消失。

从上述分析看，钟友彬的观点与心理分析的观点有许多接近和一致之处。如认为病态的行为是无意识的心理活动所造成的，认为病态的恐惧是心理防御机制的表现，承认幼年的创伤体验有可能成为成年后心理疾病的根源等。

与此同时，他的看法与心理分析观点又有相异之处。在他最初的工作中，他曾试图沿袭心理分析的观点，努力寻求症状背后的无意识动机，尝试在病人的幼年生活经历中找出精神创伤的影响。但也正是从此时开始，他已开始怀疑"象征性"与病人症状的不相吻合，是牵强附会之说，"情结"亦不能说明问题以及认为"领悟"是治疗者强加给病人的等。他认为，病人所能领悟的内容与治疗者的观点有密切关系，治疗者的解释更为重要，解释是进行心理治疗的武器。

因此，他放弃经典的心理分析治疗方法，自行创造了一套适于中国国情的治疗方法与解释。他既未采用自由联想，也未对病人的梦加以解析；既未利用移情与反移情进行工作，也未采用弗洛伊德的性心理发展阶段的固结之说，而是按照中国的文化背景、中国人的性格特点采用了适合这些情况的方法与解释。

从他所采用的心理分析原则来看，他所强调的是，病人以儿童式的思维逻辑、儿童式的行为方式解决成年人所遇到的问题。而他在治疗中所要做的事情是使病人对这一点达到某种程度的领悟，从而以健康的行为模式代替过时的、幼稚的行为模式，使病人痛下决心——绝不做儿童心理的奴隶。这种解释反映了中国传统的自然观——顺应自然而发展的要求，因此是病人能够而且易于领会、接受的解释。虽然他常说自己的解释是杜撰的，但实际上改造病人的人格，使之变幼稚为成熟是其治疗的中心工作，这也是他的工作中最富创造性的部分。

而从这一点展开来看，其工作重心都集中在病人的意识领域，无意识领域中的工作他已全然置之一旁。他不在无意识领域中寻找"情结"，不让病人挖掘其早期生活经历。而是在引导病人改变信念，更为正确地认识自己，认识自己的行为。使病人认知发生转变，认识到以前的恐惧、焦虑之无意义，行为的可笑及不可取，认识到成人的逻辑与行为方式与儿童式的思维与表现形式之不同，并改变之，以达到治疗的目的。从这种意义上讲，钟友彬的治疗方法又与当今世界上以改变人的认知为主的认知心理治疗有着共同之处。

根据以上对钟友彬的认识领悟心理治疗的观点与方法的分析，我们总的认为：他是借用了心理分析的某些理论观点，从改变病人的认知入手，创造了一套适合于中国国情的具体实践办法。他的方法即可以归为心理分析学派，亦可以认为超出了此学派的范畴。

当然，从理论观点上讲，他的治疗方法还远未达到真正成熟的程度；从治疗疗效上讲，各种因素的分析研究亦未真正进行过。他的理论及方法仍需经过实践的考察与检验，并在这一过程中不断向前发展。

参　考　文　献

[1] 波林, 著. 高觉敷, 译. 实验心理学史 [M]. 北京: 商务印书馆, 1981.

[2] 杨清. 现代西方心理学主要派别 [M]. 沈阳: 辽宁人民出版社, 1980.

[3] 钟友彬. 中国心理分析: 认识领悟心理疗法 [M]. 沈阳: 辽宁人民出版社, 1988.

[4] 弗洛伊德, 著. 林克明, 译. 日常生活的心理分析 [M]. 志文出版社, 1983.

[5] 弗洛伊德, 著. 自我和本我 [M]//林尘, 等, 译. 弗洛伊德后期著作选. 上海: 上海译文出版社, 1986.

[6] 弗洛伊德, 著. 苏晓离, 刘福堂, 译. 精神分析引论新讲 [M]. 合肥: 安徽文艺出版社, 1987.

[7] 张伯源, 陈仲庚. 变态心理学 [M]. 北京: 北京科学技术出版社, 1986.

[8] FREUD S. Analysis terminable and interminable [M]//FREUD S. Collected papers, Vol. V . London: Hogarth Press, 1950.

[9] 弗洛伊德, 著. 高觉敷, 译. 精神分析引论 [M]. 北京: 商务印书馆, 1984.

[10] 陈仲庚. 心理治疗与咨询 [M]. 沈阳: 辽宁人民出版社, 1989.

[11] GILLILAND B E, JAMES R K, BOWMAN J T. Theories and strategies in counseling and psychotherapy [M].   2nd ed. Englewood Cliffs, NJ: Prentice Hall, 1989.

[12] 钟友彬. 在强迫动作症的心理治疗中"领悟"的本质和作用[J]. 中国神经精神疾病杂志, 1984, 19(5): 267—270.

[13] 钟友彬. 论动力学疗法中的领悟 [J]. 国外医学精神病学分册, 1985, 2: 137—140.

[14] 钟友彬. 现代心理咨询——理论与应用 [M]. 北京: 科学出版社, 1992.

[15] 钟友彬, 杨华渝. 窥阴症 [J]. 神经精神疾病杂志, 1981, 7(2): 71—73.

[16] 钟友彬. 挨擦症一例报告 [J]. 中国神经精神疾病杂志, 1983, 18(2): 114—115.

[17] 钟友彬. 露阴症 [J]. 中国神经精神疾病杂志, 1986, 21(4): 239—241.

第八章

行为治疗的理论与技术

第一节　行为治疗的基本理论

　　"行为治疗"一词最早是由斯金纳（B. F. Skinner）等人于 1954 年提出的。应该说，行为主义理论的存在已有很长时间了，但行为治疗与行为咨询的发展历史却远远短于其理论存在的年限。行为主义的研究早在弗洛伊德进行心理分析的研究时就已开始，但行为治疗的发展却是 20 世纪 50 年代末至 60 年代初的事情。不过，在较短时间内行为治疗已发展成为当今世界上最重要的心理治疗方法之一。

　　行为治疗与心理分析不同，从一开始它就是植根于实验的发现之中的。行为治疗的基本理论主要来自行为主义的学习原理，主要包括下述三个部分：经典的条件反射原理、操作条件作用原理和模仿学习的原理。其理论及治疗方面的主要代表人物，早期有巴甫洛夫、华生（J. B. Watson）和斯金纳，后来有沃尔朴（J. Wolpe）、艾森克（H. Eysenck）和班杜拉（A. Bandura）等。

一、经典的条件作用原理

　　提到经典的条件作用必然会首先提到巴甫洛夫（I. Pavlov，1849—1936）。他在实验室中研究狗的消化过程时，无意中发现了应答性条件作用（respondent conditioning），即经典的条件作用（classical conditioning）。他注意到，狗不仅仅是在食物出现时流唾液，而且在与食物出现有关的任何其他刺激物单独出现时也流唾液。为了证实这一点，巴甫洛夫进一步实验时，在给狗食物的同时又给狗一个节拍器的声音刺激，食物和节拍器声音结合几次之后，狗一听到节拍器声音（未给食物）

就会有唾液流出。他发现狗对无条件刺激物——食物的反应能通过无条件刺激物与中性刺激物（节拍器声音）的结合，使狗对中性刺激物也产生相同于对无条件刺激物的反应，也就是说，形成了条件反射。此时中性刺激可称为条件刺激。进一步又发现，几乎任何的先天性反应如眨眼等都可与任何刺激如声音、颜色、口令等建立起一种条件反射。但若条件刺激多次出现，而没有无条件刺激的强化，这个条件反射也可以被消退[1]。其基本过程如图8.1。

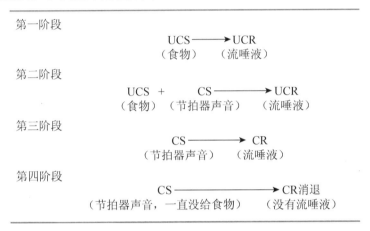

第一阶段

UCS ——→ UCR
（食物）　（流唾液）

第二阶段

UCS ＋ CS ——→ UCR
（食物）（节拍器声音）　（流唾液）

第三阶段

CS ——→ CR
（节拍器声音）　（流唾液）

第四阶段

CS ——————→ CR消退
（节拍器声音，一直没给食物）　（没有流唾液）

图 8.1　经典条件反射的建立和消退

UCS——无条件刺激　　UCR——无条件反射
CS——条件刺激　　　CR——条件反射

华生也很早就利用应答性条件作用的知识进行实验，他曾使一个本来喜欢动物的 11 个月大的男孩对白鼠产生恐惧的反应。其做法是每当这个男孩伸手要去玩弄白鼠时，实验者就在他背后猛击铁棒。经这样几次的结合之后，每当白鼠出现，这个男孩就会哭闹，出现紊乱的表现。此后又进一步发现这个男孩的这种反应又泛化到其他白色有毛的动物身上去了，本来他并不害怕的对象如兔子、狗、有毛的玩具等现在也发生了恐惧或消极的反应[2]。

华生是早期行为主义心理学的代表人物之一，他主张把心理学变成一门"自然科学"，十分强调环境的作用和影响。在他那里人类的行为公式化为简单的刺激-反应公式，他的实验和解释都是从这样的角度出发的。

从上面的情况看，经典的条件作用原理有这样几个基本现象。其一是条件反射的形成和建立，这是条件刺激取代无条件刺激，形成特定的刺激-反应关系的获得过程；其二是泛化，这是人或动物把学习得到的经验扩展运用到其他类似的情境中去的倾向；其三是消退，这是指条件反射建立之后，不再需要无条件刺激（如食物），仅由条件刺激物（如声音）就可引起条件反应（狗流唾液），但继续给予条件刺激物时，条件反应的强度就会逐渐下降，直至不再出现条件反应，这时消退即产生了。

此外，经典条件作用原理还试图对条件反射与人类异常行为之间的关联做出解释。巴甫洛夫曾观察到如果使狗学会在看见椭圆形时流唾液，而看见圆形时不流唾液，以后把椭圆形逐渐变圆，使椭圆形越来越接近正圆形，狗就发生辨认困难。曾经能熟练地辨认两种形状的狗，此时竟会出现精神紊乱、狂吠、哀鸣并咬坏仪器等行为。这被认为是狗发生了"神经症"症状[2]。其他实验研究也表明，伴有强烈情感和情绪的许多过敏反应，如抑制不住的脾气爆发，内脏的反应等都可以理解为是习得的条件反应。如有人给狗做过这样一个实验，每天在一定的时间给其皮下注射吗啡，引起的无条件反应是恶心。数月之后，狗一见到注射场所"医疗室"和注射的准备之后就恶心（包括许多生理反应——喘气、流唾液、发颤、呕吐等）。已有一些行为治疗家提出对包括神经症和精神病在内的许多人类的适应不良行为都可以这种方式理解[3]。从上述的经典条件作用原理来看，虽然这种原理可以解释人的某些行为是通过学习得来的，而且可以从一种刺激物或情境泛化到另一种刺激物或情境中去，但其终究不能解释更多的人类行为。

二、操作条件作用原理

正当巴甫洛夫在进行其早期的经典条件反射的研究工作时，美国的心理学家桑代克（E. L. Thorndike）正以另一种不同的途径进行实验。他把猫关在迷箱之中，它们可借助于拉绳圈、推动杠杆、转动揿钮而逃出来，关在迷箱之中的猫一开始挤栅门，抓、咬放在迷箱里的东西，把爪子伸出来等，进行了多种尝试以逃出迷箱。最后偶然发现了打开迷箱的机关（如通过拉绳圈打开了迷箱的门）。以后猫的错误行为渐渐减少，只有成功的反应保存了下来。动物就这样通过"尝试与错误以及偶然的成功"，学会了如何逃出迷箱[3]。

桑代克由这些资料开始进行研究，后来提出了著名的效果律，即一种行为过程的发生次数受该行为的后果的影响而改变。效果律所反映的是人或动物保持或消除先前反应与效果之间的关系。一种行为之后出现了好的效果，这种行为就趋向于保持下来；如果效果不好，则趋向于被消除。这也就是斯金纳等人称之为强化的一种关系。

斯金纳本人也做过许多实验研究。他研制出一种现在被称为"斯金纳箱"的实验仪器。他的一个实验是这样进行的：在斯金纳箱上有个小圆窗，当小窗上有某种特殊的光出现时，鸽子去啄它就可使一丸食物送到食盘中。鸽子先是围箱乱转，胡乱地啄这啄那，最后碰巧啄到了有光的小窗，自动的装置使食盘中出现了食物。这种对于适宜反应的奖励就是强化。以后鸽子就更倾向于啄小窗而不去啄别的东西了，但当窗子是暗的时候，食物是不会出现的。多次尝试之后，鸽子进一步学会了只在这个窗子有光时进行反应。如果以后这种行为不再被强化，它最终也就会停止啄小窗的行为了。在这里，经典条件反应的基本现象还是存在的，如泛化（对窗子的反应，不管有光无光也去啄），消退（强化停止，特定行为不再出现）等。

在上述的例子中，猫学会拉绳圈而逃出迷箱，鸽子学会啄小窗以得到食物，都是操作性条件反应的例子。操作性条件反应（operant conditioning）又叫工具性条件反应（instrumental conditioning），这种反应与经典的条件反应不同。在操作性条件反应形成的过程中，人或动物必须寻找出一个适宜的反应（如鸽子啄小窗）。而且在操作性条件反应中，这个习得的反应可以带来某种结果（如啄有光的小窗以得到食物），在经典的条件反应中，并没有这样的效果出现（如唾液的分泌不会导致食物的出现）。这种条件反应之所以被称为"操作性的"正是强调了其操作行为会导致某种结果的产生。

斯金纳特别强调环境对行为的塑造和行为的持续的作用。认为行为既可作用于环境以产生某种结果，又受控于环境中偶然出现的结果。任何一个有机体与环境的交互作用都必然包含下列三个元素：①反应的偶然性；②反应本身；③强化性的结果。使这三者结合在一起的是偶然性的强化[1]。

对于"强化"一词，人们感到非常难于定义。人们做了许多实验致力于探讨强化的作用。实验的结果是把强化分为积极的（或正性的）强化和消极的（或负性的）强化两种情况。

积极的强化是使有机体希望得到某些东西的反应增加的强化。如一丸食物对于一只饥饿的鸽子，一口水对于一只口渴的白鼠，一块糖对于一个乖孩子，都是积极的正性的强化物。这使得他们开始更多地去做在给他们这种奖励之前他们正在做的那些事情。

消极的强化则有所不同，是使有机体努力除去某些东西的事件。如白鼠学会按压一个杠杆而使对它正进行的电击停下来。这样做可以使得对有机体有害的刺激停下来。当这一反应学会之后，为消除有害刺激的出现，有机体学会了更多地做出使有害刺激去除或停止之前他们所做的反应。斯金纳认为撤掉正性的强化物，其作用和呈现一个负性的强化物的作用是相同的。但他不认为惩罚可定义为负性的强化物。这一点和后来的一些行为治疗家们的观点是不同的。

对于强化的时间、方式，斯金纳也做了实验研究。他发现强化可分为全部强化和部分强化。第一种强化是指持续地、稳定地在某一时间阶段中，强化被试的反应，

即百分之百地强化。后一种强化则不同，对被试的反应只给予部分强化，即强化少
于百分之百。实验发现，部分强化学习过程较慢，但某个反应一经学会之后不易消
退。而全部强化学会的反应易于消退。部分强化的情况主要有下列三种：①被试每
做出一定次数的反应之后就给一次强化，如鸽子每做 10 次啄小窗的反应就给一次
食物；②每隔一定时间给一次强化，如每 10 分钟强化一次，不管这段时间内被试
的反应次数多少；③强化所要求的反应次数（或时间长短）在一个实验中可以是恒
定的，也可以是变化的；而当其是变化的时候，这种变化既可以是有规律的变化，
也可以是随机的变化。这些不同的强化方式现已被广泛应用于行为治疗之中。

斯金纳根据其在实验中所得的观点，认为包括心理疾病在内的大多数行为都是
习得的。因此，心理咨询和治疗就是要以改变对来访者起作用的强化物的方式来改
变其行为。

三、模仿学习原理

行为治疗中的许多学习理论认为个体在获得某些行为的过程中，并未直接得到
过强化。持这种观点的人认为，学习的产生是通过模仿过程而获得的，即一个人通
过观察另一个人（模型）的行为反应而学习了某种特殊的反应方式。有研究者认为
人类的大多数行为都是通过观察学会的，这种观点已被心理学的研究证实了。莫勒
（Mowrer）指出：观察者仅仅通过看到模型的奖励就可以学会这个模型的反应[4]。
这样看来，来自模型的奖励就可能是各种各样的了。

在模仿学习的有关理论中，班杜拉的工作最为突出。他认为模仿学习可以在既
没有模型也没有奖励的情况下发生，个体仅通过观察其他人的行为反应就可以达到
模仿学习的目的。但是班杜拉并未置强化于不顾，他指出，虽然个体可通过简单的
观察学会某些行为，但为使个体运用这些行为，就必须运用强化手段[1]。

班杜拉曾对社会模仿学习进行分析，将其分为下述四个过程[5]：

1．注意的过程

人们要向某个模型学习，就必须集中注意力，准确地感知对方的行为。注意过
程一方面与要模仿的对象有关，如其行为的有效性、特点及行为的价值等；另一方
面与观察者本人的特点有关，如其感知的能力，唤醒水平，感知习惯和过去所受过
的强化的情况等。

2．保持的过程

人们为了有效地进行模仿学习，必须能记得所要模仿的行为。这包括了对象和

信息的双重存储，通常要利用言语进行编码。保持的目的是能够重新提取出来并付诸行动。

3．运动的再现过程

在某些阶段，对所要模仿的行为的言语信息的呈现需要有一个把它们翻译为有效的行为的过程。影响这一过程的因素有：观察者的生理能力，是否其反应已包括了必要的反应成分在内，以及在尝试采用新的行为时，是否具有正确的调适能力。

4．动机建立过程

学习的和操作性行为的一个重要的区别是在从事他们所学来的行为时，是否具有明显的动机。观察者在下列情况下更愿意采用他们通过模仿习得的行为：①可以得到内部的奖励；②内心认为是值得的；③已经见到过这种行为给模型带来过好处。

上述四个过程被认为是社会模仿学习必备的过程。除班杜拉在上述四个过程中提到的影响模仿学习的一些因素之外，人们还注意到下列一些影响模仿学习的因素：

（1）被模仿人的特征：如相似性、能力、地位等。被模仿人（模型）与观察者相似，则观察学习其行为的可能性就更大；模型的知名度高，模仿也就越可能发生。

（2）观察者的特征：如依赖性、从属性、安全感等。观察者依赖性强、缺乏安全感等更倾向于模仿他人的行为，模仿学习也更易于发生。

（3）观察者的参与程度：这与观察者是主动的参与或是被动的观察有关。班杜拉曾于 1969 年做过一个实验，改变大学生怕蛇的行为，其研究发现只是进行被动观察者，其行为改变的效果比主动参与示范者的活动的大学生要差。主动的模仿更有利于行为改变的发生。

就提倡模仿学习观点的社会学习论者看来，人们的大量行为都是通过模仿习得的。人的不良行为也常常是通过这一渠道形成的，如儿童看到成人或电视中的攻击行为，自己就会变得富有攻击性，疑病症的儿童多来自特别关注疾病的家庭等。模仿学习有助于人们学会很多重要的技能，但也可能会在习得变态行为方面起作用。

第二节　行为治疗的基本假设与治疗过程

从上述行为治疗的基本理论中，我们可以看到，早期的行为治疗的理论家希望在简单的实验条件下，发现人类行为的奥秘，找到学习的原理，用以解释所有人和动物的学习，解释复杂和简单的学习。理论家的希望是美好的，但他们面临着许多没能解决的问题。从简单的刺激-反应方式到社会学习（模仿学习）理论，行为治疗已从仅仅强调外部环境的影响转而注意到个体和环境的相互作用。虽然行为治疗的理论远未达到完美的地步，其对人类行为的解释仍有待于进一步的发展，但根据这种理论所进行的心理咨询与治疗实践却显示了强大的效力与勃勃的生机。

一、行为治疗的基本假设

行为治疗的基本假设是：

（1）如同适应性行为一样，非适应行为也是习得的，即个体是通过学习获得了不适应的行为的。但要注意并非所有行为变化都是学习引起的。

（2）个体可以通过学习消除那些习得的不良或不适应行为，也可通过学习获得所缺少的适应性行为。

所谓行为治疗，就是要"利用通过各种实验而确立的有关学习的原理和范式去克服不适应的行为习惯"[6]。

各种行为治疗的共同特点是：

（1）治疗只是针对当前来访者有关的问题进行，至于揭示问题的历史根源、自知力或领悟通常被认为是无关重要的。

（2）治疗是以特殊的行为为目标的，这种行为可以是外显的，也可以是内在的。那些改变了的行为通常就被看作是症状的表现。

（3）治疗的技术通常都是从实验中发展而来的，即是以实验为基础的。

（4）对于每个来访者，治疗者根据其问题和本人的有关情况，采用适当的经典条件作用、操作性条件作用、模仿学习或其他行为治疗技术[2]。

二、行为治疗的基本过程

与其他学派的治疗者相比，行为治疗者对治疗过程关心得较少，他们更关心设立特定的治疗目标。而特定的治疗目标是治疗者经过对来访者的行为的观察，对其行为进行功能分析后，帮助来访者制定的。治疗目标一经确定，新的条件作用的学习过程就可以开始进行。

布莱克姆（Blackham）等人曾提出提高适应性行为出现的频率和强度的六个治疗步骤。这六个步骤是：

（1）以操作性术语确定和阐明需要改变的行为；

（2）获取希望出现的靶行为的基线水平；

（3）设置有助于靶行为发生的情境；

（4）确认潜在的强化刺激和事件；

（5）强化希望出现的靶行为或强化一系列接近靶行为的行为；

（6）持续记录行为的变化并据此评价治疗的疗效[7]。

董经武亦曾将行为治疗的实施过程分为下列几个步骤：

（1）了解来访者现有问题行为及其原因；

（2）分析、辨别并确定目标行为；

（3）关键的不良行为的构成层次；

（4）在治疗前，观察来访者不良行为发生次数并确定基数；

（5）注意在引起反应的行为中，有哪些新的行为出现或改变；

（6）有无有意义的行为的不断出现；

（7）着眼于调节行为的后果或着眼于教授新的行为。

在上述论述中，我们可以注意到行为治疗过程中的主要内容有三项：

（1）确认来访者的不良行为，据此可制定治疗目标、选择治疗技术和方法；

（2）以适当的技术方法对不良行为进行矫正，帮助来访者建立新的行为方式；

（3）记录靶行为的基线水平及变化过程，以评价治疗过程。

三、行为分析及行为观察与评估

1. 行为分析

行为分析也称行为功能分析，是一个收集和分析有关病人的信息过程[8]。这一过程类似于我们在前面章节中所提到的心理诊断过程。准确的行为分析有助于治疗者制定治疗措施，选择评估手段并实施治疗，这是治疗成功的关键因素之一。

治疗者在面对来访者时，首先应区分其问题行为或不适应的行为是否由生物原因造成。如果问题行为是由于躯体疾病或器官的损伤造成，则不适宜采用行为治疗。

对适宜进行行为治疗的来访者的问题行为，治疗者应进行具体分析，确定需要改进的问题行为中的具体目标（即靶行为）。在考虑来访者的靶行为时，应注意靶行为的发生有何先行刺激，同时还要注意靶行为所导致的后果及来访者的心理、生理状况对其行为的影响。例如一位过度饮酒的妇女，她饮酒是为了排遣与丈夫关系紧张所引发的孤独感。每一次过度饮酒的发生常常是在与丈夫争吵之后。而每一次醉酒之后丈夫的冷言冷语，又进一步引发其嗜酒的行为。此外，饮酒所带来的生理的感受，以及心理上的自暴自弃的想法，都会对靶行为产生影响。因此，有作者强调在进行行为分析时，应注意对问题行为出现的情境、来访者的动机、该行为的发展过程、来访者周围的人对其问题行为的态度等进行分析[8]。

2．行为观察与评估

对来访者问题行为的改进及过程进行评估，有助于治疗者对所采取的治疗措施实施结果的了解，亦有助于来访者了解治疗的进展，增强改进的信心。

行为观察是评估的重要手段之一。它以观察外显行为的变化为特征。这种观察可以由来访者本人进行，也可以由来访者的父母、配偶或有关人员进行。

常用的行为观察方法有：

（1）频数测量，适于记录非连续性的行为在单位时间内发生的次数。如一位因认为别人都会注意自己而不敢上街的来访者，可在某一街道行走，记录有多少次别人在注意他。

（2）反应分类，将反应分为适当的-不适当的，正确的-不正确的等类型，分类记录有关反应发生的次数。例如，对一个有学习困难问题的小学生上课回答老师提问的次数或上课时做小动作的次数进行的记录。

（3）间隔记录，这是一种时间取样的记录。当他人作为观察者时，因其不可能全天对来访者的靶行为发生的情况进行观察，故可采取间隔记录的办法。如护士可每隔2小时观察记录一次精神病人有无古怪行为出现，是否与他人交往等，每次观察几秒钟。

（4）持续时间，对连续性行为的观察记录。如让一个社交恐怖症患者每天去公园坐在长椅上进行暴露治疗，记录其坚持这一行为的时间。

除行为观察技术外，行为的评估中另一种主要手段是借助自陈量表进行的。这类自陈量表包括害怕事件调查表、害怕情绪问卷、强迫行为检核表、社交情境问卷等[8]。这些量表可记录来访者自我报告的行为与情绪的状况，治疗前后的测查，或治疗过程中的测查，能反映来访者靶行为的变化情况。此外，一些与靶行为有关的测验量表，如贝克抑郁量表（BDI）、状态-特质焦虑量表（STAI）等亦可用于行为的评估。

第三节　行为治疗中的常用技术

行为治疗过程中的三项主要内容中的行为分析及行为观察与评估，我们已在上一节作了介绍。正确地分析来访者的问题行为，准确地评估靶行为的变化过程，都是服务于治疗目的的，而行为治疗的实施过程的另一重要部分，是选用适当的治疗技术。行为治疗技术是建立在行为治疗的基本理论之上的，其不仅为行为治疗学派的治疗者所偏爱，其他治疗学派的治疗者也常常选用个别的行为治疗技术。应该说，许多行为治疗技术是得到广泛应用的、富有成效的治疗方法。

一、放松训练

放松训练对于应付紧张、焦虑、不安、气愤的情绪与情境非常有用，可以帮助人们振作精神，恢复体力，消除疲劳，稳定情绪。这与我国的气功、太极拳、站桩功、坐禅等很相似，有助于全身肌肉放松，造成自我抑制状态，促进血液循环，平稳呼吸，增强个体应付紧张事件的能力。而且在方法上放松训练比气功等更为简便易行，不需要很多时间的学习。

1. 放松训练程序

（1）准备工作：治疗者要帮助来访者先学会这一程序，进而自行练习。帮助对方：

- 找到一个舒服的姿势，这个姿势使来访者有轻松、无紧张之感，可以靠在沙发上或躺在床上。
- 要在安静的环境中进行练习，光线不要太亮，尽量减少无关的刺激，以保证放松训练的顺利进行。

（2）放松的顺序：手臂——→头部——→躯干——→腿部。

这一顺序不是绝对不能打乱的。亦可对此顺序进行新的编组排列，治疗者可根据情况下达放松指令。

治疗者教来访者放松时可做两遍，第一遍治疗者边示范边带来访者做，第二遍由治疗者发指令，来访者先以舒服的姿势闭眼躺好或坐好，跟随治疗者指令进行练习。

- 手臂的放松
  伸出右手，握紧拳，紧张右前臂；
  伸出左手，握紧拳，紧张左前臂；
  双臂伸直，两手同时握紧拳，紧张手和臂部。
- 头部的放松
  皱起前额部肌肉，似老人额部一样皱起；
  皱起眉头；
  皱起鼻子和脸颊（可咬紧牙关，使嘴角尽量向两边咧，鼓起两腮，似在极痛苦状态下使劲一样）。

- 躯干部位的放松

　　耸起双肩，紧张肩部肌肉；

　　挺起胸部，紧张胸部肌肉；

　　拱起背部，紧张背部肌肉；

　　屏住呼吸，紧张腹部肌肉。

- 腿部的放松

　　伸出右腿，右脚向前用力像在蹬一堵墙，紧张右腿；

　　伸出左腿，左脚向前用力像在蹬一堵墙，紧张左腿。

　　（3）放松的方法：国外有研究者把每一部分肌肉放松的训练过程总结为如下五个步骤[1]：集中注意——肌肉紧张——保持紧张——解除紧张——肌肉松弛。

　　这几个步骤结合每部分肌肉的紧张和放松过程，治疗者可按下述方法给来访者以放松指示：

　　　　如手臂的放松，治疗者可以这样发出指示：伸出你的右手，握紧拳，使劲儿握，就好像要握碎什么东西一样，注意手臂紧张的感觉（集中注意和肌肉紧张）……坚持一下……再坚持一下（保持紧张）……好，放松……现在感到手臂很放松了（解除紧张和肌肉松弛）……

　　　　又如躯干部位的放松，指示语亦可如下述：耸起你的双肩，使肩部肌肉紧张，非常紧张，注意这种紧张的感觉……坚持一下……再坚持一下……好，放松……非常放松……

　　　　当各部分肌肉放松都做完之后，治疗者还可继续给出指示语：现在你感到很安静、很放松……非常非常安静、非常放松……全身都放松了……（然后等来访者从1数到50——事先教好对方或由治疗者掌握时间）……请睁开眼睛。

　　治疗者在给出放松的指示语时，特别要注意利用自己的声调语气来创造出一个有利于来访者放松的气氛。从开始到最后，语速是逐渐变慢的，但也不能太慢，注意发出的指令要与来访者的呼吸协调一致。每部分肌肉由紧张到放松的过程都要有一定的时间间隔，为对方更好地体验紧张和放松留有适当的余地。

　　另外，学习后，来访者可根据在治疗中学习的放松方法回去自行练习（一般每日1～2次），亦可由治疗者提供录好的有指示语的磁带，据此进行练习。

2. 其他放松法

　　（1）想象性放松。想象是人类精神活动的一个组成部分。在心理咨询与治疗中，想象技术是最常用的技术之一。由于想象技术常与其他技术结合使用，因此我们不再作单独的介绍。

想象性放松比前面的放松程序更为容易，但效果常常因人而异。做想象性放松之前，亦要求来访者放松地坐好、闭上双眼，然后开始先由治疗者给予言语性指导，进而由来访者自行想象。

言语指导的内容是治疗者需要事先了解的部分：看看来访者在什么情景中最感舒适、惬意、轻松。常见的情景是在大海边。可以这样给出指示语：

> 我静静地俯卧在海滩上，周围没有其他的人，我感受到了阳光温暖的照射，触到了身下海滩上的沙子，我全身感到无比的舒适，微风带来一丝丝海腥味，海涛在有节奏地唱着自己的歌，我静静地、静静地谛听着这永恒的波涛声……

治疗者在给出上述指示语时，同样要注意语气、语调的运用，节奏要逐渐变慢，配合对方的呼吸。另外，在给出这类指示语时，治疗者也要具有想象力，注意以言语提示配合五官的感觉。

（2）深呼吸放松法。治疗者可能会遇到这样的来访者，他在面临某些特殊的场合时易感紧张，此时已无时间和场地来慢慢练习上述的放松方法。在这种情况下，可以教以其最简便的深呼吸放松法。这和日常生活中人们自我镇定的方法相似。

具体做法是让对方站定，双肩下垂，闭上双眼，然后慢慢地做深呼吸。治疗者可配合对方的呼吸节奏给予如下指示语：一呼……一吸……一呼……一吸，或深深地吸进来，慢慢地呼出去；深深地吸进来，慢慢地呼出去……

这种方法虽极简单却常常起到一定作用，且来访者若遇到紧急场合常记不起或根本不知该怎么办。治疗者此时教授这一方法，绝不多余。此法亦可由治疗者先教会来访者再让其自行练习，以备必要时应用。

二、系统脱敏法

系统脱敏法（systematic desensitization）是最早应用的行为治疗技术之一，是由沃尔朴最先发明及应用的。主要用于来访者在某一特定的情境下产生的超出一般紧张的焦虑或恐怖状态。

系统脱敏法利用的是交互抑制的原理或反条件作用的原理来达到治疗目的。在系统脱敏法的具体实施过程中，利用的是人的肌肉放松状态去颉颃由焦虑或恐怖引起的个体的心率、呼吸、皮电等生理指标的变化反应。放松状态多次与引起来访者焦虑或恐怖的刺激物结合，即可消除原来因该刺激物引发的焦虑或恐怖的条件反应。由于人的肌肉放松状态每一次只能颉颃一个较低程度的焦虑或恐怖反应，因此，治疗时便从能引起个体较低程度的焦虑或恐怖的刺激物开始治疗。一旦某一刺激不会再引起来访者焦虑或恐怖的反应时，治疗者便可向处于放松状态的来访者呈现另一个比前一刺激略强一点的刺激。如果一个刺激所引起的焦虑或恐怖状态在来访者所能忍受的范围之内，经多次反复呈现，来访者便不再会对该刺激感到焦虑或恐惧了[6,8]。

系统脱敏法由三个部分组成：放松训练，建立恐怖或焦虑的等级层次和要求来访者在放松的情况下，按等级层次中列出的项目进行想象或实地脱敏。

1. 建立恐怖（或焦虑）的等级层次

（1）找出所有使来访者感到恐怖（或焦虑）的事件，并报告对每一事件他感到恐怖（或焦虑）的主观程度。这种主观程度可用主观感觉尺度（subjective units of discomfort，SUD）来度量。这种尺度一般为 0～100 分，见图 8.2。

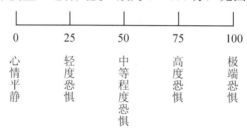

图 8.2　恐惧的主观感觉尺度

（2）将来访者报告出的恐怖（或焦虑）事件按等级程度由小至大顺序排列。例如，有一害怕考试的学生惧怕考试的主观等级的最后排列见表 8.1。一般所建立的等级层次以 6～10 个左右为宜，最多不能超过 20 个。

表 8.1　一个害怕考试的学生害怕的等级层次

事件	主观感觉尺度
1. 考前一周想到考试时	20
2. 考试前一天晚上想到考试时	25
3. 走在去考场的路上	30
4. 在考场外等候时	50
5. 进入考场	60
6. 第一遍看考试卷子时	70
7. 和其他人一起坐在考场中想着不能不进行的考试时	80

上述两步工作也可作为作业由来访者自己回去做，但再次会谈时，治疗者一定要做认真的检查，注意等级分数的排列情况。

2．系统脱敏步骤

（1）准备工作：放松训练和建立恐怖（或焦虑）等级。

（2）脱敏的"三部曲"：

- 放松：让来访者按放松训练中学到的方法放松。
- 想象脱敏：由治疗者做口头描述，让来访者进行想象。从等级层次中最低的一个恐惧（焦虑）事件开始。如前面我们所举的例子中可从考前一周的事件想象起。事先告诉对方，当他能清楚地想象此事时，便伸出右（或左）手的一个手指向治疗者示意一下。此后，让来访者保持这一想象中的场景30秒钟左右。
- 停止想象：让来访者报告此时感觉到的主观恐惧（焦虑）的等级分数。如上述学生考前一周想到考试的恐惧的主观程度可能由20分下降至10分了。治疗者要记下此时的等级分数。

然后重复上述步骤，想象的时间在每一次可比上一次略有延长（如第二次可由保持30秒增至保持1分钟），直至来访者对此事件不再感到焦虑或恐惧为止（一般达不到零分，连续2～3次达到10分左右即可）。然后再对下一个事件进行同样的脱敏训练。在治疗过程中，一般在一次会谈时间以完成1～2个事件的脱敏训练为宜。

想象脱敏的步骤亦可采用实地或实物脱敏法。如对一个怕猫的女孩，可先给她看猫的图片，直至不再恐惧；再给她形象逼真的猫的玩具看、接触；最后是看真的猫，接近真的猫。这后面的步骤则需实地进行训练了。另外，在实际接触训练中，开始可由治疗者或女孩的家人陪伴，以后则要求女孩自己去接触。这又成为新的系统脱敏系列了。

三、模仿学习

模仿学习（modelling or imitation）也是行为治疗常用的方法之一，其原理主要来自社会学习理论。行为治疗利用人类通过模仿学习获得新的行为反应倾向，帮助某些具有不良行为的人以适当的反应取代其不适当的反应，或帮助某些缺乏某种行为的人学习这种行为。

模仿学习通常采用这样三种方式：看电影或电视录像，听录音，由治疗者做示范。

例如，一个怕和异性打交道，也不会与异性打交道的男青年，可引导他看男女青年交往、谈话的录像，或让他听男女青年对话的录音，或由治疗者做示范——怎样与异性交谈。在这一过程中，治疗者要求来访者要注意看别人做了什么，怎样做；听别人说什么，怎样说。在看完录像，听完录音或观察完示范之后，治疗者要和来访者进行有重点的讨论——究竟在与异性接触中要注意什么，怎样做更好。与此同时，治疗者要注意利用正强化，强化来访者的适当的反应倾向。

事实上，在行为治疗的许多方法中，都含有模仿学习的成分。如系统脱敏法中，治疗者与来访者一起去使来访者感到恐惧的场所，此时治疗者的言行对来访者来说，即具有模型的示范作用。在决断训练等方法中，亦包含模仿学习的成分。

模仿学习又分被动的学习和主动的学习两种。在被动的学习中，来访者只是看录像，听录音或观察示范情境，自己并不参与其中；主动的学习中，来访者不仅要观察而且要参与行动。应该指出的是主动的模仿比被动的观看更为有效。主动的模仿类似于角色扮演中的一部分内容，我们将在角色扮演部分再做阐述。

四、角色扮演或行为排演

角色扮演（role-playing）多用于改变来访者的不良行为和进行社会技能训练。角色扮演在个体治疗和小组治疗中都比较常用。角色扮演可以说是对现实生活的一种重复，又是一种预演。在角色扮演过程中，来访者可学习改变自己旧有的行为或学习新的行为，进而改变自己对某一事物的看法。扮演方法如下：

1. 问题及情境说明

在个体治疗中，治疗者可帮来访者找出一个典型事例，来访者对此加以具体说明，即对有谁参与了该事件、当时场景等做一介绍。在小组治疗中，可由一个小组成员向其他成员讲述事情的经过情况。

2. 角色分配

主角：来访者本人，或小组中讲述自己问题者，其任务是扮演自己。

配角：治疗者或治疗者的助手，如果是小组治疗，可由主角自行挑选配角。配角要扮演主角所述事件中的另一个人。

3. 治疗者的指示语——扮演要求

对主角：扮演时要像真的一样，要带着自己的问题去扮演，对对方亦称以现实生活事件中的人名，中途有问题时不要停下来进行说明，而要等全部扮演结束时再讲。

对配角（小组治疗时）：尽可能按主角所说的真实事件中的那种情景去反应，想象自己是对方时，可能会做什么反应。

对小组其他成员（小组治疗时）：注意观察扮演情况，记下有问题的地方，但不要打断扮演进程，有话留待结束后再说。

4. 信息反馈

扮演结束后治疗者要给来访者以必要的信息反馈。如果是小组治疗，则先由配角，再由其他小组成员提出各自的意见和看法，最后由治疗者作总结。

反馈信息应包括：指出对方做得好的方面，予以表扬；不足的方面，应怎样改进等。可以让主角自己也评论自己的扮演行为。

在扮演过程中，可根据条件进行录音、录像，在扮演结束时放给主角看，并据此进行讨论。

5. 模仿学习

角色扮演可进行第二遍，让来访者采纳治疗者或其他人的意见练习新的行为。治疗者中间可叫暂停，示范新的行为，再让来访者进行主动模仿。

角色扮演亦可结合角色替换（role reversal）进行。在进行过一遍角色扮演之后，由治疗者或小组其他成员扮演有问题的主角，而由原来扮演自己的来访者扮演事件中的另一个人。由其他人扮演的主角可以先模仿有问题的来访者原先的行为方式，以使对方更深切地感受到自己行为的不适宜之处；再做一遍角色替换练习，由治疗者示范新的适宜的行为方式，最后可再进行一次角色扮演，以使有问题的来访者有机会主动模仿学习新的行为方式。

6. 结束时的工作

在扮演结束时，治疗者要对来访者在扮演中表现出新的适宜的行为进行强化，并鼓励来访者尝试把这种新的行为方式运用到现实生活中去。治疗者也可以作业的方式要求来访者对新学习的行为进行练习。

角色扮演可用于进行社交技能训练，例如，一个不知怎样与异性接触的女青年，在第一次进行角色扮演时，表现退缩，治疗者在扮演结束时指出了这一点，并提出了如何改进的意见和建议。第二次进行角色扮演，这个来访者说话显得很冲，好像她想压倒对方似的，行为表现又失之矫枉过正。治疗者模仿了她的言行举止，她自己也感到好笑。接下来进行角色替换练习，由治疗者做示范，怎样与异性讲话更为适宜。再做角色扮演时，她就已初步掌握了一些新行为的要领。治疗者表扬了她的进步，并布置了家庭作业，让她在一周的时间里，主动找异性谈话一次，在这一过程中，练习新的行为。

五、决断训练

决断训练（assertive training），又译肯定性训练、自信训练和声明己见训练。决断训练适用于人际关系的情境，用于帮助来访者正确、适当地与他人交往，表达自己的情绪、情感。

决断训练特别适用于那些不能表达自己愤怒或者苦闷的人，很难对他人说"不"字的人和那些很难表达自己积极情感的人。通过训练使他们能够表达或敢于表达自己的正当要求和意见或自己内心的情感体验。决断训练一般有下述几个步骤：

1．确认需要进行决断训练的问题

这在心理诊断中治疗者就应予以查明，并可对来访者个人生活史作一了解。

2．提高来访者进行决断训练的动机

决断训练有时涉及来访者对于某类事物的态度与看法，比如很难说"不"字的人，虽因难以拒绝他人的某些过分要求而感到不快，但仍会认为拒绝别人的请求，是一种不礼貌的行为或是认为那样做就显得自己太自私了。这种情况就需要治疗者帮助他们认识，搞清楚决断训练的意义。例如自私的含义是只顾自己不顾别人的利益，而决断性行为并非不考虑他人的利益。决断行为是在别人提出过分要求时进行拒绝或当自己感到自己做不到某事时说"不"字。

3．定义适当的行为

这一步是治疗者与来访者共同找出来访者出现问题的领域中的适宜的行为。在这一阶段，治疗者鼓励来访者注意观察他人有效的行为，或在治疗中，由治疗者作为模型，使来访者认识到对同一种问题还可有另一种解决或应付方法，认识到自己的行为是不适宜的。治疗者亦可作为客观的观察者，把自己对对方行为的感想反馈给对方。

4．决断行为的训练阶段

这一阶段更多地采用了角色扮演的方法，使来访者在这一过程中，通过主动模仿，学习新的行为方式。在这一阶段中，治疗者不仅要帮助来访者学会用言语表达自己的情感，而且应注意视线的接触、身体语言、面部表情的作用，帮助对方学习非言语的表达方式。

在这一阶段的训练中，可能包括教以来访者对积极的情绪或消极的情绪的表达。积极的言语表达如："你今天看上去真精神""你的这个主意真不错"；消极的

言语表达如："你这样看这件事使我感到很失望""我不喜欢别人不遵守时间"等。这种表达方式亦可采用由治疗者说一句，来访者重复一句的模仿学习的方式进行。

决断训练的进行亦可仅以来访者生活中的某一可代表其一贯行为的典型事例为原型进行。例如一女大学生，星期五就要参加一个重要的考试，而她的一个女朋友约她星期三晚上去她家玩。她虽说了要考试、复习等话，但总觉得不忍心拂了朋友的好意，就答应下来了。为此她心中很苦恼。她在许多场合都很难拒绝别人的要求，这件事只是近来的一个典型的例子。治疗者首先帮她分析了她这样做的利弊，使她认识到自己的行为是不适宜的；治疗者进一步示范她应怎样以不伤害对方感情的方式拒绝朋友的邀请；接下来进行角色扮演练习，让她学习新的行为反应方式。治疗者对其适宜的反应给予肯定，并进一步指出可以改进的方面。

决断训练也如角色扮演一样，每次进行完之后，治疗者都应给对方以信息反馈，肯定成绩，指出不足，并布置家庭作业或鼓励来访者把学到的新的行为运用到实际生活中去。

在决断训练中，治疗者特别要注意这样一个原则，即教给对方运用决断行为的场合，一定不会给来访者带来某种消极的后果。例如，在西方雇员与老板的关系中，可教雇员以正当方式提出自己的要求，但要注意如其老板是一个不讲理的人，这种方式则可能不适用，正当的要求也可能导致老板的报复行为。

六、强化的方法

日常生活中人们往往不加思索、不知不觉地在进行各种强化活动，如表扬、关注等。心理咨询或治疗中的强化却与之不同，是系统的应用强化手段去增进某些适应性行为，减弱或消除某些不适应行为的方法。

强化的方法（reinforcement methods）是建立在操作性条件作用的原理之上的。例如，某一行为若得到奖赏，那么，以后这个行为重复出现的频率就会增加；反之，得不到奖赏的行为出现的次数就可能会减少。在强化的时间间隔方面也遵循操作性条件作用原理。

1. 强化的类型

（1）正强化：给予一个好刺激。为了能建立一个适应性的行为模式，运用奖励的方式，使这种行为模式重复出现，保持下来。奖励的方式可以是给予对方喜爱的实物、代币、金钱，亦可以是微笑、点头、称赞和表扬。

（2）负强化：去掉一个坏刺激。为引发所希望的行为的出现而设立。例如年龄较大的孩子仍有吸吮手指的习惯，这种行为一出现就受到指责，一旦他不再吸吮手指了，立即停止对他的批评。

（3）正惩罚：施加一个坏刺激。这是当不适应的行为出现时给予处罚的一种方法，往往是给对方一种使之感到不快的刺激，如批评、罚款等。这种惩罚必须注意，惩罚的是什么，意义要明确，时间要适当。如随地吐痰，当即罚款即是正惩罚的一例。

（4）负惩罚：这是指去掉一个好刺激。这种惩罚比之正惩罚更为常用。当不适当的行为出现时，不再给予原有的奖励。如小孩完成作业之后可以让他看动画片，没有完成则不让他看了。

2．强化的方法

（1）塑造（shaping）：是行为治疗中最常用的方法之一，是通过强化的手段，矫正人的行为，使之逐步接近某种适应性行为模式。塑造过程中，采用正强化手段，一旦所需行为出现，立即给予强化。

在塑造方法的应用中，要注意制定适当的目标。比如要塑造什么行为，每一步应怎么做，每一步都要定出可以给予强化的标准。假定要塑造孩子学会关心他人的行为，第一步的标准可以是当孩子得到吃的东西时，知道问一声别人（妈妈、爸爸或爷爷、奶奶）要不要吃。如孩子问了，虽然没真把自己的糖果给别人，也可以表扬他，因为达到第一步的标准了。当这种行为稳定地出现时，第二步的标准可以是他真的把自己的糖果给了别人（父母、爷爷、奶奶），此时若他只是问别人要不要，没真的给别人时，就不再表扬他了，而只是在符合第二步标准的行为出现时，再予以表扬。第三步可以扩展到邻里的孩子，他可以注意到家人以外的人了。如此做下去，使孩子的行为一步步接近希望的行为模式。

在这一过程中要注意，有时标准可能定得高了，对方一下子达不到就需重作调整，把标准降下来一些。另外要有意造成利于对方出现此行为的环境。在治疗过程中，治疗者可创造良好的治疗气氛，利用此法帮助来访者一步步接近治疗目标。

（2）代币管制法（token economics）：是一种利用强化原理促进更多的适应性行为出现的方法。这是使用有形的可以得到实物奖励的正强化的方式之一。代币指可以在某一范围内兑换物品的证券，其形式有小红旗、小铁牌、小票券等。来访者可用这些证券换取自己所需的物品。

我国许多精神病医院，已采用此法管理病人，使精神病人的不良行为减少，生活秩序好转。此法亦可用于培养儿童的适应性行为。在治疗过程中，直接使用此法的机会可能很少，但治疗者可将此法教给来访者本人，或应用于集体治疗之中。

（3）消退法（extinction）：这种方法采用的方式是对不适应的行为不予注意，不给予强化，使之渐趋削弱以致消失。例如，小孩借哭闹的方式引起大人注意，若大人对此不予理会，孩子哭得没意思了，即会自行停止此行为。曾有一位母亲带着自己 4 岁的女儿前来咨询，她认为自己的女儿患有"多动症"，因为她总是在家里乱跑乱跳。治疗者经了解发现，这个女孩虽活动过多，但并非多动症患者。探其始末，这位母亲说，起初家里人（父母、爷爷、奶奶）认为小孩子这样跑跑跳跳很可爱，大家都很高兴地看着她笑。后来，次数多了，大家都厌烦了，于是就批评小孩，并都以不满的神色看着她。治疗者帮助这位母亲分析：她的女儿并没有患多动症，由于家里的大人起初给女孩子又跑又跳的行为以鼓励式的正强化，后来又给予了正惩罚，所以才会有现在这种情况的出现。女孩这样做的目的是要引起大人的注意，正强化也好，正惩罚也好，她都达到了自己的目的，因此行为受到强化而固定了下来。消除这一行为的最好方法是当女孩再次这样做时，大人不再去注意她，让她的这种行为自行停止。这就是采用了消退的方法。

在使用消退法时，注意要同时强化对方出现的适应性行为。而且做时一定要坚持住，因为往往在开始时，情况可能比以往更糟。比如上例中所说的女孩，在大人不予注意时，可能会以更激烈的行为吸引大人的关注。此时，一定要坚持这样做下去，若稍有动摇去注意她，这种行为对女孩就会变成一种不定间隔的强化而使其不良行为不易消退。

3. 应用强化方法的注意事项

强化的方法不止上面所说的几种，可有多种多样的组合应用，但所有强化方法的运用，都应注意下列几点：

（1）给来访者某种强化时，要注意这种强化物对对方的影响。换句话说，强化物要适宜，要能够起到治疗者所希望的强化作用。比如小孩做好了一件事情可以以糖果作为奖赏，这对成年人却很不适宜。又如布置家庭作业时，要求来访者完成之后给自己奖励——可以去看电视，但若来访者不喜欢看电视却喜欢听古典音乐，这时就要注意有针对性地找出适宜强化物。

（2）强化物的呈现要及时，意义要明确。表扬什么、惩罚什么，治疗者一定要做到胸中有数，且表达要明确。比如表扬一来访者说："你这个星期做得不错。"意思就含糊不清。什么事情干得不错，是今天表现得好，还是指的昨天的事情？治疗者的表扬一定要指出具体的事件，如：你刚才说的这个认识我认为很好，比你以前的看法提高了一步。批评也是一样，要指出具体的事情来。此外，强化要尽可能及时，只有及时强化，强化才能发挥其最大作用。

（3）强化的标准要逐渐提高，强化的次数要逐渐减少。这更多的是对正强化而言。正强化的目的是要使适应性行为出现，不适应行为减少或消除。当来访者的适应性行为稳定地出现时，即可逐步减少正强化的次数，或只在其又有进步时才给予强化。

　　另外，强化亦可由实物渐次变为言语，先采用效果明显的强化物再逐步改为言语的强化。

4．治疗者的强化作用

　　在治疗过程中，治疗者被看作是一个具有影响力的人，或者说其具有社会强化作用，因为治疗者可以塑造或指导来访者改变其行为。因此治疗者必须经过专门的训练，以便最大限度地发挥其影响作用。

　　治疗者对来访者的强化可以通过各种形式的信息传递给来访者：表扬、注意、目光的接触、面部表情、身体语言、共情、温暖、真诚、关注等。有研究者认为，治疗者所达到的共情的水平越高，其治疗就越有效，因此这种共情变成了潜在的正强化在治疗中起着很大的影响作用[9]。

　　对于行为治疗学派的治疗者来说，在治疗过程中，运用了更多的外显的强化方法。如在决断训练中、在角色扮演中、在系统脱敏中以及对来访者作业的完成、对朝向治疗目标的微小的适应性行为都予以强化。

　　因此，作为一名心理咨询与治疗工作者，在治疗过程中，简单的一个"好"或"不好"的表示，对于来访者都可能产生某种影响，心理咨询与治疗工作者对此应有足够的认识。

参 考 文 献

[1] NELSON-JONES R. The theory and practice of counselling psychology [M]. London: Holt, Rinehart and Winston, 1982.

[2] 陈仲庚. 变态心理学 [M]. 北京: 人民卫生出版社, 1985.

[3] 克雷奇, 等, 著. 周先庚, 等, 译. 心理学纲要 [M]. 北京: 文化教育出版社, 1981.

[4] MOWRER O H. Learning theory and the symbolic processes [M]. New York: John Wiley and Sons, 1960.

[5] BANDURA A. Social learning theory [M]. Englewood Cliffs, NJ: Prentice-Hall, 1977.

[6] WOLPE J. The practice of behavior therapy [M]. 4th ed. New York: Pergamon Press, 1990.

[7] GEORGE R L. Theory, methods, and processes of counseling and psychotherapy [M]. Englewood Cliffs, NJ: Prentice-Hall, Inc. 1981.

[8] 张雨新. 行为治疗的理论和技术 [M]. 北京: 光明日报出版社, 1989.

[9] TRUAX C B. Some implications of behavior therapy for psychotherapy [J]. Journal of counseling psychology, 1966, 1B: 160—170.

第九章

以人为中心的治疗理论及过程

第一节 以人为中心的有关理论

以人为中心的治疗是人本主义的心理治疗之一。其最初的理论与治疗均称为来访者中心理论或来访者中心心理治疗（client-centered theory and client-centered psychotherapy），近年来，逐渐被以人为中心的（person centered）理论或治疗的名称所代替[1]。

来访者中心治疗或以人为中心的治疗的倡导者是卡尔·罗杰斯（Carl Rogers）。1902 年罗杰斯生于一个农民家庭，早年攻读过农业、生物、物理和神学，以后又学习了心理学，接触了行为主义的理论并接受了弗洛伊德学派的心理分析训练。他曾在一个儿童行为指导中心作为心理治疗家工作了 12 年，以后又当了大学的心理学教授。早在 1949 年，他就提出过一个不同寻常的设想："假如我不去考虑表现我自己的聪明才智，那么，我觉得依靠来访者去完成这个治疗过程更好……来访者了解自己的问题，了解应向什么方向努力，了解什么问题最重要，了解自己隐藏着什么体验[2]。"他在心理治疗实践中总结出自己的经验，于 1942 年出版了《咨询与心理治疗》一书，提出了自己的新的心理治疗观。在进一步总结经验和不断探索的过程中，他于 1951 年出版了《来访者中心治疗》一书，为来访者中心治疗奠定了理论基础。

一、对人的基本看法

1. 人的主观性

罗杰斯认为："人基本上是生活在他个人的和主观的世界之中的，即使他在科学领域、数学领域或其他相似的领域中，具有最客观的机能，这也是他的主观目的和主观选择的结果[3]。"在这里，他强调了人的主观性，这是在咨询与治疗过程中要注意的一个基本特性。人所得到的感觉是他自身对真实世界感知、翻译的结果。来访者作为一个人也有自己的主观的目的和选择，这也是导致来访者中心一词出现的原因。

罗杰斯认为当一个人发怒的时候，总是有所怒而发，绝不是受到肾上腺素的影响；当他爱的时候，也总是有所爱而爱，并非盲目地趋向某一客体。一个人总是朝着自我选择的方向行进。因为他是能思考、能感觉、能体验的一个人，他总是要实现自己的需要[4]。

由于罗杰斯相信每个人都有其对现实的独特的主观认识，所以他进一步认为人们的内心是反对那种认为只能以单一的方式看待真实世界的观点的。因此，以人为中心的治疗或来访者中心治疗强调了人的主观性的特性，为每个来访者保存了他们的主观世界存在的余地。

2．人的实现的倾向

实现的倾向是一种基本的动机性驱动力，它的实现是一个积极主动的过程，不但在人身上，而且在一切有机体都表现出先天的、发展自己各种能力的倾向性。在这一过程中，有机体不但要维持自己，而且要不断地增长和繁衍自己。这种实现的倾向操纵着一切有机体，并可以作为区分一个有机体是有生命的还是无生命的鉴别标准。

罗杰斯在其早期的著作中就认为人类有一种成长与发展的天性，心理咨询与治疗应趋向此种人类天性。以后，他更加坚信人类的发展是朝着自我实现的方向迈进的，具有实现的倾向。他从其对个体和小组治疗的经验中得到这样的启示："人类给予人印象最为深刻的事实似乎就是其有方向性的那种倾向性，倾向于朝着完美，朝着实现各种潜能的方向发展[5]。"基于他的这种观点，他所倡导的来访者中心治疗或以人为中心的治疗的基本原理就是使来访者向着自我调整、自我成长和逐步摆脱外部力量的控制的方向迈进。

实现的倾向被看作是一种积极的倾向，它假定人具有引导、调整、控制自己的能力。以人为中心的治疗有一种不变的诊断，即认为所有心理问题及困扰均是由于这种实现的倾向的阻滞所造成的。因此，咨询或治疗就是要排除这种障碍以重新确立起良好的动机驱力。

不过，对于人来说似乎存在着两种动机系统，即其机体的实现倾向和其有意识的自我的实现倾向。随着自我概念（self-concept）的发展，实现的倾向更多地被用于表达自我概念的实现了，而这种实现的倾向既可能与有机体的实现倾向相似，也可能与之不同[1]。

罗杰斯的关于实现的倾向的观点受到马斯洛的动机与需要的理论以及自我实现的理论的影响，亦受到安雅尔（Angyal）等人的影响。

3．对人的其他看法

罗杰斯认为，人基本上是诚实的、善良的、可以信赖的。这些特性与生俱来，而某些"恶"的特性则是由于防御的结果而并非出自本性。而且，他认为每个人都可以做出自己的决定，每个人都有着实现的倾向。若能有一个适宜的环境的话，一个人将有能力指导自己，调整自己的行为，控制自己的行动，从而达到良好的主观选择与适应[4]。这也是以人为中心的治疗对人的看法的要点之一。

二、有关自我概念的理论

罗杰斯和其所倡导的以人为中心的理论认为，有必要将自我与自我概念区别开来。在这里自我（self）用通俗的方式讲，就是一个人真实的自我；而自我概念（self-concept）则是一个人对他自己的知觉和认识。自我概念并不总是与一个人自己的体验或机体的真实的自我相同的。因此，理想的实现倾向即自我实现，就是指自我与自我概念完全一致的那种情况了。不过，在自我和自我概念一致的情况下，自我概念又可能向着实现机体的自我更深层需要的目标而努力了。

1．自我概念的发展

（1）有机体的评价过程。有机体的评价过程对于现实的或真正的自我来说，是一个中心概念。一个人的有机体的评价过程，与他对体验的估量和根据这种体验能否满足实现的倾向的情况而得出的评价的价值排列有关。例如，一个婴儿的行为表现出他更喜欢诸如新奇感和安全感等体验，他依靠这些经验维持其有机体并使之得到发展；他对于那些诸如疼痛和饥饿的感觉体验，对那些不利于他维持有机体自身及发展的东西，会采取拒绝的态度。这一对自身的体验、经验评估的过程，是在有机体的水平（无意识的有机体水平）进行的，而不是有意识借助于言语信号进行的。这种评价过程的源泉或评价的产生在婴儿身上似乎可以看得很清楚：婴儿只对其自身感觉和本体感觉进行反应。当人们长大一些之后，他们的评价过程在帮助他们达到自我成长方面就会变得更为有效了，达到这样的水平之后，他们就能感觉到自己的经验和体验，并能意识到这种经验和体验了[1]。

（2）自我概念的早期发展。自我概念最初是由大量的自我经验、体验堆砌而成的，由在各种情境中区别作为主体的"我"（I）和作为客体的"我"（me）以及自己（self）的经验构成。此时，对于主体和客体的我及自己的认识尚未达到可用言语表述的水平。例如，婴儿饿了，他可能会把他对饥饿的消极评价结合进他的自我概念之中。在儿童与环境的交互作用之中，越来越多的自我体验被意识到并被言语化了。在与环境、与他人的交互作用中，儿童区分出了不同于他人、他物的自己，发展出了包括有关于他对自身的知觉的和各种各样的与自我概念有关的积极的和消极的评价的自我概念[1]。

（3）价值的条件化（conditions of worth）。对来自他人的积极的评价的需要，是在婴儿早期发展中通过学习得到的。当一个人的行为得到他人的好评时，人们的这种对积极的评价的需要就得到了某种满足。当儿童对其父母微笑时，对方就会有一种愉快的体验，并对此做出积极的评价。在生命的最初的岁月中，这种行为是带有偶然性的。

当然，对儿童来说，也存在着另外一种可能性，即他会感到他的那种要从某些对他来说是重要的人那里得到积极的评价的需要会与他自身的体验发生矛盾和冲突。罗杰斯曾举过这样一个例子：一个男孩觉得打他的小弟弟使他感到很快活，但他的父母却对他这样说："你很坏，这种行为很坏，你这样做一点也不可爱"。这个男孩打小弟弟的行为没有得到积极的评价，却体验到了负的消极的评价，因为他的父母不喜欢他这样做，而他需要正的积极的评价。这样，他可能产生不正确的、歪曲的言语评价，如"我觉得这种行为是不能令人满意的"，而此时，正确的体验的言语化应为"在我干这种事时，我感到高兴而我的父母感到不满"。那种不正确的评价不是建立在个体自身的有机体的评价过程之上的，而是建立在他人的评价之上的，这就被称之为价值的条件化[3]。有非常多的时候，"个体被其文化条件化了，对其行为的奖励、强化等，事实上影响了其固有的实现倾向的自然取向[5]"。

价值的条件化这一概念在自我概念理论中是很重要的，因为这意味着个体存在两种评价过程。第一种是有机体的评价过程，这种过程可以真实地反映实现的倾向。第二种是价值的条件化的过程，这是建立在对他人评价的内化或对他人评价的内投射的基础之上的，这一过程并不能真实地反映个体的实现倾向，相反却在妨碍着这种倾向[1]。当个体采用第二种评价过程反映现实时，就会产生错误的知觉，而这可能更多地是为了避免出错而不是为了自己真正的需要。

（4）在自我概念中价值条件作用的影响。不同个体在价值条件作用内化的程度上各不相同，这与他们所处的环境及他们对积极评价的需要程度有关。对某些人来说，他们的自我概念可以发展到能够准确地感知许多他们自身的经验与体验的程度。然而，没有人能够达到完全排除价值条件作用的程度。对不同个体来说，其区别仅在于一些人将价值条件作用较多地内化到自我概念中而另一些人则内化得较少。

价值的条件化最常见的例子是："实现自己的目标是非常重要的，如果做不到这一点，我就不配为人""挣钱是很重要的，如果我不能挣到很多的钱，我就是失败者"等。这种价值的条件化不仅仅是把一个人应怎样做人的评价内化了，而且当一个人没能做到他认为应该做到的情况时，把别人怎样看待他自己的外部评价内化了。罗杰斯认为对许多个体来说，他们做出大量的内投射的评价是习以为常的事情，而他们固守着这一点却很少对其进行考察或试验。就这样，他们不仅脱离了自己的体验，而且对自我的评价也是很低的。更进一步来看，价值的条件作用的内化，会降低人的自身评价，即产生"自我压抑"。

2．自我概念与心理失调

以人为中心或来访者中心治疗不是要在寻找来访者是怎样变得以现在这种方式行事上下功夫，而是要询问是什么原因使他们保持了现在的这种行为，而不是满足自己的真正需要。了解失调的行为和知觉怎样得以保持下来这一点，对理解以人为中心的或来访者中心治疗的理论与实践是很关键的。

（1）经验或体验的过程。罗杰斯认为个体生活中的经验或体验可能会产生四种结果[6]。第一种情况是这些经验或体验可能被忽视了，就如同对于坐着的感觉一样。第二种情况是这些经验或体验可以被个体准确地知觉到，并且由于它与个体的需要相符或由于它可强化自我概念，而被结合进自我概念之中。第三种情况是这些经验或体验可能会被歪曲，用以解决自我概念和经验、体验之间的矛盾。例如，一个在学业方面自我概念很低的学生当得到好成绩时，可能会认为"老师定的标准太低了"。第四种情况，个体可能对其真实的经验或体验予以否认或根本就不去接收这种信息。例如，一个妇女的自我概念深受过于严格的道德观影响，因此，根本否认她对性欲满足方面的要求。

图 9.1 表明了适应程度较高的个体与适应程度较低的个体其经验与体验被否认、歪曲或准确感知的情况。适应程度低的个体，在很大程度上或很大领域中偏离了其自身的经验或体验。在这些领域中，其自我概念是建立在价值的条件作用的基础之上的，而正是这一评价过程使他歪曲或否认了其自身的经验或体验。一个适应程度高的人则不同，他很少出现价值的条件化的评价过程，因此能更为准确地感知自身的体验。

人亦可以被看作是处于一种实现其自我概念的过程之中的人。高适应者的自我概念允许他知觉到更多的自身的感觉和本体体验，这样自我概念的实现就非常类似于自我实现或有机体的那种自我实现了。而低适应者则不行，其自我概念的实现过程很少基于有机体自身的评价过程。其结果，高适应者可以在大量现实信息的基础上与他人进行交往，与环境发生作用，而低适应者则很少具有这种能力[1]。

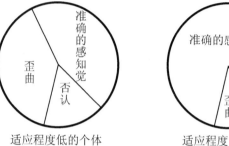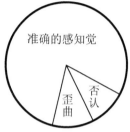

适应程度低的个体　　　　　　　　适应程度高的个体

图 9.1　适应程度不同的个体自我概念的构成

（2）自我概念和经验、体验的不一致。当经验或体验被准确地言语化，并被结合进自我概念之中时，就可以认为自我概念和经验、体验是一致的，或者说自我概念与有机体的自我是协调一致的。而当经验或体验遭到否认或歪曲时，自我概念与经验或体验就不一致了。这种不一致既可在经验或体验是积极的情况下产生，也可在它是消极的情况下产生。在治疗过程中，来访者大多具有很低的自我概念，经常否认和歪曲来自外部的积极的信息反馈，也常抑制来自其自身的积极的情感。

（3）潜识（subception）、防御和焦虑。罗杰斯用潜识或前知觉（pre-perception）的概念来解释与实现的倾向有关的自身感觉及本体体验被否认或被歪曲的机制。潜识包括对经验或体验的过滤机制，它会消除或改造矛盾的经验或体验以及对个体有威胁的经验或体验。因此，有机体在不用牵涉意识或知觉的更高一级的神经中枢的情况下，就可以辨别经验或体验的意义了。潜识的过程就是自我概念的防御机制，用以对那些可能对个体现有的自我概念及其构成具有威胁的经验、体验做出反应。焦虑是一种紧张状态，是有机体对潜识中自我概念和经验、体验的矛盾的反应。当这种矛盾或不一致有可能进入知觉或意识，并可能因此而迫使当前主要的自我概念产生变化时，焦虑就会因此而生[1]。

（4）崩溃和紊乱状态。简单的问题也有可能导致严重的失调。适应程度低的人的自我概念常常阻碍他自身的感觉和对本体体验的准确的知觉。在这样的情况下，一旦突然出现某种特别重要的经验、体验或在某一领域中出现非常明显的不协调的情况，防御过程就可能失灵，不能成功地控制局面。这样，不仅因其自我概念受到某种程度的威胁而产生焦虑，而且由于防御过程失败，这种经验或体验就可能言语化而被意识到。此时个体就不得不面对那些他所否认的经验或体验，而这些东西又超出了他所能把握的范围。其结果就出现了紊乱的状态，甚至可能出现精神崩溃的情况[1]。罗杰斯提到，当个体寻求"治疗"时，精神崩溃就已发生了。而一旦出现了精神崩溃的现象，防御过程就开始起保护个体免受由不一致的知觉带来的痛楚和焦虑的干扰作用了。

（5）自我概念是了解心理失调的关键。人的自我概念，特别是某些重要的自我概念是理解心理失调状况产生的关键。借助于自我概念，人们有了关于他们自己的知觉和认识。有效的自我概念允许人们真实地感知其经验或体验，不论这种经验是来自有机体内部的，还是来自外部环境。

而无效的自我概念，虽然不能使人正确地感知其经验、体验，却很顽固地固守着其阵地。原因是：首先，与有效的自我概念相似，无效的自我概念也使人感受到了需要的满足，它也是个体适应的源泉。其次，无效的自我概念中包含许多价值的条件作用，这可能会成为人生某一阶段的机能，这些作用一旦被保存下来，还会发展出某些有用的机制。尽管如此，由于价值的条件化产生于个体对积极的评价的需要，它们可能作为"情绪的负担"（emotional baggage）而深深植根于自我概念和其结构之中。第三，价值的条件作用越是深深地植根于自我概念之中，它们就越来越难以改变，这是因为要改造它们，必将产生由于意识到自我概念与经验或体验的不一致而导致的焦虑。第四，价值的条件化对个体来说具有使个体价值感下降的作用，这就使得个体很少能有足够的勇气承认和面对他自身的矛盾之处[1]。虽然把不一致的知觉同化到自我概念之中去的可能性时刻存在，但对于适应程度低的人来说，这种可能性似乎太小了。

3. 自我概念与心理治疗

罗杰斯在《来访者中心治疗》一书中，第一次试图构成一个理论模型以解释下述问题：

- 个体根据什么原则行动？
- 什么情况促使精神障碍形成？
- 什么措施可以使精神障碍好转？

罗杰斯的关于人格的自我概念的理论已可以解答前两个问题了。而第三个问题则涉及来访者中心或以人为中心的治疗。

有关自我概念的理论前提是，认为人有一种与生俱来的实现的倾向。这种实现的倾向不仅要在生理、心理上维持自己，而且要不断增长和发展自己。有关自我概念的理论把自我与自我概念作了区分，自我概念是人们对自己的主观知觉和认识。当自我与自我概念的实现倾向一致时，人就达到了一种理想的状态，即达到了自我实现。自我得到的经验、体验与自我概念冲突矛盾时，自我概念受到威胁就产生了恐惧，通过防御机制否认和歪曲自身的经验、体验。当经验、体验与自我的不一致有可能被意识到、知觉到时，焦虑就产生了。一旦防御机制失控，个体就会产生心理失调。

自我概念与自我经验的不一致主要源于自我概念受到外部文化因素的影响，个体把他人的价值观内化为自己的价值标准。但以人为中心的治疗相信个体中蕴藏着的实现的倾向的强大推动力，相信积极的成长力量，相信人有能力引导、调整和控制自己，相信人是能够发现其自我概念中的问题的，他们会评价自我经验对自我实现的作用，不断地使自我概念适应于新的经验。基于这种认识，罗杰斯提出了来访者中心疗法，这是以来访者为主导的治疗方法，而治疗者的作用退居其后。治疗者在治疗中，更多的是创造一个帮助来访者了解其自身的气氛和环境，减轻他面对自我概念与自我经验矛盾时的焦虑。

第二节　以人为中心的治疗过程与方法

一、治疗过程

罗杰斯在其工作的早期，曾就治疗过程提出过 12 个步骤[4,7]。但他强调说这些步骤并非是截然分开，而是有机地结合在一起的。

1. 来访者前来求助

这对治疗来说是一重要的前提，如果来访者不承认自己需要帮助，不是在很大的压力之下希望有某种改变，咨询或治疗是很难成功的。

2. 治疗者向来访者说明咨询或治疗的情况

治疗者要向对方说明，对于他所提的问题，这里并无解决的答案，咨询或治疗只是提供一个场所或一种气氛，帮助来访者自己找到某种答案或自己解决问题。治疗者要使对方了解咨询或治疗的时间是属于他自己的，可以自由支配，并商讨解决问题的方法。治疗者的基本作用就在于创造一种有利于来访者自发成长的气氛。

3. 鼓励来访者情感的自由表达

治疗者必须以友好的、诚恳的、接受对方的态度，促进对方对自己情感体验作自由表达。来访者开始所表达的大多是消极的或含糊的情感，如敌意、焦虑、愧疚与疑虑等。治疗者要有掌握会谈的经验，有效地促进对方表述。

4．治疗者要能够接受、认识、澄清对方的消极情感

这是很困难同时也是很微妙的一步。治疗者接受了对方的这种信息必须对此有所反应。但反应不应是对表面内容的反应，而应深入来访者的内心深处，注意发现对方影射或暗含的情感，如矛盾、敌意或不适应的情感。不论对方所讲的内容是如何荒诞无稽或滑稽可笑，治疗者都应能以接受对方的态度加以处理，努力创造出一种气氛，使对方认识到这些消极的情感也是自身的一部分。有时，治疗者也需对这些情感加以澄清，但不是解释，目的是使来访者自己对此有更清楚的认识。

5．来访者成长的萌动

当来访者充分暴露出其消极的情感之后，模糊的、试探性的、积极的情感不断萌生出来，成长由此开始。

6．治疗者对来访者的积极的情感要加以接受和认识

对于来访者所表达出的积极的情感，如同对其消极的情感一样，治疗者应予以接受，但并不加以表扬或赞许，也不加入道德的评价。而只是使来访者在其生命之中，能有这样一次机会去了解自己。使之既无需为其有消极的情感而采取防御措施，也无需为其积极情感而自傲。在这样的情况下，促使来访者自然达到领悟与自我了解的境地。

7．来访者开始接受真实的自我

由于社会评价的作用，一般人做出任何反应总有几分保留；由于价值的条件化，使得人们具有一个不正确的自我概念，因此常常会否认、歪曲若干情感和经验。这与人的真实的自我是有很大距离的。而在治疗中，来访者因处于良好的能被人理解与接受的气氛之中，有一种完全不同的心境，能够有机会重新考察自己，对自己的情况达到一种领悟，进而达到了接受真实自我的境地。来访者这种对自我的理解和接受，为其进一步在新的水平上达到心理的整合奠定了基础。

8．帮助来访者澄清可能的决定及应采取的行动

在领悟的过程之中，必然涉及新的决定及要采取的行动。此时治疗者要协助来访者澄清其可能做出的选择。另外，对于来访者此时常常会有的恐惧与缺乏勇气及不敢做出决定的表现应有足够的认识。此时，治疗者也不能勉强对方或给予某些劝告。

9．疗效的产生

领悟导致了某种积极的、尝试性的行动，此时疗效就产生了。由于是来访者自己达到了领悟，自己对问题有了新的认识，并且自己付诸行动的，因此这种效果即

使只是瞬间的事情，仍然很有意义。

10．进一步扩大疗效

当来访者已能有所领悟，并开始进行一些积极的尝试后，治疗工作就转向帮助来访者发展其领悟以求达到较深的层次，并注意扩展其领悟的范围。如果来访者对自己能达到一种更完全、更正确的自我了解，则会具有更大的勇气面对自己的经验、体验并考察自己的行动。

11．来访者的全面成长

来访者不再惧怕选择，处于积极行动与成长的过程之中，并有较大的信心进行自我指导。此时治疗者与来访者的关系达到顶点，来访者常常主动提出问题与治疗者共同讨论。

12．治疗结束

来访者感到无需再寻求治疗者的协助，治疗关系就此终止。通常来访者会对占用了治疗者许多时间表示歉意。治疗者采用同以前的步骤中相似的方法澄清这种感情，接受和认识治疗关系即将结束的事实。

二、非指导的治疗方式

罗杰斯在其名著《咨询与心理治疗》一书中，提倡非指导（nondirective）的治疗方式。他认为采用较多指导性（directive）的治疗技术与方法的治疗者与更多地采用非指导性的治疗技术与方法的治疗者，对于治疗的目的与看法是不同的[7]。指导式的治疗假定治疗者应为来访者选择治疗目标，指导来访者努力达到这一目标。这种治疗实际上假定治疗者地位优越，而来访者是无法全部承担为他自己选择治疗目标的责任的。非指导的治疗认为来访者有权为他自己的生活做出选择，尽管他选择的目标可能与治疗者的看法很不相同。非指导的治疗还认为，如果来访者对自身的问题有所领悟的话，他们更可能会做出自己明智的选择。

非指导的治疗重视个体心理上的独立性和保持完整的心理状态的权利。而指导式的治疗重视社会的规范，认为有能力的人应该对能力较差的人进行指导。

不同的治疗观对治疗的结果会产生不同的影响。指导式的治疗者更倾向于对来访者的问题进行工作，一旦症状消除或问题得到解决，治疗就算是成功了。非指导的治疗着眼点在来访者而不是来访者的问题。一旦来访者对自己与现实的关系有了充分的理解之后，他就能够选择适应环境的方法。由于其领悟力的提高和经验的增长，他将更有能力去应付将来可能出现的问题。

来访者中心治疗即是非指导的治疗，这种治疗的着眼点是促进来访者的成长。具体地帮助来访者进行自我探索，促进其自我概念向着更接近自我的经验、体验的方向发展。

罗杰斯曾列举了前人的研究，表明指导式的治疗者与非指导式的治疗者在会谈中常用技术的不同之处[7]。指导式的治疗者最常用的技术依次为：

（1）提出非常特定的问题；

（2）讨论说明或提供与问题或治疗相关的信息；

（3）指出对话的主题，但让来访者自行发挥；

（4）向来访者提出活动方面的建议；

（5）确认来访者谈话的主题；

（6）列出证据，说服来访者采纳行动的建议；

（7）指出需要纠正的问题或条件。

非指导的治疗者常用的会谈技巧顺序如下：

（1）以某种方式确认来访者表达自己时所反映出的情感与态度；

（2）确认或说明来访者的行为举止所反映的情感与态度；

（3）指出对话的主题，但让来访者自行发挥；

（4）确认来访者谈话的主题；

（5）提出非常特定的问题；

（6）讨论、说明或提供与问题或治疗相关的信息；

（7）根据来访者的情况确定会谈情境[7]。

尽管指导式的治疗者与非指导式的治疗者在其常用的个别会谈技术上有所重叠，但仍可以看出在非指导的会谈中，来访者的活动占优势，治疗者的基本技术服务于帮助来访者认清、理解他自己的情感、态度和行为模式上[7]。

三、治疗者与来访者的关系

指出指导式治疗与非指导式治疗的区别，说明非指导式治疗的常用技术与特点，这是罗杰斯早期工作的重点之一。在其不断的实践与思考过程中，罗杰斯很快意识到了自己工作的局限性，他认识到在其非指导的方法的研究中，对会谈技术给予了过多的注意，而对治疗关系的重要性未给予足够的重视。20世纪50年代末，他接连发表文章，对治疗者的态度、治疗关系的特征进行了系统的论述。

罗杰斯曾指出："治疗的成功主要并非依赖治疗者技巧的高低，而依赖于治疗者是否具有某种态度。"1957年，他在《治疗性人格改变的充分必要条件》一文中，提出治疗者应以真诚、无条件积极关注和共情的态度对待来访者[8]。他认为治疗者的主观态度影响着治疗关系的质量，而治疗关系对来访者人格的改变所产生的影响远远大于治疗者所采用的治疗技术的作用。

1. 共情式的理解与交流

治疗者对来访者的共情的态度与理解可以从两个方面表示出来。一个方面是治疗者的非言语性行为，例如治疗者的身体姿势、面部表情、语气语调、与来访者的目光接触等，都可以反映出治疗者对来访者的态度与理解。为此，治疗者应善用自己的身体语言表达对来访者的关注与共情。

共情式的理解亦表现在治疗者与来访者的言语交流之中。吉利兰（Gilliland）等人认为共情式的理解就是要理解来访者言谈话语所反映的情感和认知信息。对来访者的理解可分为表层的理解和深层的理解[9]。如下例：

来访者：那次考试之后我感觉非常坏，我没想到我考得那么差。

治疗者（1）：你对这次考试感到很失望。

治疗者（2）：你对你这次考试的情况感到惊讶和失望。特别是因为你曾希望自己做得更好一些。

在这里治疗者（1）的反应只是重复了来访者原话之意；而治疗者（2）的反应有助于来访者理解自己的情感的更深一层次的含义。治疗者的后一种反应有助于启发来访者对其自我、自我概念及自我体验之间的关系进行深入的探索。在这里，治疗者（2）的反应相当于我们在前面章节所谈到的高级准确的共情式反应。来访者中心的治疗者借助于对来访者体验的共情式反应，一步步引导来访者使之在自我的探索历程上不断向前迈进。而由于治疗者对来访者的深刻理解，来访者更加信任治疗者，治疗关系亦进一步得到加强。

2. 真诚地交流

伊根曾根据罗杰斯的理论提出作为治疗者在会谈中与来访者进行真诚的交流所应注意的事项。其中包括：

（1）从角色中解放出来：指治疗者无论是在生活中或是在治疗关系中都是真诚的，不必隐藏在自己专业角色的背后。

（2）自发性的交流：治疗者与来访者的言语交流与行为应是自然的，不应受某些规则和技术的限制。而这种自然的言语表达和行为表现是建立在治疗者的自信心基础之上的。

（3）非防御的态度：治疗者应努力理解来访者的消极体验，帮助他们深化对自我的探索，而不是忙于抵御这些消极的体验对自己的影响。

（4）一致性：指治疗者应言行一致，表里一致。

（5）自我暴露：指治疗者应以真诚的态度，通过言语和非言语行为表达其情感[9]。

3. 积极关注式地交流

来访者中心的治疗家认为，要帮助来访者就必须尊重来访者个人，相信来访者具有成长的潜力，相信他们具有自我指导的能力，支持他们去发展自己的潜力，支持他们发展其独特的自我。准确地理解来访者的体验，突出其中积极的成分，真诚地表达对来访者的关注。上述做法都有助于来访者的自我成长。而在这一过程中，治疗关系必将日益深化。

在具体的临床实践过程中，要真正做到上述要求并非易事。这要求治疗者在任何情境中都必须做到对来访者以诚相待，而这种真诚又必须是发自内心的。当来访者意识到这一点时，他才能畅所欲言。这就形成了良好的人与人之间的关系。由于这种关系，治疗便取得了进展。由于治疗者对来访者采取了完全接受的态度，又由于治疗者对来访者能达到共情与理解的水平，来访者把治疗者当作一个能倾听和接受他的思想和感受的人，他就会一点一点地与自己的内心交流，把过去完全排除在意识之外的经验或体验重新整理出来。而不论来访者所表述的事情的内容是多么的不可思议，治疗者始终对其表示关注与理解。来访者渐渐学会以同样的态度对待自己，也就能更坦率地表达自己的想法了。此时，其所否认或歪曲的经验、体验就会逐步减少，而自我概念与自我经验更趋向于一致，来访者就在这样的过程中改变和成长起来了。

四、会谈技巧

在来访者中心的治疗会谈中，治疗者不仅要避免将自身的价值观与偏见带入治疗过程，而且一般治疗所常用的会谈技巧如决定治疗目标、解释等方法也不予采用。在治疗过程中，治疗者主要通过言语的和非言语的方式表达对来访者内心感受的理解，创造良好的治疗气氛，帮助来访者无拘无束地表达和探索自我，进而产生某种人格的改变。治疗者所起的作用是一种能动的作用。

非言语技巧比较好理解，就是治疗者通过自己的面部表情、身体姿势、目光接触、语气声调表明对来访者的共情、关注与理解。言语技巧则不大好理解，尤其是对来访者的话语不作评判、说明、解释，不提供信息、建议、忠告等。那么，如何能推动治疗的进程呢？

来访者中心治疗最常采用的会谈技巧是鼓励、重复及对感情的反映（reflection of feelings）。治疗者对来访者的谈话内容的鼓励和重复及对其感情表达的反映不是简单的回声式的反应，而是对来访者谈话涉及其内心真实的自我体验方面作有重点的突出或重复，对其尚未意识到的或仅有模糊意识的内心感受的深层次挖掘。例如：

来访者：我父母从不认真听我说什么，好像我就不可能有对的时候……

治疗者：你觉得你的父母不重视你的意见，你感到很委屈，你觉得自己已经长大了……

来访者：他们不相信我，他们觉得我哪件重要的事也处理不好……

治疗者：你觉得自己自尊心受到了伤害……你实际上非常希望父母相信你，你觉得自己有能力处理好某些重要的事情。

……

从上述对话中，我们可以看到，治疗者对来访者反映出的对父母的消极情感采取了接受的态度，同时对其谈话的反应不是停留在其话语的表面，而是尽可能深入其内心，帮助对方认清自己的感受。

罗杰斯发表于 1986 年的一篇文章在论及对感情的反映时指出以"测验理解程度"（testing understandings）或"考察感受的程度"（checking perceptions）代替"对感情的反映"更好[10]。罗杰斯晚年的这一看法，可能更好地表达了来访者中心治疗者常用技巧的实质。治疗者对来访者的理解层次越深，越有助于来访者自我探索历程的深化。这种治疗方式，正是来访者中心治疗的独特之处。

罗杰斯在 1986 年发表的另一篇文章中谈到来访者中心的治疗会谈的一些特征性成分。其中包括：

（1）完全接受来访者所体验到的任何情感、思想、变化等，对此不加评判[11]。例如来访者希望依赖罗杰斯，希望他作为一个权威人士对自己的问题做出解答。罗杰斯接受对方的这种依赖性的愿望，但他认为这并不意味着他要以来访者希望的权威方式行事。

（2）深刻理解来访者情感和体验所包含的个人含义。一旦治疗者能成功地进入来访者个人的精神世界，来访者心理上感到安全感增加，就能更为自由地表达自己的想法[11]。

（3）伴随着来访者对自身的探索[11]。由于认为来访者比治疗者对通向其痛苦的渊源的途径更加清楚，因此罗杰斯并不试图引导来访者。他说他只是伴随在来访者身旁"偶尔落在其后；只是当我能更清楚地看清我们正在走的道路时，当我凭着直觉的引导向前时，偶尔走在前面[11]"。

（4）相信"有机体的才智"能够引导治疗者和来访者双方走向来访者问题的内核[11]。"因此，作为治疗者，我愿使来访者按其自己的方式、以其自己的步伐、向着其冲突的内心迈进成为可能[11]"。

（5）帮助来访者充分体验其情感[11]。罗杰斯认为来访者一旦能充分感受到其内心深处的那些令人烦恼的情感，他就向前迈进了，这是改变过程的一个重要步骤[11]。

罗杰斯在这里对来访者中心会谈中治疗者的角色和任务进行了很好的总结。经过来访者中心的治疗，来访者可达到某种程度的人格改变。这种改变的特征是：焦虑减轻，自我防御减少，自我经验或体验被歪曲或否认的情况减少，自我概念与自我经验、体验更趋于一致。

参 考 文 献

[1] NELSON-JONES R. The theory and practice of counselling psychology [M]. London: Holt, Rinehart and Winston, 1982.

[2] BABEL M, RABAIOLI-FISCHER B. 从"以当事人为中心"的心理治疗到"以人为中心"的探讨 [M]//云南省精神病院. 心理治疗演讲文集, 1988.

[3] ROGERS C R. A theory of therapy, personality, and interpersonal relationships, as developed in the client-centered framework [M]// KOCH S. Psychology: a study of science. New York: McGraw-Hill, 1959.

[4] 李东白. 咨商的理论与技术 [M]. 台北: 复文图书出版社, 1984.

[5] ROGERS C R. Carl Rogers on personal power [M]. London: Constable, 1977.

[6] ROGERS C R. Client centered therapy [M]. London: Constable, 1987.

[7] ROGERS C R. Counseling and psychotherapy [M]. Boston: Houghton Mifflin, 1942.

[8] ROGERS C R. The necessary and sufficient conditions of therapeutic personality change [M]//KIRSCHENBAUM H, HENDERSON V L. The Carl Rogers reader, Boston: Houghton Mifflin, 1989, 219—236.

[9] GILLILAND B E, JAMES R K, BOWMAN J T. Theories and strategies in counseling and psychotherapy [M]. 2nd ed. Englewood Cliffs, NJ: Prentice Hall, 1989.

[10] ROGERS C R. Reflection of feelings and transference [M]// KIRSCHENBAUM H, HENDERSON V L. The Carl Rogers reader, Boston: Houghton Mifflin, 1989, 127—135.

[11] ROGERS C R. A client-centered/person-centered approach to therapy [M]// KIRSCHENBAUM H, HENDERSON V L. The Carl Rogers reader, Boston: Houghton Mifflin, 1989, 135—152.

第十章

合理情绪治疗的理论与方法

第一节　合理情绪治疗的基本理论

合理情绪治疗（Rational-Emotive Therapy，简称 RET）是 20 世纪 50 年代由埃利斯（A. Ellis）在美国创立的。合理情绪治疗是认知心理治疗中的一种疗法，因它也采用行为治疗的一些方法，故被称之为一种认知行为治疗的方法。

埃利斯早期曾从事有关家庭、婚姻方面的研究，由此入手开始了婚姻方面的咨询工作。以后转向了心理分析的训练和实践。由于对经典的心理分析治疗技术的不满，转而采用心理分析性治疗的方法。这一方法较之前一种方法更为积极主动，但他仍感不足。接着又对学习理论在治疗中的应用产生了兴趣。在不断摸索和实践中，他逐步发展了自己独特的、主动的、指导式的心理咨询与治疗的方法。他从 1955 年起开始发表有关文章，至 1962 年他总结了自己的观点及方法，出版了《心理治疗中的理性和情绪》一书[1]。至此，合理情绪治疗作为各种各色的心理治疗方法之一，正式登上了心理治疗的舞台。合理情绪治疗目前在美国和西欧各国的应用正在不断增加，有关研究数量的增加，也表明了心理治疗理论家对其兴趣的增长。

合理情绪治疗的基本理论主要为 ABC 理论，但要了解这一理论，首先要了解埃利斯及合理情绪治疗对人的基本看法。

一、合理情绪治疗对人本性的看法

埃利斯的 ABC 理论是建立在他对人的本性的看法之上的，他的这种看法可归结如下：

（1）人既可以是有理性的、合理的，也可以是无理性的、不合理的，当人们按照理性去思维，去行动时，他们就会是愉快的，富有竞争精神以及行有成效的人。

（2）情绪是伴随着人们的思维而产生的，情绪上或心理上的困扰是由于不合理的、不合逻辑的思维所造成的。

（3）人具有一种生物学的和社会学的倾向性，倾向于存在有理性的合理思维和无理性的不合理思维。即任何人都不可避免地具有或多或少的不合理的思维与信念。

（4）人是有语言的动物，思维借助于语言而进行。不断地用内化语言重复某种不合理的信念就会导致无法排解的情绪困扰。

（5）情绪困扰的持续是由于那些内化语言持续的结果。埃利斯曾指出"那些我们持续不断地对我们自己所说的话经常就是，或者就会变成我们的思想和情绪[1]"。

二、ABC 理论

关于情绪障碍的理论是 RET 的基本理论。这一理论的要点就是情绪不是由某一诱发性事件本身所引起的，而是由经历了这一事件的个体对这一事件的解释和评价所引起的。这一理论又被称作 ABC 理论。

ABC 来自三个英文字的字首。在 ABC 理论的模型中，A 是指诱发性事件（Activating events）；B 是指个体在遇到诱发事件之后相应而生的信念（Beliefs），即他对这一事件的看法、解释和评价；C 是指在特定情景下，个体的情绪及行为的结果（Consequences）[1,2]。通常，人们会认为人的情绪及行为反应是直接由诱发性事件 A 引起的，即是 A 引起了 C，但 RET 不这样看。ABC 理论指出，诱发性事件 A 只是引起情绪及行为反应的间接原因；而 B——人们对诱发性事件所持的信念、看法、解释才是引起人的情绪及行为反应的更直接的起因。

例如两个人一起走在路上，迎面碰到一个认识他俩的人，但对方没与他们打招呼，径自走过去了。这两个人中的一个对此是这样想的："他可能正在想事情，没注意到我们；就算是看到了我们而没理我们，也可能有什么特殊的原因"；而另一个人却可能有不同的想法："他可能是故意这样做的，就是不想理我，就是看不起我。他凭什么这么对待我？！"这样他们两个人的情绪及行为反应就会不同，前者可能觉得无所谓，该干什么还继续干自己的；而后者则可能怒气冲冲，以致无法平静下来做自己该做的事情了。

在这个例子中可以看到，人们的情绪及行为反应与人们对事物的想法、看法有关。在这些想法和看法背后，有着人们对一类事物的共同看法，这就是信念。在上述例子中，第一个人可能持有待人要宽容的信念，而第二个人则不同，可能持有"别人绝不能不公正地对待我"这样的信念。这两个人的信念，前者在合理情绪治疗中被称之为合理的信念，而后者则被称之为不合理的信念。合理的信念会引起人们对事物的适当的、适度的情绪反应；而不合理的信念则相反，会导致不适当的情绪和行为反应。当人们坚持某些不合理的信念，长期处于不良的情绪状态之中时，最终将会导致情绪障碍的产生。

埃利斯在 1962 年曾总结了他认为在西方社会具有普遍意义的、通常会导致各种各样神经症症状的 11 种主要的不合理的信念[1]。70 年代以后，他则进一步把这些主要的不合理的信念归并为三大类，即人们对自己、对他人、对自己周围环境及事物的绝对化要求和信念[3]。

因为情绪是由人的思维、人的信念所引起的，所以埃利斯认为每个人都要对自己的情绪负责。他认为当人们陷入情绪障碍之中时，是他们自己使自己感到不快的，是他们自己选择了这样的情绪取向的。不过有一点要强调的是，合理情绪治疗并非一般性地反对人们具有负性的情绪。比如一件事失败了，感到懊恼，有受挫感是适当的情绪反应。而抑郁不堪，一蹶不振则是所谓不适当的情绪反应了。

三、不合理信念的特征

对于人们所持有的不合理的信念，韦斯勒（Wessler）等曾总结出下列三个特征，这就是：绝对化的要求（demandingness），过分概括化（overgeneralization）和糟糕至极（awflizing）[4]。

绝对化的要求这一特征在各种不合理的信念中是最常见到的。对事物的绝对化的要求是指人们以自己的意愿为出发点对某一事物怀有认为其必定会发生或不会发生这样的信念。这种信念通常是与"必须"（must）和"应该"（should）这类字眼联系在一起的。比如"我必须获得成功""别人必须很好地对待我""生活应该是很容易的"等。怀有这样的信念的人极易陷入情绪困扰。因为客观事物的发生、发展都是有一定规律的，不可能按某一个人的意志去运转。对于某个具体的人来说，他不可能在每一件事情上都获得成功；而对于某个个体来说，他周围的人和事物的表现和发展也不会以他的意志为转移。因此当某些事物的发生与其对事物的绝对化要求相悖时，他们就会感到受不了，感到难以接受、难以适应并陷入情绪困扰。合理情绪治疗就是要帮助他们改变这种极端的思维方式，而代之以合理的思维方式，以减少他们陷入情绪障碍的可能性。这种治疗要帮助他们认识这些绝对化要求的不合理之处，不现实之处，并帮助他们学会以合理的方式去看待自己和周围的人与事物[6]。

过分概括化是一种以偏概全，以一概十的不合理思维方式的表现。埃利斯曾说过，过分概括化是不合逻辑的，就好像以一本书的封面来判定一本书的好坏一样。过分概括化的一个方面是人们对其自身的不合理的评价。一些人当面对失败或是极坏的结果时，往往会认为自己"一无是处""一钱不值""是废物"等。以自己做的某一件事或某几件事的结果来评价自己整个人，评价自己作为人的价值，其结果常常会导致自责自罪、自卑自弃的心理的产生以及焦虑和抑郁的情绪。过分概括化的另一个方面是对他人的不合理评价，即别人稍有差池就认为他很坏，一无可取等，这会导致一味地责备他人以及产生敌意和愤怒等情绪。按照埃利斯的观点来看，以一件事的成败来评价整个人是一种理智上的法西斯主义。他认为一个人的价值是不能以他是否聪明，是否取得了成就等来评价的，他指出人的价值就在于他具有人性。他因此主张不要去评价整体的人，而应代之以评价人的行为、行动和表现[6]。这也正是合理情绪治疗所强调的要点之一。这一治疗的一句名言就是"评价一个人的行为而不是去评价一个人[4]"。因为在这个世界上，没有一个人可以达到完美无缺的境地，所以埃利斯指出，每一个人都应接受自己和他人是有可能犯错误的人类一员。

糟糕至极是一种认为如果一件不好的事发生将是非常可怕、非常糟糕、是一场灾难的想法。这种想法会导致个体陷入极端不良的情绪体验如耻辱、自责自罪、焦虑、悲观、抑郁的恶性循环之中而难以自拔。糟糕的本意就是不好，坏事了的意思。但当一个人讲什么事情糟透了、糟极了的时候，这往往意味着对他来说这是最最坏的事情，是百分之百地坏，或是百分之一百二十地糟透了，是一种灭顶之灾[5]。埃利斯指出这是一种不合理的信念，因为对任何一件事情来说，都可能有比之更坏的情形发生，没有任何一件事情可以定义为是百分之百地糟透了的。当一个人沿着这种思路想下去时，当他认为遇到了百分之百糟糕的事情或比百分之百还糟的事情时，他就是自己把自己引向了极端的负性不良情绪状态之中了。糟糕至极常常是与人们对自己、对他人及对自己周围环境的绝对化要求相联系而出现的，即在人们的绝对化要求中认为的"必须"和"应该"的事物并未像他们所想的那样发生时，他们就会感到无法接受这种现实，无法忍受这样的情景，他们的想法就会走向极端，就会认为事情已经糟到极点了。"RET 认为非常不好的事情确实有可能发生，尽管有很多原因使我们希望不要发生这种事情，但没有任何理由说这些事情绝对不该发生。我们将努力去接受现实，在可能的情况下去改变这种状况，在不可能时，则学会在这种状况下生活下去[4]"。

在人们不合理的信念中，往往都可以找到上述三种特征。每一个人都或多或少地会具有不合理的思维与信念，而那些具有严重情绪障碍的人，具有这种不合理思维的倾向更为明显。情绪障碍一旦形成，他们自己是难以自拔的，就需进行治疗了。

第二节　合理情绪治疗的基本步骤

因为合理情绪治疗认为人们的情绪障碍是由于人们的不合理信念所造成的，因此，这一治疗简要地说，就是要以理性治疗非理性。帮助来访者以合理的思维方式代替不合理的思维方式，以合理的信念代替不合理的信念，最大限度地减少不合理的信念给他们的情绪带来的不良影响，以改变认知为主的治疗方式来帮助来访者减少或消除他们已有的情绪障碍。

治疗的第一步，要向来访者指出其思维方式、信念是不合理的，帮他们搞清楚他们为什么会这样，怎么就变成目前这样了的，讲清楚不合理的信念与他们的情绪困扰之间的关系。可以直接或间接地向来访者介绍 ABC 理论的基本原理。

治疗的第二步，要向来访者指出，他们的情绪困扰之所以延续至今，不是由于早年生活的影响，而是由于现在他们自身所存在的不合理信念所导致的。对于这一点，他们自己应当负责任。

治疗的第三步，是通过以与不合理信念辩论（disputing irrational beliefs）的方法为主的治疗技术，帮助来访者认清其信念之不合理，进而放弃这些不合理的信念，帮助来访者产生某种认知层次的改变。这是治疗中最重要的一环。

治疗的第四步，不仅要帮助来访者认清并放弃某些特定的不合理信念，而且要从改变他们常见的不合理信念入手，帮助他们学会以合理的思维方式代替不合理的思维方式，以避免重做不合理信念的牺牲品。

这四个步骤一旦完成，不合理信念及由此而引起的情绪困扰乃至障碍即将消除，来访者将会以较为合理的思维方式代替不合理的思维方式，从而较少受到不合理的信念的困扰了。

在合理情绪治疗的整个治疗过程中，与不合理的信念辩论的方法一直是治疗者帮助来访者的主要方法。这一方法几乎不变地应用于每一个来访者，而其他方法则是视来访者情况而选用之。因为辩论一词的英文字头是 D（Disputing），治疗效果的效果一词的英文字头是 E（Effects），加入这两个字母，RET 的整体模型就成为 ABCDE 了[3]。即：

A（Activating events）——诱发性事件；

B（Beliefs）——由 A 引起的信念（对 A 的评价、解释等）；

C（emotional and behavioral Consequences）——情绪的和行为的后果；

D（Disputing irrational beliefs）——与不合理的信念辩论；

E（new emotive and behavioral Effects）——通过治疗达到的新的情绪及行为的治疗效果。

第三节　合理情绪治疗的技术方法

合理情绪疗法在治疗过程中，广泛应用了认知的情绪的及行为的治疗方法。在认知的方法中，有与不合理的信念辩论的方法，有认知性的家庭作业，给别人进行ABC 的分析等；在情绪的方法中，有合理的情绪想象技术（有些合理情绪治疗家亦把它归入认知方法之中）、耻辱练习（shame exercises）等；在行为的方法中，主要采用了行为治疗中的自我管理的技术、放松训练、决断训练、社会技能训练和问题解决的训练等方法。

在合理情绪治疗的过程中，最常用的技术就是与不合理的信念辩论的技术。其次是合理的情绪想象技术、认知的家庭作业以及为促使来访者很好地完成作业而提出的相应的自我管理的方法。其他一些技术方法或不作为主要的方法，而作为辅助的方法；或只在治疗最后阶段使用，如决断训练、社会技能训练等。埃利斯本人曾着重指出，合理情绪治疗者可以倾向于采用多种多样的技术方法，只要是将这些方法运用于合理情绪治疗的框架之中，这都是允许的。但在治疗过程中，应强调改变来访者的认知，如果治疗者的工作重心放在改变来访者的情感和行为上，而很少强调认知的改变，那就有权怀疑他们所搞的是不是真正的合理情绪治疗了[7]。

下面重点介绍一下合理情绪治疗中最常用的，也是区别于其他心理治疗的最具特色的几种治疗技术：与不合理信念辩论的方法、合理情绪想象技术及认知的家庭作业。

一、与不合理信念辩论的方法

1. 辩论的具体方法

这一方法是埃利斯根据自己咨询与心理治疗的实践经验不断摸索总结出来的。他认为，这一方法使得治疗者得以用科学的方式向来访者所持有的关于他们自己的、关于他人的以及关于他们周围世界的不合理的信念进行挑战和质疑，以动摇他们的这些信念[3]。

　　事实上，合理情绪治疗从整个治疗过程一开始，治疗者就在运用这一方法，帮助来访者接受 ABC 理论的观点，认识到自己情绪和自己信念之间的关系。由于来访者自身往往从未把自己的症状与自己的思维、信念相联系，因此有时要使他们同意合理情绪治疗的基本观点也是要经过一番辩论的。但在治疗的第三个步骤中，要帮助来访者认识其信念的不合理之处，进而放弃这些信念，则辩论的任务就更重了。

　　在治疗的第三步中，采用这一辩论方法的治疗者要积极主动地、不断地向来访者发问，对其不合理的信念进行质疑。从提问的形式上看，可以分为质疑式和夸张式两种。

　　（1）质疑式：治疗者直截了当地向来访者的不合理信念发问，如"你有什么证据能证明你自己的这一观点？""是否别人都可以有失败的时候，而你不能有？""是否别人都应该照你想的那么去做？""你有什么理由要求事物按你所设想的那样发生？""请证实你自己的观点！"等。

　　一般说来，来访者不会简单地放弃自己的信念，虽然他们往往不加批判地接受了许多现成的看法，但面对来自治疗者的质疑，他们也会想方设法地为自己的信念辩解。因此，治疗者需不断努力，借助于这种辩论过程的不断重复，使对方感到为自己的不合理信念辩护变得理屈词穷了，使他们真正认识到：第一，他们的那些不合理的信念是不现实的，不合逻辑的东西；第二，他们的那些信念是站不住脚的；第三，分清什么是合理的信念，什么是不合理的信念；第四，以合理的信念取代那些不合理的信念。

　　（2）夸张式：治疗者针对来访者信念的不合理之处故意提一些夸张的问题，其落脚点与质疑式提问是一样的，仅仅是方式上略有区别。这种提问方式犹如漫画手法，是把对方信念的不合理之处、不合逻辑、不现实之处以夸张的方式放大给他们自己看。例如：

　　一个患有社交恐怖的来访者说："别人都看着我。"
　　治疗者问："是否别人都不干自己的事情了，都围着你看？"
　　对方回答："没有。"
　　治疗者："要不要在身上贴张纸写上'不要看我'的字样。"
　　答："那人家都要来看我了！"
　　问："那原来你说别人都看你是否是真的？"
　　答："……是我头脑中想象的……"

　　在这里，治疗者抓住对方的不合理之处发问，前两个问题均可归入夸张式问题一类。这种提问方式往往优于前一种方式，因为对方在这一过程中自己也感到自己的想法的无道理及可笑和不可取，因此比较容易心服口服。

2．对辩论方法实施的探讨

（1）找到不合理的信念，才可有效地进行辩论。初学者试用此法往往不得要领，关键问题是找不到不合理的信念，感到辩论无从下手。寻找来访者的不合理信念，可先从 ABC 模型入手：

- 以一典型事件入手先找出诱发性事件 A；
- 询问对方对这一事件的感觉和是怎样对 A 进行反应的，即找出 C；
- 询问对方为什么会体验恐惧、愤怒等情绪（即由不适当的情绪的及行为的反应着手，找出其背后的看法、信念等）；
- 分清对方对事件 A 持有的信念哪些是合理的，哪些是不合理的（对同一事件，人们往往有合理的与不合理的两种信念交替出现，而不适当情绪反应的起因是不合理的信念），将不合理的信念作为 B 列出来。

找 B 时要特别注意，要找的是对方对某类事物所持的信念而不是表面的想法。但这不同于心理分析的无意识动机。埃利斯本人曾指出如果一定要以心理分析的模式去套的话，这至多只能说是前意识领域中的东西。在学习合理情绪治疗课程时，笔者的一个学生曾作过这样一个找 ABC 的练习：

A：父母吵架
B：父母无感情
C：苦闷、抑郁

在这里，他找的 B 不是真正的合理情绪疗法中所说的 B，而只停留于表面的想法。真正的 B 可能是一种对他人的绝对化要求的反映，如可能为："是夫妻就应该感情融洽"，或"父母就不应该吵架"。这才是人们对一类事物总的看法。而上面这个 B 之所以不能被称之为真正的 B，是因为它仍沿袭了将自己情绪反应 C 归于外因的想法。照这个 B 看来，对这个学生来说，他可以说这个问题不是我自己的，而是父母有问题了，是因他们吵了架我才不高兴的。而不是认为自己的信念 B 决定了自己的反应 C 的。

在进行合理情绪治疗的过程中，只有真正找到了对方不合理的信念，辩论时治疗者才可做到有的放矢，否则易出现在外层转圈子而辩论难以深入的现象。而 B 要一个个地去找，并采用各个击破的原则，不能指望一锤定音，一了百了。当然有些来访者真正领会了 ABC 理论的精神，自己能够触类旁通，这倒是最好不过的事了。

（2）辩论中的积极提问能促进对方的主动思维。与不合理的信念辩论，类似于苏格拉底以来许多哲学家所用的辩论方法。戴尔·卡耐基曾这样谈论过苏格拉底式辩论方法："雅典哲学家苏格拉底对人类思想的变动，有透彻的了解。他是迄今能使对方心服口服的第一个人。苏格拉底绝不指责对方错误。所谓苏式回答法，就是使对方说出肯定的回答。以简洁的问题询问对方，使他不得不回答'是'。第二句也使他不得不说'是'。接下去每个问题都使他的回答不脱离肯定的范围。等到他感觉时，他原先否定的问题，已在不知不觉中回答'是'了[8]"。

在合理情绪治疗中，所应用的与不合理信念辩论的方法和苏式辩论法同出一辙。所不同的是后者的目的是让对方说"是"，是肯定性回答，而前者更多的是使来访者说"不是""没有"等否定性的回答。与不合理信念辩论的方法也正是要在这样的过程中使对方的认知发生某种改变，逐步放弃其不合理的信念。不过使一个人说"不是"往往比使一个人说"是"阻力更大，也更为困难，因为说"是"仅仅是肯定对方的观点，而说"不是"时更多的是否定自己的观点。但这一过程比之说"是"的过程对对方触动更深，也是需要对方经过更多的主动思考的过程。

例如有一个女学生，非常在意他人的评价，总是觉得自己什么都不好。治疗者与她曾有过这样一段对话：

治疗者：假如有 100 个人，其中 30 个人说你不好，你是不是就不好了？
来访者：我会那样想的。
治疗者：假如另外那 70 个人说你好呢？
来访者：……
治疗者：30 个人说你不好，你是不是就不好了？
来访者：……
治疗者：现在我们假定坐在一辆车上，这辆车在向南开，而车上其他人都说车在向北开，你说它是向哪儿开？
来访者：……

在这段对话中，来访者在治疗者提出的后三个问题上都未以言语作答；但其非言语行为表现出她确实被触动了，感到了某种程度的不安。这说明她在思考这一问题了。但她终于未能做出否定的回答，也说明了内心阻力仍然很大。

3．运用与不合理信念辩论的方法举例

下面是治疗者与一位来访者一次会谈的主要片断，这位来访者是位大学生，他觉得自己与别人在一起时，总有一种排斥他人的感觉。

来访者：和别人在一起时，常常觉得挺没意思的，玩得不好，不如自己看书、睡一会儿……

治疗者：什么样的情况你觉得没意思呢？

来访者：要是能和别人谈得挺好还可以。如果别人谈的是我不熟悉的事，我就觉得没意思了。

治疗者：在这种情况下，你是怎么想的呢？是不是觉得应该得到别人的承认？

来访者：有这样的想法。

治疗者：如果情况不是这样呢？

来访者：如果不是……嗯，我不在意别人怎么看我……

治疗者：如果你真是这样想的话，你的反应会是什么？

来访者：避开人群，就开始觉得对谈话没兴趣了。

治疗者：避开人群是因为你不在意别人的反应吗？如你确实不在意的话，你的反应会是什么？

来访者：……我是这么想的，如果别人评价不好，那么一个人在人群中就处于劣势；而如果得到了别人的承认，对他来说，交往就是有价值的，对他肯定是有好处的。

治疗者：除此之外，还有别的什么想法呢？

来访者：要是别人瞧得起的话，我玩的就来劲儿；如果与别人谈得尴尬就没心思玩了……如果与某些人一次交往失败了，以后就觉得还要失败，就不大理睬他们了，见面只打招呼，相互不理睬。

治疗者：但是，如果你确实不在意别人的反应的话，你会怎么做？

来访者：如果确实不在意，就应该在人群中很自然……我明白了，对别人怎么看，我应该不在意，要是老计较这些，心胸就会变得很狭窄。

治疗者：我的问题是如果你不在意……

来访者：我还是在意，不在意就会勇往直前……

治疗者：那么在意是因为什么？

来访者：心理上受不了，就不愿讲话了，如果别人讲的是我不熟悉的问题……还是怕过多暴露自己，怕给人形成某种印象……

治疗者：觉得我不行？

来访者：对，这样人家就会排斥我，我就先走一步。这样就形成了我排斥他，心理感觉好些。就像空城计那样，人家不知道你是怎么回事，反而会造成一种神秘感，反而会有一种吸引力……

治疗者：那么这样做结果会怎么样呢？

来访者：其实我知道我自己的情况，有时也想学学有些别的人，那么坦率……

治疗者：你对他们怎么看？他们有什么特点？

来访者：觉得他们挺奇怪的，他们可能特别憨厚，与他们交往就像与家里人交往一样，不觉得紧张。

治疗者：那就是说人群当中还是有不少人你不排斥？

来访者：但这类人只是少数。另一些人，我在他们面前就有一种想证实自己的感觉，就紧张……

治疗者：为什么紧张？

来访者：还是怕人家看不起自己……

治疗者：怕人看出你的短处？

来访者：……嗯……

治疗者：那么你是否有短处？

来访者：有。

治疗者：有没有长处？

来访者：当然也有啦。

治疗者：好，每个人都有长处和短处，是吗？

来访者：是的。

治疗者：那么，别人看到了你的短处，你的长处是否就不存在了？

来访者：不，还在。

治疗者：别人即便否定了你，你仍有你的长处，而别人即使是承认了你，你也仍有你的短处，这些东西并不因别人的承认或否定而消失，是吗？

来访者：……（点头）

　　在这段谈话中，治疗者更多的工作是在找来访者的不合理的信念。在这里，排斥他人的感觉实质上源于自卑心理，源于怕别人否定自己，绝不能让人家看到自己短处的不合理的信念。怕别人排斥自己，因此要先采用排斥他人的办法，这些来访者自己在辩论过程中已开始有了认识，而在这一过程中也使他自己看到了自己的认知与行为（避开人群）、情绪（紧张感）的关系。

　　在辩论过程中，治疗者未采取咄咄逼人式的质疑方式，但仍以质疑式提问为主。

二、合理的情绪想象技术

合理的情绪想象技术（Rational-Emotive Imagery，REI）是合理情绪治疗中最常用的方法之一。它与心理治疗中通常所用的想象技术既有联系又有区别。它也是需要由治疗者进行指导，帮助来访者进行想象的技术。其步骤如下：

（1）使来访者在想象中进入他产生过不适当的情绪反应或自感最受不了的情境之中，体验在这种情境下的强烈的情绪反应。

（2）帮助来访者改变这种不适当的情绪反应并体会适度的情绪。

（3）停止想象，让对方讲述他是怎么想的，就使自己的情绪发生了变化的。此时治疗者要强化来访者的新的合理的信念，纠正某些不合理的信念，补充其他有关的合理信念。

例如，有这样一个女大学生，她对在即将举行的一个会上发言感到恐惧，认为自己肯定不行，会出丑、砸锅，一切都会变得非常之糟。治疗者可以帮助她做下面的想象练习：

治疗者：好，闭上你的眼睛，想办法使自己坐得很舒服。现在请你想象你到了
　　　　会场，要想的像真的似的……

来访者：……嗯……

治疗者：想好了吗？（来访者点头）好，现在该轮到你发言了，你有点紧张，
　　　　讲得有点磕磕巴巴，……你在想吗？

来访者：……是。

治疗者：现在你感觉怎么样，是不是真正达到像你所说的那样恐惧、困窘了？

来访者：嗯，我已经觉得要不行了，要讲不下去了……

治疗者：对，这正是你担心的情形。现在我要求你把这个场景保持在脑海中，
　　　　同时，请你把那种觉得要不行了的感觉变成只是有点紧张，想象你仍
　　　　在会场上发言，只是有点紧张……

来访者：……恐怕不行……

治疗者：要坚持这样做。

来访者：……嗯，差不多了。

治疗者：很好，说说你是怎么想的？

来访者：我要是逃走会更糟，反正我得在这坚持讲完。

治疗者：还想了些什么吗？

来访者：我已经站在这儿开始讲了，虽然讲得不好人家会笑话我，但我要是中
　　　　间停下来不讲跑掉了，人家更会看不起我。不管别人说我什么，我也
　　　　得讲完该讲的话……

治疗者：说得对，你现在所做的事情正是在用合理的信念代替那些不合理的东
　　　　西。这会使你的情绪不再那么坏。不管别人怎么想你，你现在要做的
　　　　最关键的事，是要完成这次大会发言。而且不管别人会怎样看你，你
　　　　还是你，可能发言不如某些人好，但并不是个一无是处的人，是吗？

来访者：……（点头）

合理的情绪想象技术除像上例那样用于帮助来访者改变情绪体验，认清信念 B
与情绪反应 C 的关系之外，还可用于帮助来访者找出他对某事所持有的不合理的信
念。有时来访者谈到某一事件时，往往只记得自己当时多么气恼，却说不上自己当
时的想法，想不起来为何如此气恼了。治疗者可帮助对方想象当时的情景，重新进
入那种最坏的情绪体验之中，此时再进一步探查来访者当时的想法，从而找到其所
持有的不合理信念。

三、认知的家庭作业

合理情绪治疗是在改变人的认知上下功夫，但要改变人的信念与思维方式是一
件非常困难的事。因此，治疗不但需要治疗者的努力，也需要来访者本人的努力，
这种努力不仅在会谈时间中进行，也应持续到会谈以外的时间中。认知的家庭作业
正是为此而设立的。在完成作业的过程中，来访者可以更好地掌握会谈之中的内容，
并且学会自己与自己不合理的信念进行辩论。

认知的作业主要有：合理情绪治疗自助量表（RET Self-Help Form）、与不合理
的信念辩论（Disputing Irrational Beliefs）和合理的自我分析（Rational Self-Analysis，
简称 RSA）。

1. 合理情绪治疗的自助量表

合理情绪治疗的自助量表是由埃利斯在美国纽约创立的合理情绪治疗研究所
特制的一种表格。其内容为，先让填表者找出 A 和 C，然后再找 B。表中列有十几
种常见的不合理信念，填表者可从中找出符合自己情况的 B，若还有其他的不在此
列中的不合理信念可单独列出。接下来是请填表者自己做 D，对自己所有的不合理
信念，一一进行质疑式的辩论。最后是填写 E，即通过自己与自己的不合理信念辩
论而达到了什么情绪的和行为的效果[9]。

2．与不合理的信念辩论

这也是一种规范化的作业形式，内容很简单，只需来访者回答一些具体的问题[10]：

- 我打算与哪一个不合理的信念辩论并放弃这一信念？
- 这个信念是否正确？
- 有什么证据能使我得出这个信念是错误的（正确的）这样的结论呢？
- 假如我没能做到自己认为必须要做到的事情，可能产生的最坏的结果是什么？
- 假如我没能做到自己认为必须要做到的事情，可能产生的最好的结果是什么？

3．合理的自我分析

合理的自我分析（RSA）的目的与上述作业相同，但是一种完全由来访者自己完成的报告。其内容即为 ABCDE 五项。没有什么特殊的要求与规定，但报告的重点在 D 上。

事实上，这种自我分析人人都可以做。按合理情绪治疗的观点来看，人人都可能存在不同程度的不合理的信念。下面的例子是一位心理系的女大学生在学习合理情绪疗法时做的 RSA 练习：

问题：每次看见母亲严肃的样子，就非常恐慌，担心自己有什么事做错了。只要母亲没有笑容，就感到焦虑，有压力，非常不舒服。一旦母亲笑了，才感到好些。但笑容一消失，一切的焦虑和烦恼又回来了，每天这样，非常苦恼。

诱因（A）：母亲常有不笑的时候。每天看到母亲严肃的面孔。

信念（B）：

（1）人们（或说母亲）只要没有不顺心的事就必然满面笑容，一个人只要不笑，就必然是在生气。

（2）我决不能做错事，只要做一点错事，就不是好女儿，就会惹母亲生气。如果不能使母亲笑颜常驻，我就是罪大恶极。

（3）母亲对我的要求必定非常严格，只要我出一点毛病，母亲就一定会板起面孔生我的气。而母亲一旦不高兴，也必定是我惹的。

（通过以上分析，自己也觉得这些观念很可笑。）

结果（C）：每日紧张焦虑，唯恐做错什么事，很难受。

辩论（D）：在 B（1）（2）（3）中所列的观念符合逻辑吗？请自己回答。

（1）一个人只要不笑，就必定是在生气，这对吗？

答：好像不对，人在心情平静甚至有高兴事时，也有可能不笑。人不可能有那么多烦恼，而只要不烦恼就笑，笑肌就会累僵了。所以人们经常是不笑的。母亲与常人没有什么不同之处，所以也会经常不笑。

（2）即使母亲不笑是在生气，就一定是针对我吗？

答：不一定。母亲的生活中除了女儿，还有许多其他事情，比如工作、家事等。她即使不高兴，也不一定是因为我做错了什么事，有可能是工作不顺心，家务繁重，或在外受了售货员的气，都有可能的。

（3）即使母亲不笑是因为生我的气，就一定糟糕透了吗？

答：也不一定。应当想到人不可能不出错，如果做错了事，母亲不高兴，也是人之常情，这并不表明母亲就认为我是坏女儿。

效果（E）：通过自己与自己辩论，可以消除一些紧张情绪，但心里仍隐隐有些不通畅。后来回家去，在母亲不笑时问一些"您在想什么？""您觉得我比别人的女儿如何？"这样的问题，发现母亲时常只是在考虑工作上的事，在动脑筋想问题，所以不笑。而且母亲认为我是很合格的女儿，感到比较满意。这样就比较彻底地解决了问题。现在虽然在见到母亲不笑时仍会不够放松，但这大概是惯性。以后相信会逐渐好转直至焦虑完全消失。

这个女学生后来还自己做了调查，有了信息反馈，更进一步认识到自己以前的看法的不合理。但在生活中，有些事情是无法得到这样的信息反馈的，那时，与不合理信念的辩论要反复做，才可以达到以合理的信念代替不合理的信念的目的。

参 考 文 献

[1] ELLIS A. Reason and emotion in psychotherapy [M]. Secaucus, NJ: The Citadel Press, 1962.
[2] ELLIS A, MARD M E. What is rational-emotive therapy (RET)? [M]//ELLIS A, BERNARD M E. Clinical application of rational-emotive therapy, New York: Plenum Press, 1985.
[3] ELLIS A. Overview of the clinical theory of rational-emotive therapy [M]//GRIEGER R, BOYD J. Rational-emotive therapy, New York: Nostrand Reinhold Company, 1980.
[4] WESSLER R A, WESSLER R L. The principle and practice of rational-emotive therapy [M]. San Francisco: Jossey-Bass Publishers, 1980.

[5] 钱铭怡, METHORST G. 合理情绪疗法 I：理论与方法 [J]. 中国心理卫生杂志, 1988, 2(3): 104 —108.

[6] ELLIS A. Intellectual fascism [M]. New York, Pamphlet issued by Institute for Rational-Emotive Therapy, 1984.

[7] ELLIS A. Rational-emotive therapy as a new theory of personality and therapy [M]// ELLIS A, WHITELDY J M. Theoretical and empirical foundations of rational-emotive therapy. Monterey, CA: Brooks/Cole, 1979.

[8] 戴尔·卡耐基. 人性的弱点 [M]. 北京: 国际文化出版公司, 1987.

[9] ELLIS A. Overcoming resistance [M]. New York: Springer Publishing Company, 1985.

[10] GRIEGER R, BOYD J. Rational-emotive therapy: a skills-based approach [M]. New York: Nostrand Reinhold Company, 1980.

第十一章

森田疗法的理论与方法

　　森田疗法是 20 世纪 20 年代初由森田正马在日本创立的。与许多在西方创始的心理治疗方法不同，森田疗法带有浓厚的东方色彩。

　　森田正马是一位精神科专家，早年体弱多病，有明显的神经质倾向。曾患有多种神经质症症状，虽多方求医，坚持治疗，但收效甚微，深受其苦。至他上大学一年级时，被诊断患有神经衰弱。因受症状的折磨，学业都难以坚持，考试将至，难以应付。此时家中一时疏忽忘记寄钱给他，抑郁气愤之下，想到了死。遂放弃一切治疗，彻夜不眠拼命学习。结果却出乎意料：考试成绩很好，而且多年缠身的各种症状竟也不治自愈。此事对森田正马创立森田疗法有很大的影响。在专门从事精神科工作之后，森田正马致力于寻找治疗神经质症的有效方法的研究，经二十余年的努力，废弃了药物治疗、催眠治疗等无效的方法，取说理、作业、生活疗法等精华，提出了自己独特的心理治疗方法。这一治疗方法后来被他的学生们称为森田疗法。

第一节　森田疗法关于神经质症的论述

一、神经质与神经质症

　　"神经质"一词是森田正马基于对神经衰弱等神经症的本质的不同看法而提出的。他认为神经质的症状纯属主观问题，而非客观的产物。神经质症状是疑病素质和由它引发的精神活动过程中的精神交互作用所致[1]。因此，森田不把"神经质"作为一种疾病看待。"神经质症"是森田正马的学生、森田疗法的另一代表人物高良武久提出来的。一方面，因为"神经质"这个词多用于人格倾向方面；另一方面，也因为神经质症是精神疾病分类系统中神经症的一部分。

高良武久认为，神经质症是神经症中的一部分，森田疗法不可能治愈所有的神经症，只有神经质症才是森田疗法的真正适应症[2]。

神经质症主要表现为患者具有某种并非器质性原因造成的症状，而这种症状对其正常的生活或工作、学习造成障碍。患者本人对症状具有内省能力，一直在做着克服症状的努力。有强烈的求治动机。如果对症状无疾病意识，没有寻求改变的强烈愿望，就不能看作是神经质症患者。

森田曾根据其对"神经质"的实质的理解，将其划分为普通神经质、强迫观念症和发作性神经质三种类型[1]，其症状包括[3]：

（1）普通神经质（所谓神经衰弱）：失眠症、头痛、头重、头脑不清、感觉异常、易兴奋、易疲劳、脑力减退、乏力感、胃肠神经症、劣等感、不必要的忧虑、性功能障碍、眩晕、书写痉挛、耳鸣、震颤、记忆力减退、注意力不集中等。

（2）强迫观念症（包括恐怖症）：社交恐怖（包括：赤面恐怖、对视恐怖、自己表情恐怖等）、不洁恐怖、疾病恐怖、不完善恐怖、学校恐怖、尖锐恐怖、高处恐怖、杂念恐怖等。

（3）发作性神经质：心悸发作、焦虑发作、呼吸困难发作等。

二、疑病素质与神经质症

神经质症患者具有某种共同的特征，这种特征被森田定义为疑病素质。森田疗法认为疑病素质是神经质症发生的基础。

所谓疑病素质，是一种精神上的倾向性，或称素质[1]。森田认为精神上的倾向性有内向与外向之分。外向型精神活动的目标，经常受外界对象的支配，而内向型精神活动的目标则常常局限于自身[1]。外向型的人精神活动趋向于外界，追逐现实；内向型的人富于自我内省，精神活动指向内部，因此对自己身体方面或精神方面的状况或异常非常关注和敏感。森田认为人们健康的精神生活是靠这种内向性和外向性的协调活动而形成的。如果人的精神活动出现了大的偏向，就会逐步形成一种明显的精神上的倾向性[1]。疑病素质即是一种担心患病的精神上的倾向性。具有疑病素质的人精神活动内向，内省力强，对自己心身的活动状态及异常很敏感，被自我内省所束缚，总是担心自己的心身健康[3]。

精神活动内向，富于自我内省在人的精神生活中起着重要作用，是不可缺少的。但如过分担心自身状况、过分的自我关注，则产生消极作用，形成疑病素质。

三、生的欲望和死亡的恐怖

富于内省、关心自己的身体状况，这是人人都会有的正常的表现，按照森田的理论，这是一种人类本性的生存欲的表现。生存欲的含义包括：①希望健康地生存；②希望更好地生活，希望被人尊重；③求知欲强、肯努力；④希望成为伟大的幸福的人；⑤希望向上发展等项内容[3]。

患神经质症的人都是生存欲极强的人，但他们并不是生来就患有神经质症的。而是随着生存欲望的发展，想过超出常人的生活，但由于某种契机诱发了其疑病体验，使其精神能量不再朝向外界而是完全朝向自己的心身。过高的生存欲望同时伴有对死亡的恐怖。这种对死亡的恐怖常与惧怕失败，害怕疾病，恐惧不安等心理活动相联系。例如，过高的成功欲望同时会产生对失败的恐怖；过强的保持健康的欲望又会伴随着对疾病侵袭的恐惧。前者有可能形成强迫观念及行为，后者则有可能导致疑病症状的产生。

森田曾指出：我们最大的、根本的恐怖是死亡的恐怖，也就是说人最害怕的是死。其实质是因为有贪生的欲望……所谓贪婪是对一切都贪得无厌，因而忧心忡忡，耗尽心机[4]。生的欲望过于强烈，对自己或事物存有超出寻常的要求，就会因惧怕达不到自身的欲望而产生死的恐怖。此时，若有某种诱发的契机，如感觉到心脏的跳动，就可能把原来属于正常范围的生理现象误以为是病态（如心动过速）。而努力排除这种病态的结果，对外界的关心程度开始下降，精神活动完全向内，陷入精神的内部冲突之中，导致神经质症状的产生。因此可以说，过高的生存欲望同时就会伴有对死亡的恐怖，这导致了精神活动的内向性，形成疑病素质，成为神经质症产生的基础。

四、神经质症状的主观性

森田认为，神经质的各种症状，在没有身心的疲劳、衰弱及其他并发症的前提下，原本就是属于主观范畴之内的、自我知觉的东西，而不是客观的产物[1]。高良武久也指出，神经质症患者往往不能冷静、客观地对待与自己有关的事情。特别对于症状，患者被劣等感所支配，再加上不安的情绪，往往作出明显失误的判断[2]。他曾举例说明这一点。比如，对人恐怖的患者在乘坐电车时总认为大家都在注意自己，对面有人在谈论什么，也认为是在说自己的坏话，即使别人咳嗽一下，也认为是在讽刺自己。这种把本来与己无关的事情硬拉到自己身上，并作出于己不利的解释，被称之为人际关系过敏的"牵联观念"。这种判断是不正确的，但患者本人却执迷不悟，无论怎样说明，总是拒不接受[2]。

神经质症的患者，对生的欲望过高，对死亡的恐怖过强，因此把本来正常的现象（如别人的咳嗽、交谈），看作是不正常的表现（认为是讽刺自己或说自己的坏话）。这种主观判断没有客观事实为基础，病人却对此坚信不疑，陷入不可解脱的思想矛盾之中，即是其症状的主观性的表现。

神经质症状的主观性还表现在其症状缺乏客观的生理基础上。例如，性病恐怖患者坚持认为自己患了性病，虽几次验血结果都是阴性，但受其主观意识的支配，不能接受客观检验的事实。神经质症患者因其症状的存在而极度苦恼，但他却不知这种苦恼是其主观臆造出来的。苦恼的根源在于其自身。

五、适应不安与精神交互作用

森田疗法认为，人在自然界中活动，人在人类社会中生存，必然会存在某种不安的心理，即为能否在不断变化的环境中生存下去、自身的心身状况能否适应外界环境这样的问题而烦恼。这种不安的心理在人的一生中经常会出现，被称之为"适应不安"。

"适应不安"这一说法来自高良武久的论述。高良武久在论及神经质症症状产生时，未采用"疑病素质"的说法，而认为适应不安与神经质症的产生密切相关。他认为适应不安的程度随着个人的素质、年龄、现在所处的环境等条件的不同而变化[2]。较内向的人容易出现适应不安，因其有较强的内省倾向，总是对自己的心身状况能否胜任所做的事情缺乏自信。较外向的人则不同，他们对任何事情都抱有希望。从年龄阶段看青春期前后最易出现适应不安。这与青春期的个体自我意识增强，自身欲望增长而又缺乏实际经验，不能很好地适应外界变化有关。

高良武久认为：不安、担心、痛苦等心理虽然令人不快，但它却是我们人类生存所必不可少的保护机制。例如，如果没有疼痛感，人们就可能对外伤失去警戒。他进一步指出，如果人们对这些令人讨厌的，但同时又必不可少的保护机制认为也不应当存在，企图否认这些应该有的心理现象，这必然使开始正常的心理产生反向的作用，造成精神内部冲突，最终形成神经质症状[2]。

在环境发生变化时，每个人都会有不安的感觉。但具有疑病素质的人，或排斥适应不安感觉的人，对不安更加注意，由于精神交互作用的影响，使其感觉和注意相互加强，更易于由不安发展成为慢性神经质症。

所谓精神交互作用，"就是指因某种感觉，偶尔引起对它的注意集中和指向，那么，这种感觉就会变得敏锐起来，而这一敏锐的感觉又会越来越吸引注意进一步固定于它。这样一来，感觉与注意彼此促进，交互作用，致使该感觉越发强大起来[1]"，这种精神活动过程就是精神交互作用的过程。

神经质症患者因存在疑病素质，易于把面临考试引起的紧张不安或偶尔出现的心跳加剧，当作是异常的感觉现象而加以特别的关注，从而引起了对这种感觉的恐怖和预期不安。由于精神交互作用，逐步形成症状。此时的精神活动逐步变得完全指向内心，长期被封闭在精神的内部冲突之中，自知有病，却无法摆脱，苦恼万分。在此状态下，更易产生预期的不安与恐怖，更使其注意固着在其神经质症状上而无法自拔。因此，如果说疑病素质对神经质症的发病具有决定作用的话，精神交互作用则可以说是对神经质症症状的发展起着决定性的作用。

六、精神拮抗与思想矛盾

如果说神经质症的发病与疑病素质有关而其症状的发展与精神交互作用有关的话，其症状给神经质症患者带来苦恼的根源则与思想矛盾造成的精神拮抗作用的加强有关。

森田认为人的精神活动，有一种对应和调节的现象；这种现象类似人体中作用相反、彼此制约、相互调节的拮抗肌的作用，因此被称为精神拮抗作用。

精神拮抗作用具体表现为：当一种心理出现时，常常有另一种与之相反的心理出现。例如，恐惧时常出现的不要怕的心理；受表扬时反而涌现内疚的感情。森田认为，这种抑制性意志是我们精神领域中的自然现象。精神领域中的这种拮抗作用，如同肌肉的拮抗作用一样，都不是我们能够一一加以随意支配的[1]。

精神拮抗作用过强或缺乏这种拮抗作用，人都会出现问题。而神经质症患者的各种苦恼，也是由于欲望和抑制之间拮抗作用增强引起的。例如：想要获取成功的这种生的欲望越强烈，对可能失败的死的恐怖就越强烈；拼命要加强生的欲望而排除对死的恐怖，为否定失败的可能想尽种种办法，反而使引起拮抗的作用力和反作用力都相应增加，加之思想矛盾的影响，个体就会感到越来越苦恼。

按照森田的观点，产生精神冲突、苦恼的根源在于思想矛盾。"所谓思想矛盾是我对'但愿如此''必须这样'的思想愿望和实际情况，即预计的结果相反，因而发生了矛盾等情况暂定的说法[1]"。

森田曾指出，思想应是对事实的记述、说明或推理，但思想和事实之间常存在差异。不了解这种差异，依据个人主观想象来构筑事实或企图安排事实，希望客观事物按照自身的主观愿望产生某种变化，就会出现思想矛盾[1]。

按照森田疗法的观点来看，神经质症患者之所以产生思想矛盾，并最终形成神经质症状，其根本原因在于不理解人性的实质。例如，恐怖、不安、苦恼这些人人都会有的令人厌恶的情感，患者总想避免和消除，却不知这是一种在适应环境变化时必然会出现的现象。想用是非善恶的标准来衡量这类情感，决定取舍，是不可能办到的，这即是由于受"理应如此"的思想愿望支配所造成的矛盾[4]。

综上所述，森田疗法关于神经质症的形成机理可概括为：由于疑病素质的存在，在偶然事件的诱因影响下，通过精神交互作用而形成神经质症状。造成神经质症的根本原因则在于想以主观愿望控制客观现实而引起的精神拮抗作用的加强。

第二节　森田疗法的治疗原则

森田根据其对神经质症的认识，提出了针对性的治疗方法。其疗法的着眼点在于陶冶疑病素质，打破精神交互作用，消除思想矛盾[1]。纵观森田疗法的治疗过程与实践，其治疗要点可概括为"顺应自然"和"为所当为"这样两点。

一、"顺应自然"的治疗原理

森田把顺应自然看作是相当于佛教和禅宗中的"顿悟"状态。所谓"顿悟"状态就是让神经质症患者认识并体验到自己在自然界的位置，体验到对超越自己控制能力的自然现实存在的抵抗是无用的，这样才能具备一种与自然事物相协调的生活态度。对其症状而言，就是要老老实实地接受症状，真正认识到对它抵制、反抗或回避、压制都是徒劳的，不要把症状当作自己心身的异物，对其不加排斥和抵抗，带着症状学习和工作[5]。

应当说"顺应自然"是森田疗法中最基本的治疗原则。这条基本原则包含着下述多层含义：

（1）顺应自然，就应认识情感活动的规律，接受不安等令人厌恶的情感。森田曾提出了情感活动的五条规律：

- 要顺应情感的自然发生，听任感情的自然发展。情感过程一般构成山形曲线，一升一降最后终于消失。
- 如果情感冲动得到满足，挫折可迅速平静、消失。
- 情感随着对同一感觉的惯性，逐渐变得迟钝，直到无所感受。
- 情感在某种刺激继续存在以及对此集中注意时，就会逐渐强化。
- 情感是通过新的经验，经过多次反复，在逐步加深对它的体验中渐渐培养的[1]。

　　按照森田的看法，情感活动自有其自身的规律，是不以人的意志为转移的。神经质症患者反其道而行之，总是对自身出现的恐惧、不安或苦恼等这些人人都会有的情感极其反感，总想压抑、回避或消除这类情感。例如，对人恐怖的人，对人与人见面常会引起的情感波动，特别是见到领导或异性时产生不安或不好意思的感觉感到苦恼，视之为必须排除的异物而采取压抑和对抗的态度。把本身很平常的事情，看得很严重而产生抗拒之心，结果使自己陷入神经质症的旋涡。这实际上与森田所述的情感的规律中第四条及第五条相符合，即神经质患者由于集中注意于令其感到厌恶的情感，并不断压抑这种情感而使之受到强化，经多次反复而培养起他对人极度恐惧的体验。而这一过程恰恰违背了情感活动的第一、二条规律。改变这种状况就需使患者认识情感活动的规律，接受自己的情感，不去压抑和排斥它，让其自生自灭。并通过自己的不断努力，培养起积极的情感体验。

　　（2）顺应自然，就要认识精神活动的规律，接受自身可能出现的各种想法和观念。神经质症患者常常主观地认为自己对某件事物只能有某种想法而不能有另一种想法，有了就是不正常或者是不道德的，即极端的完善欲造成了强烈的劣等感。其结果如同高良武久所说，"如果有人无论如何要祛除一切邪念，就可能产生不正恐怖的强迫观念。神经质症患者对这种心理采取抗拒的态度，他们一定要保持自己心理的绝对清净，结果必然出现心理冲突[2]。改变这一点，就应接受人非圣贤这一事实；接受我们每个人都有可能存在邪念、嫉妒、狭隘之心的事实，认识到不好的想法在头脑中闪现，是精神活动中必然会出现的事情，是一个人靠理智和意志不能改变和决定的，但是否去做不好的事情，却是一个人完全可以决定的。因此不必去对抗自己的想法而需注意自己所采取的行动。

　　此外，认识情感活动的规律，还需认识精神拮抗作用，认识到人有对生的欲望和对死亡的恐怖这样两种相互对立的心理现象，接受这种心理现象，而不必为出现死亡的恐怖而恐惧不安，以致拼命排除这些令人恐惧的念头，使自己陷入激烈的精神内部冲突之中。例如，站在高处时，想到可能摔下去，这本是任何人都会有的想法。神经质症患者却认为这是异常现象而与之对抗，越对抗则越感到有可能摔下去。改变这种症状，只有认清精神拮抗作用，从心理上放弃对对立观念的抗拒，才可能减轻以致消除精神内部冲突。

　　（3）顺应自然，就要认清症状形成和发展的规律，接受症状。神经质症患者原本无任何心身异常，只是因为他存在疑病素质，对某种原本正常的感觉看成是异常的，想排斥和控制这种感觉，使注意固着在这种感觉上，造成注意和感觉相互加强的作用，即形成精神交互作用。这是一种继发性恶性循环，是形成症状并使之继续的主要原因。认清这一点，对自己的症状采取接受态度，一方面不会强化对症状的主观感觉；另一方面因为不再排斥这种感觉而逐渐使自己的注意不再固着在症状之上。以这样的方式打破精神交互作用而使症状得以减轻以至消除。例如，对人恐怖患者见人脸红，越怕脸红就越注意自己的表现，越注意越紧张，反而使自己脸红的感觉持续下去了。相反，接受脸红的症状，带着"脸红就脸红吧"的态度去与人交往，反而使自己不再注意这种感觉，从而使脸红的反应慢慢消退。

当然，由于症状的形成已经经过了相当一段时间，即使对症状采取接受的态度，症状也不可能在一朝一夕就产生立竿见影的改变。因此，认识症状的规律还包括对症状的改变是一个过程，需要一定的时间这一规律的认识。认识这一点才能坚持对症状视若平常，不当作自己心身的异物加以排斥，才可能真正消除精神交互作用的影响。

（4）顺应自然，就要认清主观与客观之间的关系，接受事物的客观规律。按照森田疗法的观点，人之所以患神经症，疑病素质是症状形成的基础，精神交互作用是症状形成的原因，而其根源在于人的思想矛盾。这一思想矛盾的特征就是以主观想象代替客观现实，以"理应如此"限定自身的思想、情感与行为。森田曾指出："人究竟如何破除思想矛盾呢？一言以蔽之，应该放弃徒劳的人为拙策，服从自然。想依靠人为的办法，任意支配自己的情感，就如同要使鸡毛上天，河水逆流一样，不仅不能如愿，反而徒增烦恼。此皆力所不及之事，而强为之，当然痛苦难忍。然而，何谓自然？夏热冬寒乃自然规律，而想使夏不热，冬不寒，悖其道而行之，是人为的拙策，按照自然规律，服从之，忍受之，就是顺应自然"[4]。例如，恐惧与不安是常见的心理现象，非要把它视为异物而与之艰苦抗争，坚持认为自己就不应有不安等现象，就是违反了事物的客观规律。反之顺应自然，不以不安为怪异，就可以破除思想矛盾，从神经质症的精神冲突中解脱出来。

针对思想矛盾，森田提出了"事实唯真"的观点，意即"事实即是真理"，并以此作为座右铭。他指出："吾人不要把情绪或想象，而误认为事实，来欺骗自己。因为不论你是否同意，事实是不可动摇的。事实就是事实。所以人必须承认事实。认清自己的精神实质，就是自觉；如实地确认外界，就是真理（实事求是）[4]"。因此，顺应自然，就应注意不以自己的主观想法去套客观事物，认清任何客观事物都有其自身的活动规律，包括每个人的感觉、情感、精神活动以及神经质症状的形成与改变都有一定之规，这是不以人的主观意志为转移的。只有使主观思想符合客观事物的规律，才能跳出思想矛盾的怪圈。

二、"为所当为"的治疗原理

森田疗法把与人相关的事物划分为可控制的事物和不可控制的事物这样两大类别。所谓可控制的事物是个人通过自己的主观意志可以调控和改变的事物；而不可控制的事物是个人主观意志不能决定的事物。森田疗法要求神经质症患者通过治疗，学习以顺应自然的态度不去控制不可控制之事，如人的情感；但还要注意为所当为，即控制那些可以控制之事，例如人的行动。事实上，为所当为是在顺应自然的态度指导下的行动。高良武久曾作过这样的说明："顺应自然的态度并不是说对自己的一切活动都放任自流，无所作为，而是要患者一方面对自己的症状和不良情绪听之任之；另一方面要靠自己本来固有的上进心，努力去做应该做的事情[2]"。应该说，为所当为是对顺应自然的治疗原则的充实和补充。

1. 忍受痛苦，为所当为

森田疗法认为改变神经质症状，一方面要对症状采取顺应自然的态度；另一方面要随着本来有的生的欲望去做应该做的事情。通常症状不会即刻消失，在症状仍存在的情况下，尽管痛苦也要接受。把注意力及能量投向自己生活中有确定意义能够见成效的事情。努力做应做之事，把注意力集中在行动上，任凭症状起伏，有助于打破精神交互作用，逐步建立起从症状中解脱出来的信心。

神经质症患者本来具有强烈的生的欲望，但为死的恐怖所束缚，原有的精神能量均投入对症状的关注上，而影响了其正常的生活、工作与学习。工作和学习越无成效，患者的注意就越固着在其症状上，就越把症状当作必须排除的异物看待，从而加重其症状。按照生的欲望所表现出的上进心去做自己认为应该做的事情，第一，会把一直指向内心的精神能量引向外部世界；第二，因为注意不再固着在症状上而使症状得到改善；第三，虽然带着症状去行动仍有痛苦，但行动本身会带来两种收获，其一是该做什么就可以做什么而不必等症状消除，其二是做了就能在工作、学习或生活上有所收获。

例如，对人恐怖的人，不敢见人，见人就感到极端恐惧。森田疗法要求其带着症状生活，害怕见人没关系，但该见的人还要见，带着恐惧与人交往，注意自己要做什么，而不注意自己是否又恐惧了，坚持做下去，恐惧就会逐渐减轻。而这样做的结果，患者自己就会发现，原来自己想方设法要消除症状，想等症状不存在了再与人接触，其实是不必要的。过去为此苦恼，认为不能做，是因为老在脑子里想而不去做。而为所当为要求患者该做什么马上就去做什么，尽管痛苦也要坚持，打破了过去那种精神对行动束缚的模式。

2. 面对现实，陶冶性格

高良武久指出："人的行动一般会影响其性格，不可否认，一定的性格又会指导做出一定的事情。但仅仅看到这一方面，则是一个片面性的认识。我们也不能忘记'我们的行动会造就我们的性格，这一客观现实。正是这一点才是神经质性格得以陶冶的根本理由[2]"。

神经质症患者的精神冲突，往往停留在患者的主观世界之中。他们对引起自己恐惧不安的事物想了又想，斗了又斗，但在实际生活中对引起其痛苦的事物却采取了一种逃避或敷衍的态度。例如，因怕自己脸红而产生对人恐怖的患者一方面拼命想抑制自己的脸红；另一方面却总想避开众人。事实上，单凭个人主观意志的努力，是无法摆脱神经质症状的苦恼的，只有通过实际行动才会使思维变得更加实际和深刻。实际行动才是提高对现实生活的适应能力的最直接的催化剂。对此，高良武久举例说要学会游泳，不跳入水中就永远也学不会游泳，即使完全不会游泳，跳入水中也是完全可以做到的，然后再逐步学习必要的技术。与此道理相同，神经质症患者无论怎样痛苦也可以做到忍受痛苦投入到实际生活之中。如其自己做不到这一点，也可在别人指导下做到，这样就可以在不知不觉中得到自信的体验[2]。因此，要想见人不再感到恐惧，只有坚持与人接触，在实际接触中采用顺应自然的态度，使恐惧心下降，而逐步获得自信。

许多患者固执地认为自己不能投入到实际生活中或做不了某些事情，实际上是他们没有去做或不肯去做。更进一步，他们常常认为只有先除掉症状，才能做好要做的事情，为此他们付出了昂贵的代价。因为不做事情或少做事情减少了自己实践与适应实际生活的机会，而且会使精神能量更集中指向内部，注意自己的症状，反而会使疑病素质进一步发展。前面已经谈到，为所当为有助于使症状得到改善。其中很重要的一点，是在实际活动中将精神能量引向外部世界。这是因为要做事情，就要将注意由主观世界移向外部，就要注意所做的事情，这就减少了指向自己心身内部的精神能量。而与外部世界的实际接触又可有助于患者认识自身症状的主观虚构性。这一过程实际上是使内向型性格产生某种改变的过程。

在顺应自然的态度指导下的为所当为，有助于陶冶神经质性格。这种陶冶并非彻底改变，而是对其性格的不同部分进行扬弃的过程。即发扬神经质性格中的长处：认真、勤奋，富有责任感等；摈弃神经质性格中的致病之处：神经质的极端的内省及完善欲。

森田疗法中顺应自然的原则，森田本人认为是对自然规律的服从和忍受。高良武久进一步提出"忍受痛苦、为所当为"，对森田的思想作了补充。由此，高良武久认为，顺应自然是对客观事物的正确认识与积极服从[2]。因此，顺应自然既不是对症状的消极的忍受、无所作为；也不是对症状放任自流、听之任之，而是按事物本来的规律行事——任凭症状存在，而不去抗拒排斥，带着症状积极生活。顺应自然、为所当为的治疗原则的着眼点是打破精神交互作用，消除思想矛盾，陶冶性格。这一治疗原则还反映了森田治疗对意志、情感、行动和性格之间的关系的看法，即意志不能改变人的情感，但意志可以改变人的行为，通过改变人的行为来改变一个人的情感，陶冶一个人的性格。

第三节　森田疗法的治疗方法

森田疗法的治疗分为住院治疗和门诊治疗两种方式。住院治疗方法是由森田正马在其长期的治疗实践探索的基础上形成的。门诊治疗最初只是为个别没有条件做住院治疗的患者所设立。因此有人又称住院治疗是标准式的森田疗法。

无论是住院或门诊治疗，应注意选择那些除表现为神经质症状之外，对症状具有某种程度的反省心，自身也在积极作着克服症状的努力，有从症状中解脱出来的强烈愿望的病人。如仅有某种症状，没有强烈的求治动机，不宜施行森田疗法[2]。

一、住院治疗

森田疗法的治疗所遵循的"顺应自然"的治疗原理，看似简单易懂，但对患者而言，真正达到领悟并能身体力行并非易事。很多时候，单靠患者自身的力量是不能做到的。住院治疗为其创造了一种崭新的环境。在治疗者指导下，使他获得领悟和新的生活体验。在这种意义上，住院治疗被认为是治疗神经质症的最佳方法。住院治疗过程分为四期：绝对卧床期、轻工作期、重工作期和生活训练期。这四期的治疗目的及具体内容如下：

1. 绝对卧床期

这一期一般为 4～7 天时间。有条件的地方可采用单人房间，无条件的地方则应注意患者之间保持安静。在这段时间之内，禁止患者会客、读书、谈话、抽烟、听收音机等，什么安慰也不进行，除洗脸、吃饭、上厕所之外，保证绝对卧床、绝对安静[2,6]。这一期，主要要观察患者在卧床期内的精神状态，以便结合病情进行诊断（排除非神经质症患者），并通过安静的休养，调整身心的疲劳；其重点在于解除患者精神上的烦闷和苦恼[1]。

在此期间，患者可能产生各种各样的想法，陷入更加痛苦的状态，但不能采取任何措施，只能默默地忍受痛苦和烦恼。通常，患者最初住院后，情绪可暂时安定；但随着终日卧床，会出现各种想法，并会怀疑治疗的效果和对静卧难以忍耐的情况。继续卧床，逐渐会出现安静的倾向，此时，患者可以尽可能地去想自己的一切。继而患者还会出现一种无聊的感觉，总想立即起床干点什么。这就是无聊期，此后，可进入第二期。

在静卧期间，患者出现的上述情况，是由于其精神能量在最初仍保持完全向内的指向，结果使痛苦加剧。其痛苦到极点时，在极短暂的时间内，会迅速消失，好像剧烈的头痛突然消退一样，精神立即感到爽快起来。这就是森田的所谓"烦闷即解脱"的含义[1]。这种变化还不是思想认识上的变化，是一种情感上的自然变化的结果。此变化有助于患者认识情感是不能由意志去否定和排除的，它自有变化规律。继续卧床出现无聊期，患者想起床做任何事情，此时精神能量已开始朝向外部世界。

在此期间，治疗者除监督患者按此期的各项要求去做之外，一般不回答患者有关其神经质症的问题。当患者出现突然从苦恼中解脱的感觉时，须告诉患者体验情感活动的规律，这是凭主观意志所不能改变的。此期中，有些患者会出现睡眠方面的问题，对此可给予以顺应自然为原则的简短指导。例如，如想睡觉时随时可以睡；如果睡不着，连续一周不睡也没什么关系，不要自己想办法勉强自己硬睡[1]。

2．轻工作期

这一期一般为 3～7 天时间。此期禁止外出、看书，仍不允许患者与别人过多交谈。夜间的卧床时间规定为 7～8 小时，白天可在室外做些轻微的劳动或在室内从事工艺活动，以室外活动为主。在室外可做些如扫院子、擦玻璃等简单、单调的劳动，在室内可进行书法、绘画、糊纸袋等活动。这些活动以患者自我选择及治疗者指导相结合的办法确定。一般从第三天开始，可逐渐放宽对患者工作量的限制[2,6]。从此期开始可要求患者利用每天晚上的时间记治疗日记。

这一阶段的主要目的是让患者逐步恢复体力，通过前面的无聊期，促进其自发行动的动机，通过较轻作业的完成使之认识到不注意症状、坚持行动与症状减轻之间的关系，从而接受症状使之自然淡漠。

轻作业期一开始，患者会体验到一种从无聊中解放出来的愉快情绪。但几天之后，他会感到似乎受到愚弄，甚至想停止治疗。对此需说明中止治疗对其神经质症治疗的危害。高良武久认为，对治疗丧失信心离开医院者都是意志薄弱者[2]。

在这一时期，治疗者要指导患者除一天 7～8 小时的睡眠外，一律不得再躺在床上，其余时间要连续行动。行动时不要考虑干什么对病有利与否、怎样做才能减轻苦恼等，而是促使患者学会不论干什么事情，必须迅速着手工作，而且要坚持实践。此外，要指导患者以顺应自然的态度对待症状，不要自己去测试病情，设法治疗。治疗者不问症状与病情，对患者倾诉其症状及苦恼，采取淡然的方式应对，注重鼓励患者行动[1]。由于患者解除了对症状的关注，症状的感觉减轻，对劳动等行动越来越感兴趣，渴望得到较多较重的工作，以此为标准即可转入治疗的第三期重作业期。在治疗的轻、重作业期之间界限并不十分明显。

3．重作业期

这一期一般为 3～7 天。在这期间仍不过问患者症状，只让其努力去工作。此期劳动强度、作业量均已增加，工作或作业包括除草、帮厨、清理环境卫生、做农活、木工活、工艺劳动等。

此外，此期可逐渐开始读书。主要选择历史、传记、科普读物等。每晚要求患者记治疗日记[2,6]。此期目的在于通过努力工作，使患者体验完成工作后的喜悦，培养忍耐力。在这之中学会对症状置之不理，进一步将精神活动能量转向外部世界。

此期仍需指导患者以顺应自然的态度，从事劳动和各项活动。帮助他以此为基础体验工作和症状减轻之间的关系。在工作和读书过程中，要排除完美欲的影响，工作应做就立即去做，激发对工作的兴趣，体会劳动的意义。读书也同样，不必追求理解，也不必用力记忆，不问内在事理地一口气默读下去。这样，在不知不觉中，专心致志于工作与读书，反而使原来患者惧怕能否做好工作或能否集中注意力去读书的问题得到化解。通过上述方式帮助患者将注意由自身转向外界，在不断强化外在行为的同时理解"人类心理的自然状态[6]"。

4．生活训练期

此期又称回归社会准备期，一般为 1～2 周时间。此期为患者出院做准备，要指导患者回归原社会环境，恢复原社会角色。此期根据患者的具体情况，允许他白天回到原工厂或学校，或在医院参与某些管理工作等较复杂的社会活动。无论参加何种活动，都要求每晚仍回病房，并坚持记治疗日记。其目的是使患者在工作、人际交往及社会实践中进一步体验顺应自然的原则，为回归社会做好准备[6]。

以上各期的情况，是对一般治疗情况的描述，对每个具体患者而言，还要根据其情况来决定治疗的进程。治疗周期会因此而长短不一。时间短的约3周即可，长的则可能需要60～70天时间；平均周期为40～50天[2]。

在采用住院治疗之前，治疗者应先使患者对森田住院疗法的过程有一大致的了解，患者可自己做出是否入院治疗的决定。患者求治欲望越强，越有利于治疗。

在实施住院治疗时，治疗者对患者的指导要防止过多说教，不仅重视患者对森田治疗原理在思维上的理解，还要注意其在行动过程中的体验。指导的重点在于帮助患者在行动中理解顺应自然的道理，放弃对症状的注意。

由于住院治疗主要是通过患者独自静卧及亲身参与各项实践活动来体会和理解森田治疗原理，这样，治疗者对患者的指导更多地体现在对其日记的批注上。从住院的第二期开始，就要求患者每日记治疗日记，日记的内容要求不谈病情，而要谈活动的内容、体验及收获。治疗者在每日进行批注时，对患者谈症状部分不予强化，而对于日记中记录的通过活动感到喜悦、自信，感到症状减轻的有关内容予以强化，以此帮助患者淡化症状，将注意转向外界，按客观事物的规律行事。

为帮助读者了解森田住院疗法，现摘录李振涛等人（1988）报告的住院治疗个案一例的情况及日记。李振涛等在治疗中对经典的住院疗法有所改进，如在绝对卧床期就开始让患者记日记等。具体情况如下[6]：

患者为女性，36岁，工人，诊断为疑病症。5岁时其母因胃癌去世，此后其父很注意患者的胃是否有不适，一有点胃痛，其父紧张得以致脸变色，使患者产生恐惧癌症的心理。一次看过一本医书，书上写着气滞容易造成癌症，因此害怕胀气。又听说口水能引起胀气，就怕咽口水。结果越怕越紧张，口水越多。精神极度紧张恐惧。为此做了许多检查，喝了许多汤药，仍觉肚子胀，总希望检查，怕患癌症。

绝对卧床期日记："我是对健康太注意了。越注意越担心有病。越咬牙越流口水。我每天醒来，第一个感觉，就是想着我肚子胀气。这就是心身交互作用。还有自我暗示'我今天千万不要再难受了'。我的病是来自自身"。"我越想去掉病，越去不掉，医生讲这个方法不对。我按医生讲的不去理会病，多按要求做事。不去注意胀气，好像咽口水也少了，精神也不紧张了"。

轻作业及重作业期日记："我今天画的画，大家都说好，我有好多年没能这样画画了，我太高兴了。我注意画画儿，对胀气'有就让它有去'反倒觉得没那么胀了"。

回归社会准备期日记："整天忙着干活，按大夫讲的，把注意放到现实，做好现在的事，身上感觉好多了……我的病压我十几年了，从来没像现在这么轻松，我不注意它，我感到什么病也没有了"。

二、门诊治疗

门诊森田治疗仍须遵循森田疗法的基本原则进行。但由于门诊治疗没有住院治疗所具有的特定环境，不能采用卧床及作业布置方式进行治疗，因此具有某些与住院疗法不同的特点。

门诊治疗主要通过治疗者与患者一对一的交谈方式进行。一般一周一次或两次。治疗者应注意对患者的共情并建立良好的治疗关系[7]。在这一基础上，藤田千寻认为治疗者应在掌握患者生活史的基础上，尽可能理解患者的现实情况，不以症状作为讨论的主要内容，鼓励患者面对现实生活，放弃神经质的抵抗症状的立场，认识到事物不以自己的主观愿望为转移，认识到接受症状的本来面目、不试图去控制，症状就会改观。最后鼓励患者要承担自己生活中应承担的责任[7]。在治疗中，治疗者应尽可能用提问的方法启发患者对问题的理解，而不是过多地采用说服的方式。治疗的关键是帮助患者理解顺应自然的原理。

对于门诊治疗，铃木知准从另一角度提出了下述治疗要点：①详细的体格检查以排除严重躯体病的可能，消除患者的顾虑；②指导患者接受症状而不要试图排斥它；③嘱咐患者不向亲友谈症状，也嘱咐亲友们不听、不答复他们的病诉；④对人恐怖症患者不应回避人，要带着症状去参加各种活动[5]。

我国李振涛、靳陶聪等人曾报告过采用门诊治疗的方法对 16 例神经症患者进行治疗取得了较好的疗效[8]。其具体做法为初诊 30～60 分钟，复诊为 15～30 分钟，第一个月的治疗每周一次，以后为 1～2 周一次。治疗的主要工作为言语指导和日记批注：首先引导患者领悟其症状与人格特征的关系，告之形成症状的有关机制，要求患者将自己的理解和体验写到每天的日记上。要求患者使用两个日记本，治疗者在复诊时针对患者上次日记中暴露的问题进行批注，在此基础上对其进行言语指导，提出下一次的要求，与此同时，要求患者阅读有关森田的学说的辅助材料[8]。李振涛认为，由于门诊治疗中治疗者不能亲自观察患者的日常生活和行为，因此，让患者记日记，通过对日记的批注对患者进行指导是治疗的中心环节。治疗者在治疗指导中特别要注意：

（1）治疗始终要对准患者的人格问题，不能被其症状所纠缠。对症状应置之不理，让其自然淡漠；

（2）在患者对治疗要点理解的条件下，着重要求其在生活实践中自觉地去体验[8]。

森田疗法除有住院和门诊治疗的形式之外，还有定期对森田学说进行集体学习的组织——生活发现会。生活发现会会员大部分是为神经质症所苦恼，但尚能坚持工作和日常生活的人们。生活发现会每月在一起学习森田理论一次，交流个人体会，起到互相启发、互相帮助、共同提高的作用，重点在指导实际生活[9]。

森田疗法是一种以"顺应自然"为指导思想的治疗方法。因其与老庄哲学及佛禅思想密切相关，易于为我国的病人所接受。目前我国不少心理咨询与治疗工作者已开始在自己的咨询与治疗实践中尝试采用森田疗法，取得了较好疗效。但是，西方一些学者认为，因其明显的东方文化色彩，这种疗法不易为西方的病人所接受。这是因为在东方的文化中"道法自然"为人所称道，而在西方的文化中与命运抗争，与自然抗争却是众人所推崇的主题。此外，森田住院疗法规定的类似拘留所式的生活也是西方人所不能忍受的。

参　考　文　献

[1] 森田正马, 著. 臧修智, 译. 神经质的实质与治疗——精神生活的康复[M]. 北京: 人民卫生出版社, 1992.

[2] 高良武久, 著. 康成俊, 商斌, 译. 森田心理疗法——顺应自然的人生学[M]. 北京: 人民卫生出版社, 1989.

[3] 康成俊. 森田心理疗法介绍[J]. 中国心理卫生杂志, 1988, 2(5): 202—204.

[4] 长谷川洋三, 著. 李治中, 李德森, 庞云澍, 译. 行动转变性格——森田式精神健康法 [M]. 北京: 人民卫生出版社, 1992.

[5] 钟友彬. 现代心理咨询[M]. 北京: 科学出版社, 1992.

[6] 李振涛, 靳陶聪. 住院森田疗法治疗神经症[J]. 中国心理卫生杂志, 1988, 2(5): 205—208.

[7] FUJITA, CHIHIRO. Morita therapy: a psychotherapeutic system for neurosis [M]. Tokyo: Igaku-Shoin, 1986.

[8] 李振涛, 靳陶聪, 等. 门诊森田疗法治疗神经症 16 例[J]. 中国心理卫生杂志, 1989, 3(2): 67—68.

[9] 康成俊. 日本的森田理论集体学习会[J]. 中国心理卫生杂志, 1990, 4(3): 134—135.

第十二章

心理咨询与心理治疗的发展趋向及方法的选择和思考

第一节　心理咨询与心理治疗的发展趋向

心理咨询与心理治疗的发展极为迅速。从弗洛伊德创立心理分析学派至今，心理治疗的各种学派、体系不断涌现，交叠更替。在美国，1959 年哈珀（R. A. Haper）认定有 36 种心理治疗的体系；至 1976 年，帕洛夫（M. B. Parloff）发现共有 130 余种疗法；到了 1986 年，卡拉瑟（T. B. Karasu）则报告有多达 400 种以上的心理治疗学派[1]。面对如此众多的理论与学派，作为一个专业工作者应做出怎样的选择与判断，是一个值得认真考虑的问题。

一、整合的发展倾向

当代心理咨询与治疗的理论多种多样，但仍存在几种主要的理论学派，如心理分析学派（主要为心理分析性治疗）、行为学派（亦包括认知治疗，认知治疗常被称为认知行为治疗）、以人为中心的学派以及系统治疗、实现治疗、存在治疗、交互作用分析治疗、家庭治疗等。过去，这些学派之间的争论十分激烈。各学派的治疗与咨询者坚守自家的理论观点及方法，对于其他学派的理论观点及方法技术很少问津。近年来，许多心理咨询家与心理治疗家渐渐抛弃了各自的门户之见，开始出现多种方法并用，多种观点均予考虑的现象。而各种理论学派也渐渐呈现出"门户开放"的整合倾向。

从不同的学派来讲，每一学派都在致力于不断完善自己的理论，并在临床实践中提高治疗效果，缩短治疗周期。与此同时，他们也向外吸收一些于己有利的其他学派的理论观点及方法技术。相比之下，吸收外来的方法技术的倾向更为积极。心理分析学派的许多治疗及咨询者运用了行为学派的某些方法[2]，而行为学派的治疗及咨询者们也在不断吸收、运用其他学派的方法充实自己[3]。

从心理治疗及咨询者个人来讲，趋向于各种方法、理论的兼收并蓄的情况更为突出。史密斯（D. Smith）曾于 1982 年对美国心理学会中临床心理分会及咨询心理分会的四百多名成员进行了一项调查，结果发现这些咨询与治疗工作者的理论倾向以折中主义（eclecticism）的取向最为突出。这项调查发现被调查者的理论倾向为心理分析性治疗的约占 11%，倾向为认知行为治疗的约占 10%，倾向于以人为中心的治疗的约占 9%，倾向于行为治疗的约占 7%，而倾向于折中主义的约占 41%[4]。其中倾向于折中主义的这一人数比例略小于 1976 年加菲尔德等人所做的另一项调查（55%）[5]。史密斯的同一项研究还发现当让被调查者指出最有影响的心理治疗家时，其结果被推举的心理治疗家有罗杰斯、埃利斯、弗洛伊德、沃尔朴、拉扎勒斯等人。这一结果表明，虽然倾向于以人为中心的治疗的治疗者和咨询者人数比例并不很多，但罗杰斯的影响却是很大的；其他有影响的心理治疗家的情况也是如此。总的看来，治疗者与咨询者更倾向于广采博收的折中主义学派。

这是一个很大的变化，因为在大约 20 多年以前"折中主义"还是一个名声不好的词汇，曾受过多方责难，极少有心理治疗及咨询工作者敢于声称自己是折中主义者。而这种情况至 20 世纪 80 年代已大为改观。越来越多的心理咨询与治疗工作者自称是折中主义者。他们不属于某个理论学派，如果一定要进行分门别类的话，那么他们只能算是折中主义学派的人了。

二、趋向整合的原因

纷繁众多的心理治疗学派，曾经历了若干年的相互隔阂与对立，争论与竞争，近年来则出现了趋向整合的局面。贝特曼等（B. D. Beitman et.al）认为其原因为：①各种疗法剧增；②单一理论存在不足；③各种疗法效果相同；④通力寻求治疗成功的共同因素；⑤强调病人的特点和治疗关系；⑥社会政治对心理治疗提出的现实要求[1]。其他研究者也曾讨论过出现整合倾向的原因[6]。综合各方面的情况来看，当前出现整合倾向主要有下述一些原因：

1. 不同疗法疗效相近

心理治疗的各家各派理论众说纷纭，主要是围绕着理论观点上的不同看法进行的，但在治疗结果方面，都可以用疗效代言。

　　一些将不同的心理治疗、咨询方法与控制组和安慰剂组进行实验性比较的研究发现，治疗组疗效显著[7,8]。此外，对于不同来访者采用不同方法进行治疗与咨询的研究也表明，各种心理治疗与咨询的方法的效果是十分接近的。例如，在一项使实验者减轻愤怒的研究中，合理情绪治疗及格式塔的治疗方法都可以使实验组人员的血压下降，并使其情绪得分下降，这一点远比控制组人员变化显著[9]。另一项采用认知治疗方法和行为治疗方法对社交焦虑人员的训练研究表明了两种类型的方法均有疗效，并且相互之间无显著差别[10]。对于性行为障碍所进行的系统脱敏治疗、性心理治疗及合理情绪治疗的训练的一项比较研究，发现几种方法在不同的方面对性行为障碍的改进都有所贡献[11]。另外，来访者中心疗法与其他方法比较，疗效亦无显著差异，但在降低多种焦虑方面，来访者中心疗法对于外向的来访者更为有效，而合理情绪治疗方法对于内向的来访者更有效[7]。

　　世界著名的心理咨询与治疗理论研究者，美国的加菲尔德（S. L. Garfield）指出：不同的治疗方法可能对不同的人群或不同的心理失调问题更为有效。但总的看来，各种对于不同治疗方法疗效的研究，表明人们在不同疗法之间很难发现疗效的差别[6]。他的这一观点，在心理咨询与治疗界是具有代表性的看法，各种理论与学派的不同疗法在竞争中并存于世，也表明了他们具有各自的生命力。

2．不同疗法各有千秋

　　如果按照卡拉瑟的统计，400 多种心理治疗学派并存于世，其中大量的学派是在 20 世纪 70 年代末至 80 年代中涌现出来的。如此迅猛的增长速度，如此众多的学派，其理论模型和技术方法将使专业人员感到目不暇接，面临多种选择。但是，纵观近年来心理咨询与治疗的发展，虽有几种主要的治疗体系在这一领域具有较大的影响力，却没有哪一种治疗学派能够在此领域中占有独霸一方的绝对优势地位。

　　在多年的心理咨询与治疗实践中，人们越来越清楚地认识到没有哪一种理论和方法适用于所有来访者、所有问题和所有情况。由此，心理治疗各学派经历了深入的自我反省，认识到各自所钟爱的理论之不足。例如，心理分析学派过于重视无意识的作用，而忽视了意识的作用；经典的行为治疗学派则完全忽略了人的主观能动性等。心理治疗各派开始了对自身理论方法的再思考，逐步开始为弥补自身不足而取其他学派之所长。在技术方法上开始了较为灵活的各种方法结合运用的尝试，在理论上，采取更为开放的态度以寻求更为统一、综合的模型。

3．寻求影响治疗成功的共同因素

　　由于认识到各种疗法都远非完善，各有短长，又由于研究证实各种心理治疗的总体疗效无明显差异，这使人们开始意识到不同的心理治疗可能存在着某些共同的东西在影响着治疗的变化过程。因此，寻求心理治疗中影响疗效的共同因素，成为20世纪80年代心理治疗研究中的重要趋势，而这种研究趋势又对整合的总体发展趋向起到了推动作用。

对于心理治疗中影响治疗成败的共同因素，不同的研究者提出了不同的看法。加菲尔德认为应包括治疗关系、宣泄、说明、强化、脱敏、信息和时间。卡拉瑟则提出了所有疗法共有的三个影响疗效的因素：情感体验、认知把握和行为调节[1]。许又新在研究了其他研究者的观点后提出下述六种共同因素：①矫正情感体验，②病人与治疗者的关系，③提供另一种生活态度，④从事新的有效行为，⑤随时准备接受社会影响，⑥促进自我探索[12]。

无论何种心理治疗，无疑都包含有矫正情感体验、实现认知和行为的改变这样几个共同的因素。其中，影响着这一进程实现的是来访者与治疗者之间的关系、来访者本人的求治动机、治疗者的个人特征和其所运用的技术方法。

4．现实社会的要求

单一心理治疗理论及方法的不足，不同心理治疗的疗效相似，不断发展的社会又要求心理治疗缩短疗程，提高疗效。心理治疗的各派治疗者如果不相应地做出某种改变，固守一隅，就可能冒有失去声誉、失去来访者和经济收入的风险。社会的压力使得专业人员不断调整治疗方法以适应和满足来访者的需求，对心理治疗整合的模型的探索，也代表了专业人员对社会压力的适应性反应。

三、理论与技术方法的整合

心理治疗理论与技术方法的整合，特别体现在折中主义治疗（又称方法任选治疗）的兴起上。加菲尔德曾经指出：当代心理咨询与治疗研究发展的结果之一是面对着这样一个现实，即这一领域正向着具有科学性的折中主义的方向发展[6]。

折中主义治疗最早是由宋恩（F. C. Thorne）所倡导的。宋恩认为任何一种心理咨询与治疗的理论或学说均不完全，因此，提出一种综合各种理论的包罗万象的方法，并称这一方法为折中主义[13]。

事实上，目前心理咨询与治疗界对于折中主义的理解包括有多种含义。许多人自称是折中主义者，他往往不以任何一种理论为主导，而仅仅针对来访者及其问题而确定咨询或治疗方案；另一种情况是某些心理咨询及治疗工作者以一种理论为主导兼用其他适宜的方法与技术；第三种情况是某些理论学派也自称为折中主义学派，因其理论及方法源于几种不同的理论和学派，例如：多种模式的行为治疗（multimodel behavior therapy）、实现治疗（actualization therapy）等；第四种情况是如宋恩所倡导的那种折中主义的治疗或咨询，这是一种综合其他理论学派而自成一说的具有较为系统的理论的折中主义，是自有其治疗与咨询的理论及对心理失调行为的看法的。应该说在这里第三、四两种情况的折中主义是更为多见的。不过第三种情况的折中主义学派各有其名称，它们往往可以归入折中主义一类但却并不以折中主义的名称面世。

第三种情况的折中主义，例如多种模式的行为治疗，其倡导者拉扎勒斯（A. A. Lazarus）就曾说过：多种模式的行为治疗是折中主义的，但折中主义的治疗却不都是多种模式的行为治疗。其治疗模型中包括有行为的、情绪的、感觉的、想象的、认知的、人际关系方面及生理的各方面的考虑。在治疗或咨询中，分别对上述几个方面逐一进行评价，发现来访者哪一方面有问题便从哪一方面入手解决。譬如，对方有行为的问题便采用行为治疗的方法；对方有紧张等感觉方面的问题就采用放松等方法；若对方有认知方面的问题时，则采用改变其不合理信念的辩论的方法等等。其方法和理论可能分别来自不同的学派，但在多种模式的行为治疗中得以和谐地统一在一起，并进一步构成了一种新的理论体系。

第四种情况的折中主义，其中又可区分出不同的理论派别。如宋恩的折中主义，对于人格就有其独特的看法，对于心理失调问题的诊断及处理方法也自有较为完善的看法和技术。例如，他对各类心理问题的看法，所依据的原则为生物的因素优于其他因素；有机的因素优于功能的因素；较早的因素优于稍后的因素；低层次的整合因素优于高层次的整合因素。并按其优势的决定因素定出由生物发生因素决定的到由社会环境因素决定的 12 级病源方程式，每一级中都有许多不同的病源方程。如第 8 级为自我概念方面的病源方程，其中就有：低自我概念+缺乏信心=不良表现=自卑情绪；低自我概念+失败焦虑=防御反应形成=存在的焦虑等方程式。在治疗与咨询方法上亦有一定的技术主导，如采用了支持疗法，直接影响法和情绪处理法等方法技术[13]。在此类折中主义的理论和方法中，常可分辨出其他理论与方法的影响，但它又不是将这些理论与方法信手拈来，七拼八凑地堆砌在一起的东西。

近年来，也有研究者采用心理治疗的整合（integration）或整合性心理治疗（integrative psychotherapy）的名称。对于折中主义或折中主义治疗及整合或整合性治疗，贝特曼等人综合了其他一些研究者的观点提出了对这两种称谓的区别性看法。他们认为折中主义一词多用于临床方法中技术性的及非理论性的综合的情况，而整合一词则更适用于非实践性的、具有更为统一的理论化的体系的治疗方法[1]。

四、对于心理咨询与治疗发展趋向的看法

心理咨询与治疗从其初露端倪开始至今已有近百年的历史了。从最初的较单一

的方法和理论，发展至今的百家争鸣，从各自坚持单一的理论学派的"分"的倾向，到现在的多种方法理论兼容并蓄的"合"的倾向，这反映了人们对心理咨询与治疗的认识，也反映了心理咨询与治疗正在不断向前发展的状况。

心理咨询与治疗领域中整合的倾向，反映了人们对于单一理论学派的缺陷的不满，及对其他理论学派长处的正视。对于心理咨询与治疗的各种不同疗法的疗效的比较表明，各种学派均各有其长处，这使得人们趋向于取长补短，吸收其他学派的方法，改进自己学派的技术。

总体来看，没有哪一种心理治疗或咨询的理论是完美无缺的，也没有哪一学派所倡导的疗法具有最高的效力。理论的不断完善与方法的不断改进是咨询与治疗中的自然趋势。世界范围的心理治疗与咨询的发展趋向由"分"而"合"，表明了这一领域中实事求是地对待理论及方法的态度。在心理治疗与咨询中，这种新的发展趋势及其所反映的求实态度，必将会导致心理治疗与咨询理论对于人的更为深刻的认识和对人的心理失调机制更为清晰地理解；与此同时，这种趋势也必将导致对心理治疗理论及方法的科学研究取得进一步的发展。

我国的心理咨询与治疗起步不久，面临着当代国际心理咨询与治疗趋于整合的新的趋势，应该说对我们是十分有利的。对于我国的有关人员来说，不仅要认真掌握这一发展趋势，而且特别应从中汲取的是这一趋势所反映的不断进取的精神和实事求是的态度。我国除了极少数咨询者与治疗者的工作之外，绝大多数的咨询与治疗工作者的工作尚未定型。面对国外众多的理论学派及方法技术，也可以采取广采博收，兼容并蓄的态度，努力汲取国外的理论学派的精华，在自己的实践中，不断扬弃其中不适合中国国情的部分，发展出适合我国特点的理论及方法来。

第二节　对于治疗理论和方法的选择及思考

一、对理论及方法的选择

1. 对于理论的选择

心理咨询与治疗工作者对于治疗理论要有所选择，既不能固守一隅紧抱住一种理论不放，对其他理论一概排斥；又不能采取一种过于随意的态度，以各种不同的理论断章取义地解释不同的甚至同一个案例。

我们的看法是，对理论的选择依赖于许多与治疗者个人有关的因素。这些因素是，治疗者的观念、治疗者的个人特点、治疗者的临床工作实践。治疗者对于不同的理论学派的观点的看法必然会有着不同程度的差异。各种理论学派对于人的看法及心理失调问题的处理各有不同，带有不同观念的治疗者必须认真考虑自己是否赞同某一学派的理论观点及其对心理失调问题的解释，能否接受其对心理失调问题的处理方法等问题。对这些问题的考虑有助于治疗者选择其治疗理论。

治疗者的个人特点也会影响他对治疗理论的选择。某些治疗理论及方法对于具有某些人格特征的治疗者可能较为适宜，而对具有另一些人格特征的治疗者可能就显得相对困难一些。当然作为治疗者也要不断发展健全自己的人格，他们也不是绝对不变的个体，但相比较之下，仍可能会有某种差异存在。对于有些治疗理论来说，这个问题不十分严重，但对另一些理论学派，可能治疗者也得参考自身的特点进行选择了。例如合理情绪治疗，需要治疗者以不断向来访者提问的方式来与对方的不合理信念辩论，治疗者若性格偏于内向，在开始以此法治疗时，可能会感到非常困难。

除了上述的情况之外，治疗者对于理论的选择更多地要依靠其临床工作实践。治疗者无论选择哪一种心理治疗或咨询理论，都需将其付诸实践。只有在实践当中，治疗者才会对其是否适合自己，是否自己能够运用自如，是否在自己的治疗实践中能取得较好的成效等方面的问题有更深刻的体会。因此对于治疗者来说，对于各种心理咨询与治疗的理论要采取开放的态度，不断学习和掌握新的理论观点及技术，以便在自己的思考及实践的基础之上找出一种适合自己的治疗理论，或以某一理论为主进行工作，或系统地发展出自己独特的治疗理论。

2．对于方法和技术的选择

在选定的理论指导下，对于具体治疗案例运用何种方法和技术，治疗者可以采取相对灵活的态度，只要是在其理论原则指导之下进行即可。

例如，可以以来访者的人格特征为准，选择适当的方法和对策。对于内向的来访者，治疗者可以更多地采取主动的积极的引导策略，而对于外向的、话多的来访者可以相应采取让对方多讲的策略。其方法，如前者可采用近似合理情绪治疗中的辩论的方法，而后者则可采用以人为中心的治疗中的对情感的反映的方法，但要注意不能偏离自己所持的主导理论的大方向。

另一种情况是以来访者的问题为准选择方法。这是指治疗者在自己主导理论指导下进行工作，当遇到来访者有其他方面的明显问题时，亦可采用其他理论学派的适宜方法作为辅助的治疗手段。例如，当认为来访者对某一事物的认知存在问题时，可采用改变认知的方法；当他有情绪方面的问题时，可采用改变情绪的具体方法；而当他有行为方面的问题时，又可采用行为矫正的方法了。

当然，对方法和技术的选择，当面对具体的来访者及他们的问题时，还应注意遵循简单性原则。即可用简单方法处理的，不必用较为复杂的方法去处理；可用单一方法处理的，也不必多种方法同时上马。

二、心理咨询与治疗案例的方法选择分析举例

案例【1】　来访者 A，女，28 岁，职员。来访问题为在单位很难与同事搞好关系，常和别人发生冲突。怕别人议论自己，怕别人说自己精神不正常，也怕别人说自己干什么都不行。自己虽然经常和别人吵，但心里很自卑，觉得别人都比自己强，别人都看不起自己。与别人吵，一方面是自己脾气一上来就控制不住；另一方面是为了争面子。在家里父母及妹妹都对自己很好，自己常发脾气，家人也都能原谅。

分析：书中所介绍的五种理论中的四种对此案例均可试用。

心理分析治疗：可寻找过去青少年期的创伤性事件，或以其心理年龄不成熟为依据对其现状进行分析解释，使之达到领悟。

行为治疗：可进行社交技能训练和自我控制训练。因这一来访者遇到不顺心的事情常常苦于找不到解决的方法，结果脾气一上来就只会和别人吵架，而且自感无法控制。

合理情绪治疗：采用与不合理信念辩论的方法帮助对方使之放弃对别人的不合理的要求，如别人都应该像我父母那样很好地对待我等等。区别对家人、对父母的不同态度。改变自己的认知：不能过高地要求别人，而过低地要求自己。另外，进一步的治疗还可包括改变其自卑心理、对自己的不合理认知等方面问题。

以人为中心的治疗：创造一种对来访者理解、接受的治疗气氛，以对来访者内心的理解，引导对方自己认识其焦虑及问题产生的根源：歪曲的自我概念以及对他人的不能接受和不能容忍的态度，进而产生某种改变。

综合的考虑：

- 对于来访者错误的认知——采用改变认知的方法。
- 对于来访者产生的情绪问题——采用放松等方法。
- 对于来访者社交技能差的问题——采用角色扮演、决断训练及社会技能训练等方法。

对此来访者，治疗者采用了合理情绪治疗方法及技能训练的方法，一周后，她本人及其母亲均反映她的情绪及言行有所改进。

案例【2】　　来访者 B，男，29 岁，医务工作者。其问题为父亲两年前因病去世，自己当时不在家，为此事内心负疚至今。其原因是来访者自己是搞医务方面工作的，当时因见父亲病情较稳定，没怎么重视，外出玩了三天，结果父亲恰恰此时发病了。因未能抢救过来而去世。自己总觉得对父亲的死负有责任，如果自己不出游，事情可能不会如此，而且就算是父亲过几年也还是要死，自己也还有机会尽一份孝心。此事别人不能提起，两年了，仍想起来就后悔。

分析：来访者 B 的问题主要是其认识领域中的问题，因此本书所介绍的五种理论中的三种：心理分析、合理情绪治疗及以人为中心治疗可能较行为的方法和森田疗法更为适宜。但行为的方法也并非对此完全无能为力，仍可采用思维中断法（如对自己大喝一声：别想了）或想象脱敏法以及强化等手段对此来访者进行帮助。

心理分析：可帮助来访者达到这样的领悟，即怎样以成人的态度面对亲人的丧失，怎样以成年人的态度面对自己的过失（如果来访者对父亲的死的确负有责任的话），升华的引导，努力完成父亲未了的心愿。

以人为中心的治疗：改变来访者歪曲的自我概念，认识被否认的自我经验。以真诚、理解、接受对方的态度对待来访者，使之产生一种新的自我增长。

合理情绪的治疗：改变来访者对自己的绝对化要求，即自己绝不能做错一件事；正确评价自己，对父亲已做了大量治疗护理工作，反复后悔是一种糟糕至极的不合理想法的变形，不能改变现实，以辩论方式引导对方面对现实。

对此来访者，我们采用了合理情绪治疗的辩论方法并请他自己去写合理的自我分析报告。来访者自述，通过合理的分析，再想到父亲死时心理负担已不像以前那么重了，但仍不能完全消除负疚心理。由此可见，改变人的认知是一个相当困难的过程。

案例【3】　　来访者 C，男，19 岁，大学生。来访问题为女友的选择问题。他有一中学女同学，两人关系一直不错，虽由于那位女同学考上了别的大学两人见面很少，但他觉得对方有事业心，人很好，自己很倾心于对方。但近来大学同班的一位女生多次对他表示好感，这位女同学很活泼，自己也觉得很喜欢对方。面对这种情况不知该怎么办，心里很矛盾。

分析：来访者 C 的来访原因比较简单，因此治疗者可以根据对方所讲述的具体情况给予知识性、经验性解释及分析。例如爱与喜欢的区别，现在作决策时间是否适宜，与两位女同学具体接触时应注意哪些问题，以及怎样从友谊中了解对方等。另外，对于这样有需要做出选择的来访者的问题，治疗者还可帮助对方利用问题解决（problem-solving）的方式，帮助对方整理自己的思路，进而找到一个解决其问题的较好的途径。对来访者 C，我们先请他列下自己认为自己的女友所应具备的基本条件，然后分别判断一下，他所说的两位女同学是否具有这些条件。详见下表：

	女同学 A	女同学 B
人品好	√	√
聪明	√	√
有事业心	√	×
是大学生	√	√
能干家务	√	?
相貌	√	√
身高	√	√
家庭	√	?
脾气	√	√
为人稳重	√	×

经过上述的分析比较，帮助来访者理清思路，找出自己的倾向性。对于女同学 A，来访者认为各种条件都与自己的想法一致，但其是否可成为来访者的女友仍是问题，需多找机会与之进一步接触；对于女同学 B，来访者对其了解还很不够，需进一步了解。这样分析下来，来访者自己同意他倾向于女同学 A，对女同学 B 的交往暂时不准备有进一步发展了。

案例【4】　来访者 D，男，25 岁，研究生。来访问题为失眠、焦虑。以前从未有过失眠现象，近三天，每夜只能迷迷糊糊睡一小会儿，服用安眠药物也不起作用。心里全空了，很恐慌，觉得自己得了世间少有的奇怪的疾病。半月前，提出与女友分手，因对方很依恋自己，内心有负疚感。家中父母对自己寄托了生活的全部希望，因此对现在状况很焦虑。睡不着时一直在想：自己现在是什么状况，今后会发展成什么样，自己以后怎么办，这事对亲友的打击太大了，等等。

分析：此研究生来访时处于应激状态，不论采用何种理论方法，首先应采取的对策是，给予对方有关知识的咨询并设法调整其情绪，如采用放松训练。给予知识方面的咨询，即讲解有关应激的理论与知识，使对方明确自己并非得了某种奇怪的病症，而是由心理问题引起的应激状态。以这两种对策稳定对方情绪。接下来再考虑其他的治疗方案。可采用行为的方法帮助来访者改变其睡眠状况，也可以帮助此来访者学习森田疗法中"顺应自然"的原则，对现在的特殊状况采取接纳的、非排斥的态度，即睡不着就睡不着，尽可能对此保持不急不躁的态度。在此基础上采用认知改变的方法，帮助他改变对与女友分手及自己的努力与家人的期望之间的关系等问题的看法。

对此来访者我们采用了给予有关应激状态方面的知识的咨询及改变其认知的处理，同时辅以放松训练。但放松训练未能成功，因来访者无法进入放松状态而中止了训练。约两周后随访，来访者反映经咨询与其友人的帮助，此状态已基本缓解。

案例【5】　　来访者 E，女，57 岁，大学教师。平时患高血压，约一年多前发现患有冠心病。发现患冠心病之前工作极忙：每周讲 16 节课，手头有许多约稿，同时在教研室做领导工作，每天从早忙到晚，几乎没有什么休息时间。得病后心里很着急，最初不想休息，认为工作一大堆不能扔下不管。但医生、亲友、同事均劝她休息，说不能这样拼命工作而不顾身体。于是下决心什么都不干休息两个月。当时的想法是休完两个月后身体就可恢复，然后立即工作。因平时工作忙惯了，最初休息在家也要打扫卫生、做饭，干些家务事，但一闲下来，由于自己规定了不工作，又着急是否能工作，于是就开始关注自己的心脏部位是否难受。观察的结果总觉得心脏部位不舒服、心慌。逐渐发展为易激惹、失眠。家里爱人、孩子对她都很好，没有令她操心之事，一天到晚担心的就是自己的身体状况。来访时已不能做饭、做家务，自述说话也觉得累，不能看书、看报、看电视，看时总觉心慌，只能听听音乐。平时在家也很少下楼，来访时从家走到门诊处休息了两次，而病休之前每天要到学校往返多次。

分析：此来访者已被确诊为冠心病无疑。在约一年多的时间中，一直坚持服药治疗，未发生心肌梗死及严重的心绞痛发作。按照一般此类病人情况，经过一段时间的休养，本应能逐步恢复正常的日常生活和承担适量的工作，但此病人由于对患冠心病过度焦虑，以致休息的结果是情况越来越糟。因此其冠心病虽非心理障碍，但她对疾病过度的情绪反应却属心理咨询与治疗的范畴。对此位来访者，治疗可采用行为疗法与认知疗法或森田疗法的原理与技术相结合的方式进行。

行为疗法：可采用思维阻断法阻断对疾病的过度思虑；采用放松技术帮助来访者从终日焦虑、紧张的状态中走出来；或制定循序渐进的行为活动日程表，采用强化的技术帮助其生活得更为积极。

合理情绪疗法：改变来访者对疾病本身及其恢复过程的不合理认知，帮助来访者正确认识冠心病是一种慢性病，正确认识身体恢复过程会出现的各种可能的情况，正确认识生活及工作的恢复不可能等到一点症状也没有再开始。要面对现实，恢复正常生活就必须抛弃绝对化的思维方式。

森田疗法：以顺应自然的治疗原理为指导，帮助来访者学会接受患了冠心病这种慢性病的现实，"既来之，则安之"。与此同时逐步将注意力由内部转向外部，逐步开始做一些力所能及的家务或工作。

对此来访者，我们主要采用了森田疗法的治疗原理。首先帮助来访者分析患病后休养为何出现越来越糟的状况的原因，在于她对于身体的恢复过分在意而造成过度焦虑，引发了此结果。然后讲解了顺应自然的原理，要求其接受目前身体患病的现状，在积极治疗的同时，做力所能及的事情。做事情时不要拿自己以前如何作为比较的标准，而要看到自己现实的情况，看到在现在情况下，自己的所作所为比什么事也不做只是为身体发愁要进步。来访者对此表示理解和接受，并愿意回去做出改变现状的努力。

案例【6】　来访者 F，女，25 岁，教师。四个多月以前，一次独自一人在家吃饭时感到所吃咸菜有点苦，很不放心，怕有毒。当时电视台正进行质量万里行宣传，对许多产品质量问题进行大曝光。此前约一个月左右曾因身体不好虚脱过一次。于是开始害怕，感到心跳加剧。先后到邻居家和父亲同事处，号脉发现心跳确实比平时快，感到胸闷、手指及手臂发麻，由他人送至医院，经心电图等检查无事，住院观察也未见异常。几天后出院，仍感觉不佳，内科、神经科检查均正常。

此后不敢一个人单独待在家中，哪怕仅 5 分钟也不行。否则出现心动过速现象，自测有时高达 120 次/分，只想冲出家门。家人只好把工作排开，陪伴来访者。若无人陪伴只好去工作单位，在工作单位从未出现类似现象。一个人也不敢上街或外出。吃东西、待在家中或去单位的路上都会联想到各种不好的事情，如吃的东西可能不干净、待在家里病倒了没人知晓、骑车上路可能会被车撞倒，等等。

分析：此来访者平时体弱、敏感。在特定情境和刺激下诱发出焦虑症状。对此来访者的问题可采用心理分析、合理情绪疗法、行为疗法及森田疗法进行治疗。

心理分析：帮助来访者寻找幼年期创伤性经历，分析这些经历对其心理产生的影响。帮助来访者认识到症状表现的幼稚性，是幼年式的恐惧心理造成的。要求来访者学会以成年人的方式去面对和解决当前遇到的问题。

行为疗法：可采用系统脱敏法进行治疗。首先进行放松训练，然后建立引起来访者恐惧、焦虑事件的脱敏等级，第三步可进行脱敏。脱敏治疗可先采用想象的方式进行，然后再过渡到现实生活中的情境之中，也可以直接进行后一步工作。

合理情绪疗法：帮助来访者认识到不是因单独在家这种情境造成了她的问题，而是其自身对这种情境的认知使她出现了问题的。进一步帮助来访者找到其不合理的信念，学会以合理的信念取代这些不合理的认知，如糟糕至极、无法忍受及过分概括化等思维，达到消除症状改变认知的目的。

森田疗法：分析疑病素质及精神交互作用在症状形成中的作用，以顺应自然的原则指导来访者接受心跳加快及其他不适感，做到为所当为。

对此来访者，治疗之初首先采用了森田疗法中的顺应自然的原则，帮助来访者分析其症状形成的原因，了解恐惧情绪发展变化过程，对自身不适的感觉采取接受和淡然的态度。进一步采用合理情绪疗法中假设最坏可能性的方法，帮助来访者认识到其最害怕的情境及认为不可忍受的情境，其实并非不可忍受，即便是真的不能忍受了，仍有现实可行的应付办法。要求来访者尽可能少让家人陪伴自己，在家里时不要无所事事、东想西想地打发时日，而要做一些自己应该做而且想要去做的事情。来访者一个月之后第二次来访，自述情况大为好转，已能够独自一人在家里待上半小时至一小时，无过去心动过速等不适感，身体比以前好，也不像来访前那样老是害怕不好的事情发生。其遗留问题为对家人如果出去半天以上自己一人在家的情况能否适应没有把握，担心自己可能退回到过去那种状况之中。进一步的治疗采用认知改变的方式进行。在肯定对方进步的基础上，进一步改变不合理思维方式，认识好转是一个过程，不必定出百分之百好转的绝对化目标。

案例【7】　来访者 G，女，29 岁，助理研究员。出生后刚满月时，生父与母亲离异，从小怕继父说自己，自卑，凡事易往坏处想，做事要求绝对正确，认真、仔细、一丝不苟。从小学至大学学习成绩一直很好。上大学一年级期末考试时，由于同宿舍同学实习回来晚及自身对考试过于焦虑，一夜未能入睡。此次考试虽顺利通过，但自此开始害怕自己不能入睡，怕测验英语听力时听不懂，怕考试不能及格，怕与别人说话时自己反应不过来，等等。每当出现这些念头，都要与之斗争，对自己说不应有这些想法，这些事不可能发生等。但恐惧的念头日增，继而怕自己会"失控"、会得"神经病"。虽有个别时间情况较好，但大学期间一直受这些恐惧的困扰。大学毕业后由于没有什么考试，心里稍放松了一些，但未能从中真正摆脱出来。

工作约两年后，参加了一次研究生考试，考试期间及考试时因与自己的"坏"念头斗争，以致考试失败，情绪低落，上述问题又严重起来。来访时参加工作约六年，想调换工作，第二天即将参加求职考试，对此极度恐惧，认为自己会像以前那样，自己会考不上等念头在头脑中反复出现，与之斗争得头疼欲裂。

分析：此来访者的问题为强迫观念。一般认为患有强迫症的人都具有完美主义的倾向，此来访者也不例外。对此类来访者以领悟性治疗为好。无论是在治疗者引导下达到的领悟（如心理分析、合理情绪治疗），或是在良好的治疗关系中来访者自身达到的领悟（如以人为中心的治疗）对此类来访者的障碍都有可能取得良好的疗效。但行为治疗对此并非无能为力，它所遵循的条件反射原理仍十分有效。此来访者来访时第二天即将参加一重要考试，长远的、完美的治疗目标此时退居第二位，当前的问题上升为首要的目标。此时行为治疗的方法及森田治疗原理可作为第一阶段使用的方法，以解决来访者当前参加考试的问题。治疗第二阶段可采用心理分析、以人为中心的治疗或合理情绪疗法，使来访者对自身的问题达到更深层次的领悟。

第一阶段可采用行为治疗或森田治疗方法。

行为治疗：可采用思维阻断法、矛盾意向法或厌恶疗法。如在强迫观念纠缠不清的情况下，让来访者对自己断然大喝一声：别想了!这即是思维阻断法的应用。或针对来访者怕这些观念反复出现的想法，以对立方式去想：我就愿意这么想，此即矛盾意向法的应用。还可在强迫观念出现时反复弹拉套在手臂上的橡皮圈，以此厌恶刺激阻断原有的条件反射。

森田治疗：采用"顺应自然"的原理，帮助来访者接受自己有某些不那么令人满意的想法，不与之对抗和斗争，让其自生自灭。

治疗的第二阶段可采用心理分析、以人为中心的治疗或合理情绪治疗。

心理分析：帮助来访者认识其幼年经历对自身的影响、对其心理障碍形成的意义。要求她不要以儿童的方式对待自己和自己的问题，而应在心理上迅速成长起来，以成人的态度面对现实生活中的难题。

以人为中心的治疗：在建立良好的治疗关系的基础上，帮助来访者认识到其问题的根源为对自我经验的否认和歪曲，促进其自我概念向着与自我经验协调一致的方向发展，实现自我的增长。

合理情绪疗法：帮助来访者认识其问题来自于不合理的信念及思维方式，只有改变对自己的绝对化要求，改变不合理的思维方式，正确认识自己、面对现实，才能摆脱所受困扰。

对此来访者，治疗的第一阶段我们采用了森田治疗中"顺应自然"的原理进行治疗，来访者对此达到了较深层次的领悟，第二天顺利通过了求职考试。第二阶段采用合理情绪疗法，强调改变对她自身的绝对化要求，打破完美主义的桎梏；从改变其不良的思维方式入手，以求取得更好的疗效。此来访者后因工作调动成功，新单位距治疗处较远而停止来访，前后共来访五次，对治疗原理领会较深刻，强迫观念基本消失。虽仍害怕问题会再次出现，但已对今后生活恢复了信心。

案例【8】　来访者 H，男，18 岁，待业。因强迫症状来访。来访者在家中为长子，下有一弟一妹，父母均为农民。从小学习好，对自己要求严格，平时一点儿时间也不允许自己"浪费"，成绩在班里一直是第一。上初中后一直任班长，很受老师喜爱。初一时家里给买了手表，来访者深知家里给自己买手表不容易。约从初二开始怕手表丢了，常需反复看看手表还在不在。后来家中买了沙发，来访者看书时爱坐在沙发上，母亲有时说别坐坏了，以后坐沙发不能看书，最后发展至所有的椅子都不能去坐。初中勉强上完，其后一直待业在家，为看病四处奔波。来访时最苦恼的症状为怕小便失禁，老想要去厕所，但又觉得不该去。越想控制则想去厕所的念头越强烈。尤其是吃饭之后想去厕所，拼命克制不让自己去，结果吃了饭就吐，按胃病治了很久也未奏效。此症状已有三年多时间，什么事也做不了，自觉苦不堪言。此外，强迫症状还表现在生活的各个方面：自己是否渴了或者饿了、椅子该不该坐、泡在盆里的衣服是现在洗还是过一会洗等问题需反复想；还要反复检查电灯开关、水龙头开关、门锁是否关好锁好，腰间的皮带要反复扣、提兜里的东西要反复查、台灯的远近要反复挪动、钢笔帽要反复拧紧，等等。与他人交往时，害怕别人笑话自己，认为别人的眼睛都在看自己，所以在别人面前不敢做事情，打扑克也不敢，怕人家说自己笨。曾服氯丙咪嗪半年，来访者自述服药时饭后不再呕吐，也能克制一点自己害怕的想法和行动，但停服则症状如前。

　　分析：此来访者强迫症状较为严重，可采用认识领悟疗法、行为疗法、合理情绪疗法和森田疗法或以人为中心的疗法进行治疗。第一阶段的治疗着眼于症状的减轻或消除；第二阶段的治疗则以改变来访者的人格为主进行。由于第一阶段与第二阶段的不同治疗任务，可以采用不同方法为主进行。

　　第一阶段可采用认识领悟疗法、行为疗法或森田疗法进行治疗。

　　认识领悟疗法：分析症状的幼稚性，是以儿童的方式处理成人时期遇到的问题。虽然智力及生理年龄等均已成熟，但情绪年龄不成熟，症状出现时是恐惧情绪占了上风。应下决心使自己从心理上成长起来，不再做儿童心理的奴隶。

　　行为疗法：可采用思维阻断法、矛盾意向法或厌恶疗法应付其强迫症状。

　　森田疗法：分析疑病素质、精神交互作用致病的原理，接受自身的各种想法，破除思想矛盾。以顺应自然的态度对待症状，如讲解怕小便失禁又非要克制，不许自己上厕所是违反这一原则的，应以想上厕所就去上的态度去做，不与之斗争，不去克制，淡化症状。

　　第二阶段的治疗可采用合理情绪疗法、以人为中心的治疗或森田疗法。

　　合理情绪疗法：帮助来访者认识到不是日常生活中各种事物导致他出现症状的，而是他自身对这些事物持有的不合理信念导致他陷入症状而不能自拔。例如："每天上厕所决不能超过两次""坐椅子一定会使自己变得心不在焉""各种事物一定都存在有一种完美的解决办法（如皮带可以扣上让人觉得不松也不紧，台灯可以放在不远也不近的最佳位置）"等等。由改变不合理的信念入手，进而改变不合理的思维方式和绝对的完美主义的核心问题，使来访者在人格上产生某种成长。

　　以人为中心的治疗：在建立良好的治疗关系的基础上，帮助来访者对自身进行深层次的自我探索，认识到价值条件作用造成的自我概念对自我经验、体验的歪曲（如"别人一天只上两次厕所，我也只能上两次厕所"）。促进他向着减少价值条件作用的方向探索，使自我概念向着与自我经验、体验协调一致的方向发展，实现人格的重整。

森田疗法：帮助来访者认识到出现症状的深刻原因在于持有"理应如此"的想法，在于存在要求客观事物按照自身主观想法发生的思想矛盾。要求来访者在积极投身现实生活、认真做应做之事的过程中，以顺应自然的原理指导自己对待症状、处理事物、积极生活，真正达到一种人格的改变。

对此来访者我们采用了以认知疗法为主，兼用其他疗法中的方法技术的治疗方案。前两次治疗给来访者分析了症状的成因，讲解顺应自然的原理，重点解决其克制自己不去上厕所带来的苦恼。来访者初时将信将疑，但按照治疗者所讲道理去做，停服氯丙咪嗪，想上厕所就去上，使这一症状基本消失。以后几次治疗均结合具体症状：①说明症状与自己的想法有关，如椅子不会使人一坐上去就变得心不在焉，是自己的想法使自己变得不能集中注意的；②出现症状时仍应采用顺应自然的态度对待，如坐椅子时又出现强迫观念时应接受自身症状，注意当前正在做的事物；③改变认知：凡事无法十全十美，不要为自己做事划界限、定框框，应按事物的本来规律行事；④相信自己的记忆与判断，相信自己的能力，看到自己的积极方面。

经前后共 12 次治疗，来访者的一些主要及常见症状消失或减轻，如最令来访者苦恼的上厕所的症状、怕坐椅子、反复检查门锁等现象消失，怕别人笑话自己等问题减轻。在认知改变方面，对个别症状背后的不合理认知有所领悟，但未能从根本上改变其不良的思维方式。因患者来自外地农村，在近两个月的 12 次治疗之后返回原住处。走时自述症状好转达到 50%～60%。如果条件允许，对此来访者应继续进行治疗，直至他产生一种更为深刻的认知层次的改变。

以上对几个治疗个案的分析和方法的选择及处理，只是笔者的一家之言，在处理具体案例中采用何种理论方法，还要依据治疗者自身的理论倾向、实践经验以及来访者的具体情况而定。从理论上讲，各种心理治疗理论及方法疗效相近。因此，在某种理论指导之下，灵活运用各种方法技术，配合来访者的问题及特点、治疗者的专长与经验，以最简捷的方式取得最有效的结果，是每个治疗者的共同心愿。作为心理咨询与心理治疗的专业工作者，只有不断学习，不断探索，不断完善自我，才能使自己的工作不断跃上新的高度。

参 考 文 献

[1] BEITMAN B D, GOLDFRIED M R, NORCROSS J C. The movement toward integrating the psychotherapies: an overview [J]. American journal of psychiatry, 1989, 146(2): 138—147.

[2] 钟友彬. 中国心理分析——认识领悟心理治疗 [M]. 沈阳: 辽宁人民出版社, 1988.

[3] 梁宝勇. 行为治疗的现状和趋向 [J]. 医学与哲学. 1984, 5(4): 40—43.

[4] SMITH D. Trends in counseling and psychotherapy [J]. American psychologist, 1982, 37(**7**): 802—809.

[5] GARFIELD S L, KURTZ R. Clinical psychologists in the 1970s [J]. American psychologist, 1976, 31(1): 1—9.

[6] GARFIELD S L. Towards a scientifically oriented eclecticism [C]//Presentation on the 17th Congress of the European Association for Behavior Therapy, Amsterdam, 1987.

[7] DILORETO A O. Comparative psychotherapy: an experimental analysis [M]. Chicago：Aldine Atherton, 1971.

[8] ENGELS G I, DIEKSTRA R F W. Efficacy of rational-emotive therapy: a quantitative review [J]. Gedragstherapie, 1987, 20(1): 37—49.

[9] CONOLEY C W, et al. The effect of the ABCs of rational-emotive therapy and empty-chair technique of gestalt therapy on anger reduction [J]. Psychotherapy: theory, research and practice, 1983, 20(1): 112—117.

[10] EMMELKAMP P M G, et al. The external validity of analog outcome research: evaluation of cognitive and behavioral interventions [J]. Behavior research and therapy, 1985, 23(1): 83—86.

[11] EVERAERD W, DEKKER J. Treatment of male sexual dysfunction: sex therapy compared with systematic desensitization and rational-emotive therapy [J]. Behavior research and therapy, 1985, 23(1): 13—25.

[12] 许又新. 心理治疗现状的简短述评 [J]. 中国心理卫生杂志, 1991, 5(1): 35—37.

[13] 李东白. 咨商的理论与技术 [J]. 台北: 复文图书出版社, 1984.

重 排 后 记

在 20 世纪 90 年代初期，北京大学出版社为适应我国蓬勃发展的心理学教育事业的需要，筹备、组织了北京大学心理学系骨干教师编写心理学专业系列教材。此系列教材出版后，立即受到国内同行的欢迎，被国内多所院校采用，获极高评价，培养了大批的心理学人才。

《心理咨询与心理治疗》一书即为此系列教材中重要的一本。该书自 1994 年出版以来，印刷 35 次，共计 279000 册，受到广大大学师生的欢迎，持续畅销。由于当时是铅排版，加之印刷次数很多，目前有些字迹不清、图案模糊，北京大学出版社决定按新式流行开本、采用新的排版印刷技术，对本书进行重排出版。在重排过程中，作者与编辑共同对本书进行了校订，更正了原来版本中的一些排版差错，使这本经典教材获得新的面貌，给当今的读者提供更好的学习良机。

北京大学出版社

2016 年 8 月